P. M. Schlag

J. T. Hartmann

V. Budach

**Weichgewebetumoren**

Interdisziplinäres Management

P. M. Schlag

J. T. Hartmann

V. Budach

# Weichgewebetumoren

Interdisziplinäres Management

Mit 190 Abbildungen und 55 Tabellen

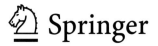 Springer

**Prof. Dr. med. Dr. h. c. Peter M. Schlag**
Charité Comprehensive Cancer Center
Charité Campus Mitte
Invalidenstraße 80
10115 Berlin

**Prof. Dr. med. Jörg T. Hartmann**
Comprehensive Cancer Center Nord
Universitätsklinikum Schleswig Holstein Campus Kiel
Arnold-Heller-Straße 3, Haus 11
24105 Kiel

**Prof. Dr. med. Volker Budach**
Klinik für Radioonkologie und Strahlentherapie CCM/CVK
Centrum für Tumormedizin – CC14 Charité Universitätsmedizin Berlin
Augustenburger Platz 1
13353 Berlin

**Ihre Meinung interessiert uns: www.springer.com/978-3-642-04938-5**

**ISBN  978-3-642-04938-5  Springer-Verlag Berlin Heidelberg New York**
Bibliografische Information der Deutschen Nationalbibliothek
Die Deutsche Nationalbibliothek verzeichnet diese Publikation in der Deutschen Nationalbibliografie;
detaillierte bibliografische Daten sind im Internet über http://dnb.d-nb.de abrufbar.

**Springer Medizin**
Springer-Verlag GmbH
ein Unternehmen von Springer Science + Business Media
springer.de

© Springer-Verlag  Berlin Heidelberg 2011

Planung: Dr. sc. hum. Sabine Höschele, Heidelberg
Projektmanagement: Cécile Schütze-Gaukel, Heidelberg
Lektorat: Markus Pohlmann, Heidelberg
Umschlaggestaltung: deblik Berlin
Satz und Digitalisierung der Abbildungen: Fotosatz-Service Köhler GmbH – Reinhold Schöberl, Würzburg

SPIN: 12205844

Gedruckt auf säurefreiem Papier      2111 – 5 4 3 2 1 0

# Vorwort

Weichgewebesarkome sind mit einer Inzidenz von nur ca. 1% im Erwachsenenalter selten. Darüber hinaus sind maligne Weichgewebetumoren keine homogene Gruppe, sondern untergliedern sich in über 50 histologische Subtypen. Moderne molekulargenetische und -biologische Untersuchungsmethoden tragen bereits heute zu einer therapeutisch und prognostisch relevanten Unterteilung einzelner Entitäten bei. Ungeachtet dessen wird aber auch zukünftig die Komplexität dieser Erkrankung durch ihre Unterschiede bezüglich anatomischer Lokalisation und biologischem Wachstumspotenzial mit den sich hieraus ergebenden Besonderheiten für die Behandlungsplanung fortbestehen.

Nach derzeitigem Kenntnisstand setzt die bestmögliche Behandlung maligner Weichgewebetumoren immer ein primär interdisziplinäres Vorgehen voraus. Die verschiedenen verfügbaren Therapiemodalitäten – Operation, Strahlentherapie, medikamentöse Therapie – bedürfen dabei lokalisationsabhängig weiterer Modifikationen. Damit sind die unterschiedlichen Disziplinen in vielfältiger Weise zu integrieren und ein ständig Fachgrenzen überschreitendes Handeln gefordert. Hieraus resultiert aber auch, dass die behandelnden Ärzte ein hohes Maß an Erfahrung benötigen und an die Einrichtung hohe qualitative Anforderungen gestellt werden.

Ein Kompendium, in dem das Wissen um die aktuelle Behandlung von Weichgewebesarkomen zusammengetragen und zusammengefasst wird, ist daher besonders wichtig. Das vorliegende Buch stellt sich dieser Aufgabe. Außer der Vermittlung genereller Kenntnisse über die derzeitigen Behandlungsmöglichkeiten und Therapiealgorithmen will es aufzeigen, welche Voraussetzungen seitens der behandelnden Ärzte erfüllt sein müssen, um ein optimales Ergebnis für den einzelnen Patienten erzielen zu können. Neben der hierzu notwendigen technischen Ausstattung und der fachspezifischen Expertise steht die interdisziplinäre Zusammenarbeit von der Diagnostik über die Therapie bis zur Rehabilitation im Vordergrund. Wie bei kaum einem anderen Tumor zeigt sich bei Weichgewebesarkomen paradigmatisch, dass Schwächen oder ein Durchbrechen des interdisziplinären Behandlungsplans sich zum Nachteil des Tumorpatienten auswirken.

Die Herausgeber danken allen Autoren, dass sie ihre langjährige Erfahrung und ihre hervorragenden Kenntnisse in dieses Buchprojekt eingebracht haben, Frau C. Große für ihr unermüdliches Engagement um einen reibungslosen Ablauf in der Abstimmung mit den Autoren. Nicht zuletzt gilt unser Dank den Mitarbeitern des Springer-Verlages, vor allem Frau C. Schütze-Gaukel und Herrn M. Pohlmann, für ihre Unterstützung und ihr Verständnis, die Informationen in eine ansprechende und übersichtliche Form gebracht zu haben.

Wir hoffen, dass diese gemeinsamen Bemühungen zu einer weiten Verbreitung des Buches führen und damit einen Beitrag zur fortlaufenden Optimierung der Versorgung von Patienten mit malignen Weichgewebetumoren leisten werden.

Prof. Dr. med. Dr. h. c. P. M. Schlag, Berlin
Prof. Dr. med. J. T. Hartmann, Kiel
Prof. Dr. med. V. Budach, Berlin

# Inhaltsverzeichnis

## II  Diagnostik

## III  Chirurgische Therapie

## IV  Strahlentherapie

## V  Medikamentöse Therapie

*J. Schütte und J. T. Hartmann*

# VI Spezielle Therapieverfahren

*S. Burock und P. M. Schlag*

## VII Psychoonkologie, Nachsorge und Rehabilitation

# Algorithmen

# Autorenverzeichnis

Amini, Peymaneh, Dr. med.
Klinik für Plastische Chirurgie
Krankenhaus Merheim Kliniken
der Stadt Köln gGmbH
51109 Köln

Aschoff, Philip, Dr. med.
Südwestdeutsches PET-Zentrum
Stuttgart
am Diakonie-Klinikum
Seidenstraße 47
70174 Stuttgart

Beger, Carmela, Dr. med.
Institut für Zell- und
Molekularpathologie
Medizinische Hochschule
Hannover
Carl-Neuberg-Straße 1
30625 Hannover

Budach, Volker, Prof. Dr. med.
Klinik für Radioonkologie und
Strahlentherapie CCM/CVK
Zentrum für Tumormedizin –
CC14
Charité – Universtitätsmedizin
Berlin
Augustenburger Platz 1
13353 Berlin

Burock, Susen
Charité
Comprehensive Cancer Center
Charité Campus Mitte
Invalidenstraße 80
10115 Berlin

Claussen, Claus D.,
Prof. Dr. med.
Diagnostische und Inter-
ventionelle Radiologie
Universitätsklinikum Tübingen
Hoppe-Seyler-Straße 3
72076 Tübingen

Daigeler, Adrien, PD Dr. med.
Universitätsklinik für Plastische
Chirurgie und Schwerbrandver-
letzte – Handchirurgiezentrum
BG Kliniken Bergmannsheil
Ruhr-Universität Bochum
Bürkle-de-la-Camp-Platz 1
44789 Bochum

Debus, Jürgen, Prof. Dr. med.
Abteilung Strahlentherapie
Universitätsklinikum
Heidelberg
Im Neuenheimer Feld 400
69120 Heidelberg

Dietz, Andreas, Prof. Dr. med.
Klinik und Poliklinik für Hals-,
Nasen-, Ohrenheilkunde
Universitätsklinikum Leipzig
Liebigstraße 10–14
04103 Leipzig

Dürr, Hans Roland,
Prof. Dr. med.
Schwerpunkt Tumororthopädie
Orthopädische Klinik
Klinikum der Ludwig-
Maximilian-Universität
München
Campus Großhadern
Marchioninistraße 15
81377 München

Frerich, Bernhard,
Prof. Dr. med. Dr. med. dent.
Klinik und Poliklinik für Mund-,
Kiefer- und Plastische Gesichts-
chirurgie
Universitätsklinikum Rostock
Schillingallee 35
18055 Rostock

Goerling, Ute, Dipl.-Psych.
Charité
Comprehensive Cancer Center
Charité Campus Mitte
Invalidenstraße 80
10115 Berlin

Goßmann, Axel, PD Dr. med.
Radiologische Klinik
Krankenhaus Merheim Kliniken
der Stadt Köln gGmbH
51109 Köln

Hartmann, Jörg T.,
Prof. Dr. med.
Comprehensive Cancer Center
Nord
Universitätsklinikum Schleswig-
Holstein
Campus Kiel
Arnold-Heller-Straße 3
Haus 11
24105 Kiel

Hauser, Jörg, PD Dr. med.
Universitätsklinik für
Plastische Chirurgie und
Schwerbrandverletzte –
Handchirurgiezentrum
BG Kliniken
Bergmannsheil
Ruhr-Universität Bochum
Bürkle-de-la-Camp-Platz 1
44789 Bochum

Hünerbein, Michael,
Prof. Dr. med.
Klinik für Allgemein-, Viszeral-
und Onkologische Chirurgie
Helios Klinikum Berlin-Buch
Schwanebecker Chaussee 50
13122 Berlin

**Issels, Rolf D., Prof. Dr. med.**
Medizinische Klinik
und Poliklinik III
Klinikum der Ludwig-
Maximilian-Universität
München
Campus Großhadern
Marchioninistraße 15
81377 München

Helmholtz Zentrum München
Institut für Molekulare Immu-
nologie – Hämatologikum
Marchioninistraße 25
81377 München

**Katenkamp, Detlef,**
**Prof. Dr. med.**
Institut für Pathologie
Friedrich-Schiller-Universität
Ziegelmühlenweg 1
04473 Jena

**Katenkamp, Kathrin, Dr. med.**
Institut für Pathologie
Friedrich-Schiller-Universität
Ziegelmühlenweg 1
04473 Jena

**Klein, Torsten, Dr. med.**
Klinik für Neurologie
Helios Klinikum Bad Saarow
Pieskower Straße 33
15526 Bad Saarow

**König, Claudius, PD Dr. med.**
Diagnostische und
Interventionelle Radiologie
Universitätsklinikum Tübingen
Hoppe-Seyler-Straße 3
72076 Tübingen

**Lehnhardt, Marcus,**
**Prof. Dr. med.**
Universitätsklinik für
Plastische Chirurgie und
Schwerbrandverletzte –
Handchirurgiezentrum
BG Kliniken Bergmannsheil
Ruhr-Universität Bochum
Bürkle-de-la-Camp-Platz 1
44789 Bochum

**Lindner, Lars H., PD Dr. med.**
Medizinische Klinik
und Poliklinik III
Klinikum der Ludwig-
Maximilian-Universität
München
Campus Großhadern
Marchioninistraße 15
81377 München

**Leowardi, Christine, Dr. med.**
Klinik für Allgemein-, Visceral-
und Transplantationschirurgie
Universität Heidelberg
Im Neuenheimer Feld 110
69120 Heidelberg

**Ludwig, Corinna, Dr. med.**
Lungenklinik Köln Merheim
Krankenhaus Merheim Kliniken
der Stadt Köln gGmbH
51109 Köln

**Mechtersheimer, Gunhild,**
**PD Dr. med.**
Pathologisches Institut
Universitätsklinikum
Heidelberg
Im Neuenheimer Feld 220/221
69120 Heidelberg

**Melcher, Ingo, Dr. med.**
Centrum für Muskuloskelettale
Chirurgie
Klinik für Orthopädie und
Klinik für Unfall- und
Wiederherstellungschirurgie
Charité Campus Virchow
Klinikum
Augustenburger Platz 1
13353 Berlin

**Penzel, Roland, Dr. rer. nat.**
Pathologisches Institut
Universitätsklinikum
Heidelberg
Im Neuenheimer Feld 220/221
69120 Heidelberg

**Renner, Marcus, Dr. rer. nat.**
Pathologisches Institut
Universitätsklinikum
Heidelberg
Im Neuenheimer Feld 220/222
69121 Heidelberg

**Roeder, Falk, Dr. med.**
Abteilung Radioonkologie
Universitätsklinikum
Heidelberg
Im Neuenheimer Feld 400
69120 Heidelberg

**Rückert, Jens C., PD Dr. med.**
Klinik für Allgemein-, Visceral-,
Gefäß- und Thoraxchirurgie
Charité Campus Mitte
Charitéplatz 1
10117 Berlin

**Schaser, Klaus-Dieter,**
**PD Dr. med.**
Centrum für Muskuloskelettale
Chirurgie
Klinik für Orthopädie und
Klinik für Unfall- und
Wiederherstellungschirurgie
Charité Campus Virchow
Klinikum
Augustenburger Platz 1
13353 Berlin

**Schirmacher, Peter,**
**Prof. Dr. med.**
Pathologisches Institut
Universitätsklinikum
Heidelberg
Im Neuenheimer Feld 220/221
69120 Heidelberg

**Schlag, Peter Michael,**
**Prof. Dr. med. Dr. h. c.**
Charité
Comprehensive Cancer Center
Charité Campus Mitte
Invalidenstraße 80
10115 Berlin

Schlegelberger, Brigitte,
Prof. Dr. med.
Institut für Zell- und
Molekularpathologie
Medizinische Hochschule
Hannover
Carl-Neuberg-Straße 1
30625 Hannover

Schlensak, Christian,
Prof. Dr. med.
Abt. Herz- und Gefäßchirurgie
Universitätsklinikum Freiburg
79106 Freiburg

Schmidt, Diethard, Dr. med.
Diagnostische und Inter-
ventionelle Radiologie
Universitätsklinikum Tübingen
Hoppe-Seyler-Straße 3
72076 Tübingen

Schütte, Jochen, Prof. Dr. med.
Marien Hospital Düsseldorf
Klinik für Onkologie und
Hämatologie
Rochusstraße 2
40479 Düsseldorf

Schwan, Alexandra, Dr. med.
Charité
Comprehensive Cancer Center
Charité Campus Mitte
Invalidenstraße 80
10115 Berlin

Steinau, Hans-Ulrich,
Prof. Dr. med.
Universitätsklinik für
Plastische Chirurgie und
Schwerbrandverletzte –
Handchirurgiezentrum
BG Kliniken Bergmannsheil
Ruhr-Universität Bochum
Bürkle-de-la-Camp-Platz 1
44789 Bochum

Steinsträßer, Lars,
Prof. Dr. med.
Universitätsklinik für
Plastische Chirurgie und
Schwerbrandverletzte –
Handchirurgiezentrum
BG Kliniken Bergmannsheil
Ruhr-Universität Bochum
Bürkle-de-la-Camp-Platz 1
44789 Bochum

Stoelben, Erich, PD Dr. med.
Lungenklinik Köln Merheim
Krankenhaus Merheim Kliniken
der Stadt Köln gGmbH
51109 Köln

Stroszczynski, Christian,
Prof. Dr. med.
Institut für Röntgendiagnostik
Universitätsklinikum
Regensburg
Franz-Josef-Strauß-Allee 11
93053 Regensburg

Weis, Joachim, Prof. Dr. phil.
Abteilung Psychoonkologie
Klinik für Tumorbiologie an der
Universität Freiburg
Breisacher Straße 117
79106 Freiburg

Weitz, Jürgen, Prof. Dr. med.
Klinik für Allgemein-, Visceral-
und Transplantationschirurgie
Universität Heidelberg
Im Neuenheimer Feld 110
69120 Heidelberg

# Differentialdiagnostik Stadien, Pathologie Molekularbiologie und Genetik

# Klinik
# und Differenzialdiagnostik

*H. R. Dürr*

## 1.1 Klinische Diagnostik

Benigne Weichgewebetumoren sind über 100-mal häufiger als Weichteilsarkome. Oft wird deshalb die Diagnose Weichteilsarkom mit großer Verzögerung oder als Zufallsbefund im Rahmen der Exzision einer vermeintlich benignen Läsion gestellt. Nur selten ist der erste klinische Eindruck eines Weichgewebetumors klar auf ein Sarkom hinweisend (◻ Abb. 1.1). Der Tumor kann auch unscheinbar, ohne wesentliche Progredienz und in oberflächiger Lage eine benigne Läsion vortäuschen (◻ Abb. 1.2).

> **Die meisten Weichteilsarkome verursachen keine Schmerzen und werden initial lediglich als Schwellung, oft im gefühlten Zusammenhang mit einem Trauma, wahrgenommen.**

Die Funktion der Extremität oder des betroffenen Körperabschnitts ist nur sehr selten eingeschränkt, wenn dann im fortgeschrittenen Stadium. Erstaunlich oft werden selbst große, wachsende Tumoren von den Patienten negiert oder als gutartige Läsionen verkannt.

> **Cave!**
> **Die Seltenheit der Weichteilsarkome und ihr oft wenig maligne imponierendes klinisches Bild führen auch bei den behandelnden Ärzten nicht selten zur Unterschätzung der Läsion.**

Johnson et al. (2001) hatten ausgehend von den Erfahrungen des Royal Orthopaedic Hospitals in Birmingham eine tiefe Tumorlage, eine Größe von mehr als 5 cm und ein nachgewiesenes Wachstum als sensitivste **diagnostische Kriterien** identifiziert (◻ Tab. 1.1 und ◻ Tab. 1.2). **Wachstum, Schmerz und Größe** waren dabei in der Abgrenzung zu den benignen Läsionen die für ein Weichteilsarkom spezifischsten Parameter.

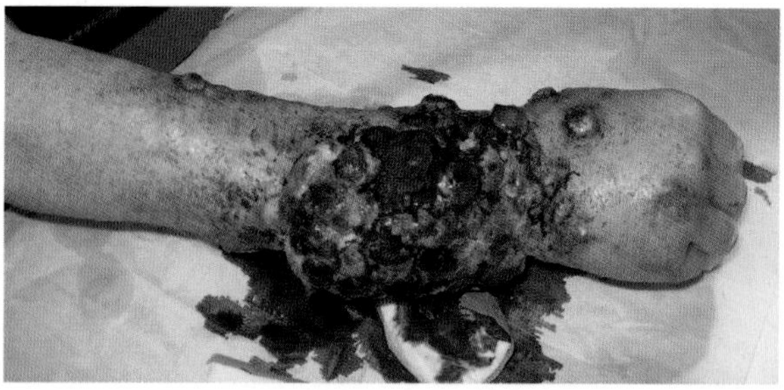

◻ **Abb. 1.1** Inspektorisch bereits als maligne zu diagnostizierendes ausgedehntes, exulzerierendes, undifferenziertes Sarkom des rechten Unterarmes bei einem 63-jährigen Patienten

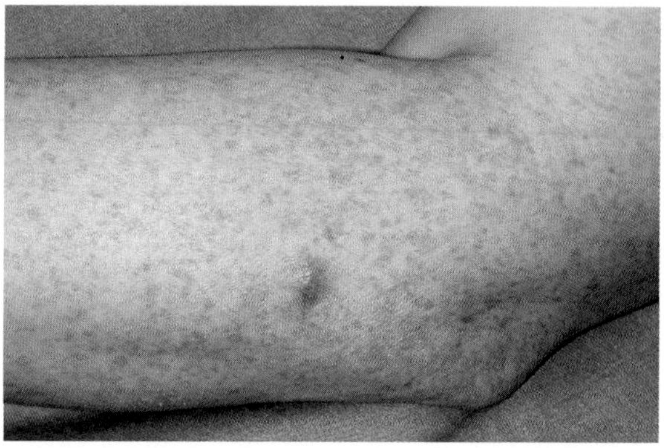

◻ **Abb. 1.2** Klinisch eher benigne imponierend und deshalb oft unterschätztes Dermatofibrosarcoma protuberans des linken Unterarmes bei einer 47-jährigen Patientin

> **In größeren skandinavischen Arbeiten wurde bei Weichteiltumoren gleich welcher Lage mit > 5 cm Durchmesser oder tiefem Sitz das Risiko eines Sarkoms mit > 10% ermittelt. Entsprechende Patienten sollten deshalb schon vor der bioptischen Sicherung an ein spezialisiertes Zentrum überwiesen werden.**

◻ **Tab. 1.1** Häufigkeit klinischer Symptome bei Patienten mit Weichgewebetumoren (Johnson et al. 2001)

| Symptom | Anzahl | Ausprägung | Sarkom | Benigner Tumor |
|---|---|---|---|---|
| Größe | 526 | > 5 cm | 222 | 93 |
| | | < 5 cm | 53 | 158 |
| Schmerz | 470 | Ja | 91 | 50 |
| | | Nein | 132 | 197 |
| Wachstum | 470 | Ja | 141 | 44 |
| | | Nein | 82 | 203 |
| Tiefe Lage | 470 | Ja | 209 | 171 |
| | | Nein | 14 | 76 |

■ **Tab. 1.2** Wertigkeit klinischer Symptome in der Differenzialdiagnostik von Weichteiltumoren (Johnson et al. 2001)

| Symptom | Sensitivität | Spezifität |
|---------|--------------|------------|
| Größe > 5 cm | 0,81 | 0,63 |
| Schmerz | 0,41 | 0,80 |
| Wachstum | 0,63 | 0,82 |
| Tiefe Lage | 0,94 | 0,31 |

In einer Analyse von mehr als 5800 Weichteilsarkompatienten warteten mehr als die Hälfte mindestens 4 Monate, bevor sie einen Arzt aufsuchten. In 20% der Fälle wurde die korrekte Diagnose erst mehr als 6 Monate nach dem ersten Arztkontakt gestellt. In einer aktuellen Statistik fanden sich so z.B. bei 917 Weichteilsarkompatienten im Zeitraum 1992–2005 30% der Patienten unter der Annahme einer benignen Weichgewebeschwellung andernorts voroperiert. Keiner dieser Patienten wurde R0-reseziert, bei 33,7% lag *keine* präoperative Bildgebung vor.

**Häufige klinische Fehldiagnosen** sind immer noch »Lipome«, »Hämatome« und »Bursitiden«, die zu einer weiteren chirurgischen Therapie ohne vorangehende Bildgebung führen. Generell ist aufgrund der Seltenheit der Weichteilsarkome im Hinblick auf die Häufigkeit der typischen sonstigen benignen Tumoren und nichttumorösen Läsionen eine falsche Verdachtsdiagnose nicht immer zu vermeiden.

> **Praxistipp**
>
> — Rezidive scheinbar benigner Läsionen sollten eine histologische Klärung vor einen erneuten resezierenden Eingriff nach sich ziehen.
> — Allgemein sollte im Rezidivfall bei primärer benigner Histologie der Verdacht auf ein Weichteilsarkom geäußert und das Präparat bei nicht eindeutiger oder schwieriger Histologie an ein Referenzzentrum zur konsiliarischen histologischen Befundung gesandt werden.

Klinisch, in der Bildgebung und oft auch histologisch *nicht* immer einfach von Weichteilsarkomen zu differenzieren sind:
— Aggressive Fibromatose (Desmoidtumor),
— Atypisches Lipom (Liposarkom G1 der Extremitäten)
— Seltene hämangiomatöse Tumoren der Weichteile

Das Hämangiom der Weichteile ist als Hamartom in seiner typischen Bildgebung in der Regel ohne Biopsie klar abzugrenzen. Entzündliche oder reaktive Läsionen wie die

Myositis ossificans (gerade im Anfangstadium noch ohne erkennbare Ossifikationen) oder die Fasciitis nodularis können im Einzelfall sarkomtypische Befunde aufweisen.

### 1.1.1 Stadieneinteilung

❯ Gerade bei den sehr seltenen Weichteilsarkomen ist die sorgfältige Eingruppierung in ein aktuelles national und international gebräuchliches Klassifizierungssystem wesentlich.

Nur mit Hilfe der jedem System zugrunde liegenden prognostischen Daten kann im Einzelfall die für den Patienten beste Therapie gewählt werden. Vergleichende Studien zur Wertigkeit verschiedener Therapieansätze oder der Vergleich von Therapieergebnissen unterschiedlicher Zentren sind ohne gemeinsame Klassifizierung nicht durchführbar. Die bei den Weichteilsarkomen wichtigen multizentralen Studien lassen sich ohne klare Ein- und Ausschlusskriterien oder reproduzierbare Differenzierungsmerkmale ebenfalls nicht planen.

Derzeit sind hauptsächlich zwei Stadieneinteilungen gebräuchlich:
— Die von der International Union against Cancer (UICC) und dem American Joint Commitee on Cancer (AJCC) 2010 publizierte 7. Version des **TNM-Systems** (■ Tab. 1.3, ■ Tab. 1.4) orientiert sich an der typischen Form der TNM-Einteilungen, auch wenn Lymphknotenmetastasen bei Weichteilsarkomen mit < 10% eher selten sind. Kaposi-Sarkom, Dermatofibrosarcoma

■ **Tab. 1.3** TNM-Klassifikation der UICC (Wittekind et al. 2010)

| | |
|---|---|
| TX | Primärtumor kann nicht beurteilt werden |
| T0 | Kein Primärtumor |
| T1a | Tumor ≤ 5,0 cm, oberflächlich |
| T1b | Tumor ≤ 5,0 cm, tief |
| T2a | Tumor > 5,0 cm, oberflächlich |
| T2b | Tumor > 5,0 cm, tief |
| NX | Regionale Lymphknoten können nicht beurteilt werden |
| N0 | Keine regionalen Lymphknotenmetastasen |
| N1 | Regionale Lymphknotenmetastasen |
| MX | Vorhandensein von Fernmetastasen kann nicht beurteilt werden |
| M0 | Keine Fernmetastasen |
| M1 | Fernmetastasen |

**1**

**▣ Tab. 1.4** Grading-System der UICC (Wittekind et al. 2010)

| | |
|---|---|
| GX | Histologisches Grading kann nicht beurteilt werden |
| G1 | Hoch differenziert, G1 im 3-gradigen System |
| G2 | Mäßig differenziert , G1 im 3-gradigen System |
| G3 | Schlecht differenziert, G2 im 3-gradigen System |
| G4 | Undifferenziert, G3 im 3-gradigen System |

**▣ Tab. 1.5** Stadienklassifikation nach Enneking (Enneking et al. 1980)

| | |
|---|---|
| Stadium I-A | G1-2, intrakompartimentaler Tumor, M0 |
| Stadium I-B | G1-2, extrakompartimentaler Tumor, M0 |
| Stadium II-A | G3-4, intrakompartimentaler Tumor, M0 |
| Stadium II-B | G3-4, extrakompartimentaler Tumor, M0 |
| Stadium III | Jedes G, jedes T, M1 |

protuberans, Desmoidtumor und jegliches von Dura, Gehirn, parenchymatösen Organen oder Hohlorganen ausgehende Sarkom sind dabei aufgrund ihres atypischen Verhaltens *nicht* eingeschlossen.

▬ Im klinisch-chirurgischen Bereich weit verbreitet ist die **MSTS-Einteilung** der Musculoskeletal Tumor Society nach W. Enneking (▣ Tab. 1.5).

## Literatur

Bauer HC, Trovik CS, Alvegård TA, Berlin O, Erlanson M, Gustafson P, Klepp R, Möller TR, Rydholm A, Saeter G, Wahlström O, Wiklund T (2001) Monitoring referral and treatment in soft tissue sarcoma: study based on 1,851 patients from the Scandinavian Sarcoma Group Register. Acta Orthop Scand 72(2):150–159

Edge SB, Byrd DR, Compton CC, Fritz AG, Greene FL, Trotti A (Hrsg) (2010) AJCC cancer staging manual. 7. Aufl. Springer, New York

Enneking WF, Spanier SS, Goodman MA (1980) A system for the surgical staging of musculoskeletal sarcoma. Clin Orthop Relat Res 153:106–120

Gustafson P, Dreinhöfer KE, Rydholm A (1994). Soft tissue sarcoma should be treated at a tumor center. A comparison of quality of surgery in 375 patients. Acta Orthop Scand 65:47–50

Johnson CJ, Pynsent PB, Grimer RJ (2001) Clinical features of soft tissue sarcomas. Ann R Coll Surg Engl 83:203–205

Kotilingam D, Lev DC, Lazar AJ, Pollock RE (2006) Staging soft tissue sarcoma: evolution and change. CA Cancer J Clin 56(5):282–291

Lawrence W Jr, Donegan WL, Natarajan N, Mettlin C, Beart R, Winchester D (1987) Adult soft tissue sarcomas. A pattern of care survey of the American College of Surgeons. Ann Surg 205(4):349–359

Myhre-Jensen O (1981) A consecutive 7-year series of 1331 benign soft tissue tumours. Clinicopathologic data. Comparison with sarcomas. Acta Orthop Scand 52:287–293

Rydholm A (1983) Management of patients with soft tissue tumours. Strategy developed at a regional oncology center. Acta Orthop Scand Suppl 203:13–77

Rydholm A (1998) Improving the management of soft tissue sarcoma. Diagnosis and treatment should be given in specialist centres. BMJ 317(7151):93–94

Tunn PU, Dürr HR (2007) Diagnostik und Therapie von Weichgewebssarkomen im Erwachsenenalter. Arthritis + Rheuma 3:153–161

Wittekind C, Meyer H-J (2010) TNM Klassifikation maligner Tumoren. 7. Aufl. UICC Wiley-VCH, Weinheim

# Pathologie maligner Weichgewebetumoren

*D. Katenkamp und K. Katenkamp*

## 2.1    Einleitung

### 2.1.1    Klassifikationsmerkmal Differenzierung

Die Einteilung der malignen Weichgewebetumoren erfolgt gemäß der aktuellen WHO-Klassifikation aus dem Jahr 2002 auf der Grundlage der Ähnlichkeit des Tumorgewebes zu Normalgeweben.

> — Bei der Einteilung der malignen Weichgewebetumoren ist die **Differenzierung** der entsprechenden Zellen von besonderer Bedeutung.
> — Die Histogenese, das heißt die Herkunft bzw. der Ursprung der Tumorzellen, spielt hingegen *keine* Rolle.

So unterscheidet man heute
- Adipozytische Tumoren (► Abschn. 2.2)
- Fibroblastisch/myofibroblastische Tumoren (► Abschn. 2.3)
- Glattmuskulär (► Abschn. 2.5) und skelettmuskulär differenzierte Tumoren (► Abschn. 2.6)
- Vaskuläre Tumoren (► Abschn. 2.7)
- Perizytische Tumoren (► Abschn. 2.8)
- Chondroossäre Tumoren (► Abschn. 2.9)

Hinzu kommt die Gruppe der sog. »**fibrohistiozytischen Tumoren**« (► Abschn. 2.4). Das Konzept dieser Tumorfamilie wurde vor rund 50 Jahren anhand von Kulturversuchen erarbeitet und beruhte auf der Annahme, dass Histiozyten sich fakultativ zu Fibroblasten wandeln könnten, dass also letztlich ein »Fibrohistiozyt« existiert. Die entsprechenden Tumoren wurden demnach aufgefasst als histiozytisch differenziert mit der Potenz zur fibroblastischen Modulation der Zellen. Da durch moderne Untersuchungsmethoden aber widerlegt wurde, dass die entsprechenden Tumoren auf »echte« Histiozyten und ihre Modulationsformen bezogen werden können, hat sich die angenommene Tumorfamilie als Fehlinterpretation herausgestellt und in den vergangenen Jahren zunehmend aufgelöst. Der Begriff des »malignen fibrösen Histiozytoms« (MFH) hat nur noch aus historischer Sicht Bedeutung. Die entsprechenden Tumoren sollten gegenwärtig besser als das bezeichnet werden, was sie sind: **hochmaligne undifferenzierte pleomorphe Sarkome**.

Schließlich gibt es noch eine Reihe von Geschwülsten, die nicht auf ein vergleichbares Normalgewebe bezogen werden können – sie bilden die »**Tumoren mit ungewisser Differenzierung**« (► Abschn. 2.10). Die Tumoren mit Nervenscheidendifferenzierung sind aus dem Komplex der Weichgewebetumoren herausgenommen worden. Sie werden in der eigenständigen Gruppe der peripheren neuroektodermalen Tumoren erfasst. Geschwülste der Ewing-Sarkom/PNET-Familie (Familie der peripheren primitiven neuroektodermalen Tumoren und der Ewing-Sarkome) hingegen zählt die WHO noch zu den Weichgewebetumoren.

### 2.1.2    Klassifikationsmerkmal Malignität

Von alters her werden Geschwülste und damit auch die Weichgewebetumoren in gut- und bösartige Varianten unterteilt. Dieses Schema ist durch die aktuelle WHO-Klassifikation erweitert worden um eine biologische Kategorie mit **intermediärer Malignität**. Sie umfasst zwei Untergruppierungen:
- **Intermediär, lokal aggressiv:** Darunter werden Tumoren zusammengefasst, die ein lokal aggressives Wachstum aufweisen, örtlich also als bösartig imponieren können, aber nicht zu Metastasen führen.
- **Intermediär, selten Metastasen:** Diese Neubildungen nehmen in den allermeisten Fällen einen gutartigen klinischen Verlauf, erzeugen aber in Ausnahmefällen (< 2%) Metastasen, ohne dass dies im Einzelfall anhand des histologischen Bildes vorausgesagt werden könnte.

Im Folgenden sollen auf Grund ihrer vorhandenen Metastasierungspotenz auch Tumoren aus dieser Gruppe Erwähnung finden.

### 2.1.3    Malignitätsbestimmung und Prognoseeinschätzung

Schließlich gehören zu einer Pathologie der malignen Weichgewebetumoren auch Hinweise auf die Malignitätsbestimmung, also auf den **Grad der Malignität**, den die einzelnen Entitäten aufweisen. Nicht allein die Klassifikation des Tumors, sondern auch sein Malignitätsgrad sind wesentliche Einflussgrößen bei der Therapieentscheidung.

> Der Grad der Malignität geht im Regelfall mit der Metastasenwahrscheinlichkeit parallel, ist also ein gutes Kriterium zur Prognoseeinschätzung.

Es gibt verschiedene Verfahren zur Malignitätsbestimmung von malignen Weichgewebetumoren. Zunehmend hat sich in Europa das französische Schema durchgesetzt, das erstmalig 1984 durch Trojani und Mitarbeiter publiziert wurde (Trojani et al. 1984) und heute als **FNCLCC-Schema** (French Fédération Nationale des Centres de Lutte Contre le Cancer) bekannt ist. Es beruht auf einem Score-System: Für die Differenzierung des Tumorgewebes, die Zahl der Mitosen und das Fehlen oder das Ausmaß der

Nekrosen werden Punkte vergeben, deren Summe dann den Grad der Malignität bestimmt.

## 2.2 Adipozytische Tumoren

> **Maligne Tumoren mit Fettgewebedifferenzierung gelten als häufigste bösartige Neoplasien des Weichgewebes.**

Adipozytische Tumoren machen etwa 20% aller Sarkome im Erwachsenenalter aus. Der Altersgipfel liegt in der 5.–7. Lebensdekade (die myxoide Variante tritt allerdings 2 Jahrzehnte früher auf), bei Kindern sind Liposarkome selten, vor dem 10. Lebensjahr gelten sie als Rarität. Man unterscheidet drei große Gruppen von Liposarkomen:
- Gut differenzierte Liposarkome (inklusive der dedifferenzierten Variante)
- Myxoide Liposarkome
- Pleomorphe Liposarkome (PLS)

Heute werden diese Tumoren in intermediär maligne und vollmaligne Geschwülste untergliedert.

### 2.2.1 Intermediär maligne adipozytische Tumoren (lokal aggressiv)

#### Gut differenziertes Liposarkom (atypischer lipomatöser Tumor)

Gut differenzierte Liposarkome kommen in verschiedenen Varianten vor, die Unterscheidung der einzelnen Subtypen (lipomähnlich, sklerosierend, inflammatorisch und spindelzellig) ist für die Klinik aber ohne Relevanz.

> **Gut differenzierte Liposarkome metastasieren nie. Sie werden daher heute zunehmend als atypische lipomatöse Tumoren bezeichnet und in eine intermediäre Kategorie eingeordnet, da sie zur Rezidivbildung neigen.**

Mit der Benennung als **atypischer lipomatöser Tumor** ist das entscheidende histologische Merkmal erfasst: die zytologischen Atypien der adipozytären Tumorzellen (◻ Abb. 2.1). Lediglich im tiefen Weichgewebe (Retroperitoneum, Mediastinum) wird auf Grund einer schlechteren Prognose der Terminus »Liposarkom« beibehalten, aber auch in diesen Lokalisationen ist mit Metastasen nicht zu rechnen. Ein Metastasierungspotenzial kann allerdings erworben werden, wenn das Phänomen einer Dedifferenzierung auftritt.

Die atypischen lipomatösen Tumoren bzw. gut differenzierten Liposarkome machen 40–45% derjenigen Geschwülste aus, die man traditionell unter dem Begriff

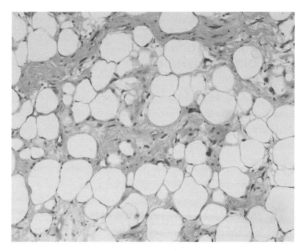

◻ **Abb. 2.1** Atypischer lipomatöser Tumor: ungleich große adipozytäre Zellen mit größenunterschiedlichen hyperchromatischen (atypischen) Zellkernen (H&E)

»Liposarkom« erfasst. Sie sind vorwiegend im Bereich der Extremitäten und des Retroperitonealraumes lokalisiert. Fünf Jahre nach der Diagnosestellung leben noch 90% der Patienten. Dass nach 10 Jahren lediglich noch 60% der Patienten am Leben sind, liegt an dem lokal oft nicht beherrschbaren Wachstum dieser Tumoren im Retroperitonealbereich.

### 2.2.2 Maligne adipozytische Tumoren

#### Dedifferenziertes Liposarkom (DDLS)

Beim malignen adipozytischen Tumor handelt es sich dabei um ein gut differenziertes Liposarkom bzw. einen atypischen lipomatösen Tumor, in dem sich *zusätzlich* eine nichtlipogene Sarkomkomponente ausgebildet hat. Nur in 10% entsteht ein solcher Tumor im Verlauf von Rezidivbildungen, in 90% ist das morphologische Bild bereits bei der Erstmanifestation der Geschwulst vorhanden (De-novo-Entstehung). Meistens entspricht die Dedifferenzierungskomponente einem hochmalignen Sarkom. Fälle mit einer niedrig malignen Dedifferenzierungskomponente sind aber auch möglich, jedoch viel seltener. (Molekularpathologie ▶ Abschn. 3.5.)

Interessanterweise existieren keine **Prognose**unterschiede – etwa 20% der Patienten entwickeln Metastasen. Damit ist die Prognose eines dedifferenzierten Liposarkoms mit einer hochmalignen Dedifferenzierungskomponente besser, als wenn die Geschwulst lediglich durch einen Tumor mit dem alleinigen Bild der Dedifferenzierungskomponente gebildet würde. Dedifferenzierte Liposarkome stellen etwa 10% aller Liposarkome und entwickeln sich bevorzugt im Retroperitonealraum. Die 5-Jahres-Überlebensrate liegt bei 60–70%, nach 10 Jahren bei

40–50%. Es sterben mehr Patienten an den Lokalrezidiven und ihren Folgen als an Metastasen.

### Myxoides Liposarkom (inklusive rundzelliges Liposarkom)

Das myxoide Liposarkom, das reichlich ein Drittel der Liposarkome ausmacht, existiert je nach der Zelldichte und Proliferationsaktivität in verschiedenen Malignitätsgraden mit kontinuierlichen Übergangsformen. Die hochmaligne Form entspricht dem rundzelligen Liposarkom. Myxoide Liposarkome bevorzugen die Gliedmaßenlokalisation (besonders die untere Extremität). Der myxoide Tumor ist reichlich vaskularisiert und weist Lipoblasten auf. Die Diagnose ist allerdings auch beim Fehlen von Lipoblasten möglich, sollte dann aber durch den Nachweis der bei diesen Tumoren charakteristischen Chromosomentranslokation (▶ Abschn. 3.3.7) abgesichert werden. Rundzellige Liposarkome sind zelldicht.

Die **Prognose** aller dieser Tumoren korreliert mit dem histologischen Bild bzw. dem Malignitätsgrad:

- Die niedrig malignen myxoiden Liposarkome haben eine 5-Jahres-Überlebensrate von 90%.
- Bei den gemischt myxoid/rundzelligen Tumoren leben nach 5 Jahren noch 40–50% der Patienten.
- Bei den rein rundzelligen Varianten sind es 25%.

Metastasen sind in den Lungen und im Skelettsystem zu erwarten, nicht selten beobachtet man aber auch Fernabsiedlungen im Weichgewebe, wodurch das Problem der Abgrenzung von einer multizentrischen Tumorentstehung aufgeworfen wird.

### Pleomorphes Liposarkom (PLS)

Dies ist die seltenste Variante (5% aller Liposarkome). Bei diesen Tumoren handelt es sich um ein uncharakteristisches hochmalignes Sarkomgewebe mit eingelagerten multivakuolären Lipoblasten (◨ Abb. 2.2). Für die Diagnose ist der Nachweis letzterer unverzichtbar. Man findet pleomorphe Liposarkome besonders im Extremitätenbereich. Ihre **Prognose** ist relativ schlecht: Die 5-Jahres-Überlebensrate beträgt 50–60%. (Molekularpathologie ▶ Abschn. 3.5.)

## 2.3    Fibröse Tumoren

Hierunter fallen alle Tumoren mit fibroblastischer und/oder myofibroblastischer Differenzierung ihrer Zellen. Bei dieser Tumorgruppe soll kurz auch auf Neoplasien mit einer intermediären Malignität hingewiesen werden. Auf das sehr seltene myxoinflammatorische fibroblastische Sarkom wird hier nicht eingegangen, ebenso nicht auf das infantile Fibrosarkom (▶ Abschn. 3.3.3) als typische Neoplasie des Kindesalters. Die vollmalignen Tumoren ent-

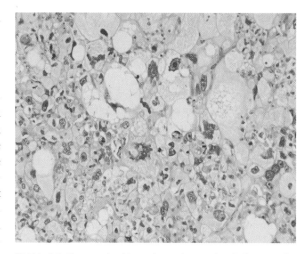

◨ **Abb. 2.2** Pleomorphes Liposarkom: pleomorphes Sarkomgewebe mit vakuolisierten Tumorzellen und einzelnen multivakuolären Lipoblasten (H&E)

sprechen den Fibrosarkomen, wobei es gegenwärtig allerdings abgrenzbare Untereinheiten gibt, deren Prognose sich unterscheidet.

### 2.3.1    Intermediär maligne fibröse Tumoren (Metastasen selten)

Zu den intermediären fibrösen Tumoren gehören bei erwachsenen Patienten die

- Solitären fibrösen Tumoren (SFT)
- Inflammatorischen myofibroblastischen Tumoren (IMT)
- Niedrig malignen myofibroblastischen Sarkome

### Solitärer fibröser Tumor (SFT)

Dieser Tumor wurde erstmals im Bereich der Pleura beschrieben (▶ Abschn. 11.3), kommt aber weit häufiger extrapleural und unter anderem auch im Weichgewebe vor. Er ist hier mittlerweile in nahezu allen anatomischen Regionen aufgefunden worden, imponiert als langsam wachsende schmerzlose Schwellung und tritt meist im tiefen Weichgewebe auf. Die Patienten sind Erwachsene beiderlei Geschlechts.

In der Familie der SFT sind übrigens auch die Tumoren aufgegangen, die in der Vergangenheit als Hämangioperizytome bezeichnet wurden. Es gibt histologische Merkmale, die auf die Gefahr eines aggressiven Verlaufs aufmerksam machen. Im Einzelfall ist eine sichere Voraussage des weiteren Krankheitsverlaufs aber nicht möglich.

 **Cave!**
**Der Befund eines SFT darf niemals kommentarlos als gutartig bezeichnet werden.**

**2**

> ❯ Voraussetzung für eine günstige Prognose ist grundsätzlich die vollständige lokale Entfernung der Neubildung mit einem Saum gesunden Gewebes. Im statistischen Mittel verhalten sich 5–10% der Tumoren maligne.

### Inflammatorischer myofibroblastischer Tumor (IMT)

Diese Neubildung wurde früher als inflammatorischer Pseudotumor oder als Plasmazellgranulom bezeichnet. Auch die Tumoren, die ehemals unter dem Begriff des inflammatorischen Fibrosarkoms publiziert wurden, werden heute dieser Familie zugerechnet.

Chromosomale Veränderungen (▶ Abschn. 3.4.3) und Monoklonalität haben belegt, dass es sich beim IMT um eine Neoplasie handelt. Bevorzugt sind Kinder und Jugendliche betroffen, dabei besteht eine lokalisatorische Prädilektion für die Bauchhöhle. Letztlich können alle Altersgruppen betroffen sein, und praktisch jede Lokalisation ist möglich.

> ❯ Entscheidendes histologisches Merkmal ist die Kombination von myofibroblastischen Zellen und Entzündungsinfiltraten (besonders häufig sind Plasmazellinfiltrate).

Nach lokaler Exzision des Tumors erleben 10–25% der Patienten ein Rezidiv, nicht einmal 5% der Tumoren metastasieren. Die Voraussage einer Metastasenbildung ist anhand des histologischen Bildes im Einzelfall allerdings kaum möglich.

### Niedrig malignes myofibroblastisches Sarkom

Das niedrig maligne myofibroblastische Sarkom ist ein seltener Tumor und betrifft vorwiegend Erwachsene zwischen 20 und 50 Jahren. Etwa ein Viertel der Tumoren entsteht in der Kopf-Hals-Region, andere anatomische Vorzugsgebiete gibt es nicht. Die Neubildung besteht vollständig oder überwiegend aus aktin- und/oder desminpositiven Myofibroblasten und wächst infiltrierend. Von einer unter Umständen ähnlichen Fibromatose unterscheidet sie sich durch (geringe) zytologische Atypien. Es besteht auf Grund der Wuchseigenschaft eine signifikante Rezidivneigung, mit Metastasen ist allerdings nur in sehr seltenen Fällen zu rechnen.

### 2.3.2 Fibroblastische Sarkome

#### Gewöhnliches Fibrosarkom des Erwachsenen

Dieser Tumor besteht aus Spindelzellen, die Kollagen produzieren. Die fibroblastische Natur der Tumorzellen wird unter Einsatz der Immunhistochemie (und gegebenenfalls

Elektronenmikroskopie) als Ausschlussdiagnose festgestellt. Es besteht allgemeiner Konsens darüber, dass der Tumor kein pleomorphes Zellbild aufweisen darf und eine charakteristische Architektur (»Fischgrätenmuster«) ausbildet.

Die Tumoren sind selten und werden im Erwachsenenalter am häufigsten zwischen der 4. und 6. Lebensdekade diagnostiziert. Männer erkranken häufiger als Frauen. Das tiefe Weichgewebe von Extremitäten und Körperstamm ist bevorzugter Ausgangspunkt der Geschwulst. Die **Prognose** hängt bei diesen Geschwülsten stark vom Malignitätsgrad ab. Wenn man jedoch alle Tumoren summarisch betrachtet, liegt die 5-Jahres-Überlebensrate bei etwa 40–50%.

### Niedrig malignes fibromyxoides Sarkom

Das niedrig maligne fibromyxoide Sarkom (Fibrosarkom vom fibromyxoiden Typ – sog. Evans-Tumor) kann auf Grund einer meist ziemlich blanden Zytologie der fibroblastischen Zellen für gutartig gehalten werden. Charakteristisch sind das alternierende Auftreten von fibrösen und myxoiden Arealen sowie die Gefäßarchitektur.

Betroffen sind meist Erwachsene in der 3.–5. Lebensdekade, im Kindesalter kann der Tumor aber auch vorkommen. Wie meist bei malignen Weichgewebetumoren ist ein bevorzugtes Entstehen im tiefen Weichgewebe zu konstatieren, wenngleich auch (besonders bei Kindern) subkutane Lokalisationen berichtet wurden. Die definitive Absicherung der histologischen Diagnose kann durch den Nachweis einer charakteristischen Chromosomentranslokation erfolgen.

Der gleiche molekularpathologische Befund wird bei Tumoren erhoben, die ursprünglich als »hyalinisierende Spindelzelltumoren mit Riesenrosetten« bezeichnet wurden. Sie werden daher heute als Variante im Spektrum der niedrig malignen fibromyxoiden Sarkome aufgefasst, zumal sie ein identisches biologisches Verhalten aufweisen.

Die Tumoren können rezidivieren. Die Häufigkeit der Rezidive hängt stark von der Qualität der operativen Therapie ab. In 5–25% entstehen Metastasen, nicht selten erst nach Jahrzehnten (Spätmetastasen).

### Myxofibrosarkom (MFS)

Das Myxofibrosarkom darf trotz der nomenklatorischen Ähnlichkeit nicht mit dem vorgenannten niedrig malignen fibromyxoiden Sarkom verwechselt werden. Der Terminus »Myxofibrosarkom« wird heute statt der älteren Bezeichnung »myxoides malignes fibröses Histiozytom« verwendet. Das Spektrum des Myxofibrosarkoms ist aber weiter gefasst: Es gibt auch niedrig maligne Varianten mit nur leicht atypischen Zellen ohne zytologische Pleomorphie.

Dieser Tumor kommt im höheren Erwachsenenalter vor (6.–8. Lebensdekade) und ist in dieser Altersgruppe die häufigste Sarkomentität im Weichgewebe. Bevorzugt sind die Extremitäten betroffen.

> Im Gegensatz zu den meisten Sarkomen des Weichgewebes sind zwei Drittel der Myxofibrosarkome superfizial im Subkutanbereich lokalisiert.

Die **Prognose** korreliert mit dem Malignitätsgrad. Niedrig maligne Tumoren haben meist noch kein Metastasierungspotenzial, können dies aber im Verlauf von Rezidiven erwerben. Über alle Malignitätsgrade betrachtet hat der Tumor eine 5-Jahres-Überlebensrate von 60–70%. Eine Besonderheit dieser Tumoren ist ihre Neigung, neben hämatogenen auch Lymphknotenmetastasen zu entwickeln.

## Sklerosierendes epitheloides Fibrosarkom

Diese Neoplasie ist sehr selten, im tiefen Weichgewebe von Erwachsenen im frühen und mittleren Lebensalter lokalisiert und bevorzugt im Stamm- und Extremitätenbereich anzutreffen. Namensgebend sind die epitheloide Zytologie der fibroblastären Zellen und eine reichliche hyalinisierte kollagenöse Extrazellularsubstanz.

Die **Prognose** ist ziemlich ungünstig. Neben der Tendenz zum Lokalrezidiv (bei ca. 50% der Patienten) besteht ein relativ hohes Metastasierungsrisiko: 40–80% der Patienten entwickeln (zum Teil Spät-)Metastasen.

## 2.4    »Fibrohistiozytische« Tumoren

Neben den vollmalignen Tumoren (malignen fibrösen Histiozytome) gibt es in dieser Tumorgruppe Neoplasien von intermediärer biologischer Malignität, Tumoren also, die nur selten zu Metastasen führen: der plexiforme fibrohistiozytische Tumor und der Riesenzelltumor des Weichgewebes. Gleason u. Fletcher (2008) berichteten überdies, dass bei 2 von 69 Patienten mit einem tiefen fibrösen Histiozytom Metastasen entstanden (5%). Diese Neubildung müsste daher eigentlich hier aufgenommen werden. Es wird aber auf diese Tumoren nicht weiter Bezug genommen, da sie im Schema der WHO-Klassifikation noch als gutartig geführt werden. Ähnlich verhalten sich übrigens auch die zelluläre und aneurysmatische Variante der kutanen fibrösen Histiozytome: Auch hier können im extremen Ausnahmefall Metastasen entstehen.

### 2.4.1    Intermediär maligne »fibrohistiozytische« Tumoren (Metastasen selten)

#### Plexiformer fibrohistiozytischer Tumor

Er wird sowohl im Kindes- als auch Adoleszentenalter angetroffen, bei Erwachsenen ist diese Neubildung höchst ungewöhnlich. Der seltene Tumor wird besonders in der Arm- oder Schulterregion gefunden, Vorzugslokalisationen sind die tiefe Dermis und angrenzende Subkutis. Der Tumor ist meist klein (< 3 cm Durchmesser) und durch seine plexiforme Architektur sowie das Auftreten von spindelig-fibroblastären und polygonal-histiozytenähnlichen Zellen (inklusive osteoklastenähnlicher Riesenzellen) geprägt. Rezidive sind häufig, Metastasen aber sehr selten.

#### Riesenzelltumor des Weichgewebes

> Der Riesenzelltumor des Weichgewebes (früher durch den Zusatz »mit niedrig malignem Potenzial« gekennzeichnet) darf nicht mit dem sog. riesenzelligen malignen fibrösen Histiozytom (riesenzelligen MFH; siehe unten) verwechselt werden.

Beide Tumoren treten im Erwachsenenalter auf.
- Das *riesenzellige MFH* lässt bei reichlich Riesenzellen (neben osteoklastenartigen auch bizarre Tumorriesenzellen) ein pleomorphes Kernbild erkennen.
- Im Riesenzelltumor des Weichgewebes ist ein zytologisch recht **uniformes Bild mononukleärer Zellen** mit massenhaft eingelagerten osteoklastenartigen (»benignen«) Riesenzellen zu beobachten.

Dadurch ergibt sich ein dem Riesenzelltumor des Knochens vergleichbares Bild. Der Tumor wächst multinodulär meist im superfizialen Weichgewebe, nur selten sind tiefere anatomische Regionen betroffen. Arme und Beine werden lokalisatorisch bevorzugt. Ein Anteil von 20–30% dieser Neoplasien rezidiviert, Metastasen gelten hingegen als Ausnahme.

### 2.4.2    Maligne »fibrohistiozytische« Tumoren (sog. maligne fibröse Histiozytome)

Ursprünglich wurden in der Gruppe der malignen fibrösen Histiozytome (MFH) fünf **Subtypen** unterschieden (Reihenfolge der Nennung nach Häufigkeit):
- Pleomorphes MFH
- Myxoides MFH (► Abschn. 2.3.2)
- Riesenzelliges MFH (selten)
- Inflammatorisches MFH (selten)
- Angiomatoides malignes fibröses Histiozytom (ca. 5% der MFH), etwa 20 Jahre nach seiner Erstbeschreibung umbenannt in »angiomatoides fibröses Histiozytom«; jetzt in der Tumorgruppe mit ungewisser Differenzierung und intermediärer Malignität (► Abschn. 2.10.1).

> — Da die Zellen »maligner fibröser Histiozytome« *nicht* histiozytischer Natur sind, sondern als undifferenzierte Zellelemente aufgefasst werden müssen, hat sich die Familie der MFH als Entität aufgelöst.
> — Gegenwärtig empfiehlt die WHO, das pleomorphe MFH als **hochmalignes undifferenziertes pleomorphes Sarkom** zu bezeichnen.

Die Bezeichnung »myxoides MFH« ist durch den Begriff des Myxofibrosarkoms (▶ Abschn. 2.3.2) ersetzt worden. Ein Tumor mit dem Bild des ehemals riesenzelligen MFH entspricht heute einem undifferenzierten pleomorphen Sarkom mit Riesenzellen. Analog wird das inflammatorische MFH als undifferenziertes pleomorphes Sarkom mit prominenter inflammatorischer Komponente aufgefasst.

Die undifferenzierten pleomorphen Sarkome (sog. MFH) können primär als solche entstehen. Häufiger scheinen sich die Tumoren aber als **Folge der Entdifferenzierung** ehemals differenzierter Sarkome zu entwickeln. Allerdings können sogar Melanome, Karzinome oder Lymphome sich gelegentlich zu Tumoren wandeln, die phänotypisch als »MFH-ähnlich« imponieren. Durch die Spezialmethoden einer modernen Pathologie hat sich die Gruppe undifferenzierter pleomorpher Sarkome deutlich verkleinern lassen. Es handelt sich bei einer solchen Einordnung grundsätzlich um eine **Ausschlussdiagnose**: Die Tumorzellen sind pleomorph und dürfen *keine* durch Spezialmethoden nachweisbare Liniendifferenzierung aufweisen. Inwieweit molekularpathologische Methoden zur weiteren Verminderung ihrer Häufigkeit beitragen werden, wird sich in naher Zukunft zeigen.

## 2.5 Glattmuskuläre Tumoren

> Die malignen glattmuskulären Tumoren werden als **Leiomyosarkome** bezeichnet.

Es gibt auch den Begriff des »benignen metastasierenden Leiomyoms«. Dabei handelt es sich aber um Tumoren, die mit Uterustumoren im Zusammenhang stehen und damit keinen eigentlichen Weichgewebetumoren entsprechen. Auf diese Neubildungen wird daher im Folgenden nicht eingegangen.

### 2.5.1 Leiomyosarkome (LMS)

Am häufigsten entwickeln sich Leiomyosarkome **intraabdominal** (ca. 40% aller Leiomyosarkome des Weichgewebes) und sind dann im Retroperitonealraum, Mesente-

rium oder großen Netz lokalisiert. Diese Neoplasien sind häufiger bei weiblichen als männlichen Patienten und besonders in der 5.–7. Lebensdekade anzutreffen. Auf Grund ihrer Lokalisation bleiben sie lange unbemerkt und können deshalb sehr groß werden. Wenn Metastasen entstehen, findet man sie meist in den Lungen und/oder der Leber.

Am zweithäufigsten (in etwa ein Drittel der Fälle) nehmen Leiomyosarkome ihren Ausgang vom **superfizialen (subkutanen) oder tiefen Weichgewebe**. Bei ähnlicher Altersverteilung sind überwiegend Männer betroffen. Am häufigsten treten diese Tumoren in der Oberschenkelregion auf. Metastatische Absiedlungen sind vor allem in den Lungen anzutreffen.

Die **kutanen** Leiomyosarkome (ein Fünftel aller Fälle) werden an dieser Stelle nicht weiter berücksichtigt, weil sie Gegenstand der Dermatopathologie sind. Ihre Prognose ist überaus günstig. Am seltensten sind die **vaskulären** Leiomyosarkome, die sich im Bereich der unteren Hohlvene oder der venösen Extremitätengefäße herausbilden. Hohlvenentumoren entstehen überwiegend bei weiblichen Patienten.

**Morphologisch** sind Leiomyosarkome durch das Zusammentreffen einer (zumindest fokalen) typischen Zytologie mit der Immunreaktivität für Antikörper gegen glattmuskuläres Aktin und/oder Desmin charakterisiert. Ergänzend können typische ultrastrukturelle Befunde herangezogen werden.

Die **Prognose** korreliert mit der Größe der Tumoren und ihrer Lokalisation sowie dem Malignitätsgrad. Die Gesamt-5-Jahres-Überlebensrate ist mit 20–30% sowohl für die intraabdominalen als auch vaskulären Leiomyosarkome schlecht, wohingegen 60–65% der Patienten mit Leiomyosarkomen im peripheren Weichgewebe die 5-Jahres-Grenze überleben. Eine relativ günstige Prognose haben die (sehr seltenen) Leiomyosarkome in der pädiatrischen Altersgruppe, weil sie unabhängig von der Lokalisation meist niedrig maligne sind.

## 2.6 Skelettmuskuläre Tumoren

Um eine skelettmuskuläre Differenzierung der Tumorzellen nachzuweisen, sind verschiedene Ebenen der Untersuchung möglich. Im HE-Präparat belegt eine Querstreifung im Zytoplasma die skelettmuskuläre Natur der Zellen, es sind aber auch eine typische Antigenausstattung durch die immunhistochemische Analyse oder ultrastrukturelle Charakteristika durch eine elektronenmikroskopische Untersuchung sichtbar zu machen. Neuerdings kann in einem Teil der Fälle (alveoläre Rhabdomyosarkome) sogar die molekularpathologische Aufarbeitung zur Diagnose beitragen.

> Alle bösartigen Tumoren mit skelettmuskulärer Differenzierung der Tumorzellen werden als **Rhabdomyosarkome** bezeichnet.

Dazu zählen allerdings nicht definierte Tumoren mit einer rhabdomyosarkomatösen Teilkomponente, wie zum Beispiel das dedifferenzierte Liposarkom mit rhabdomyosarkomatösen Abschnitten.

## 2.6.1 Rhabdomyosarkome

Die Rhabdomyosarkome (RMS) werden in drei große Gruppen unterteilt, die sich prognostisch und bezüglich des klinischen Umfeldes unterscheiden:
- Embryonales Rhabdomyosarkom (ERMS)
- Alveoläres Rhabdomyosarkom (ARMS)
- Pleomorphes Rhabdomyosarkom (PRMS)

### Embryonales Rhabdomyosarkom (ERMS)

> Das embryonale Rhabdomyosarkom tritt vorwiegend bei unter 10-jährigen Kindern auf.

Es sind einige Lokalisationen bekannt, die besonders bevorzugt werden (Häufigkeit in abnehmender Reihenfolge): die Kopf-Hals-Region (einschließlich Orbita, Nase und Nasennebenhöhlen sowie Meningen) und der Urogenitaltrakt (besonders die Harnblase ist betroffen).

Embryonale Rhabdomyosarkome haben eine intermediäre **Prognose**. Bei einem klassischen Bild ist nach einer entsprechenden Therapie mit einer 65- bis 75%igen 5-Jahres-Überlebensrate zu rechnen. Zwei Untertypen des embryonalen Rhabdomyosarkoms haben eine gute Prognose:
- das embryonale Rhabdomyosarkom vom *botryoiden Typ* (Sarcoma botryoides) mit 95% 5-Jahres-Überlebensrate und
- das *spindelzellige* Rhabdomyosarkom des Kindes- und Adoleszentenalters (meist in paratestikulärer Lokalisation) mit einer 5-Jahres-Überlebensrate von etwa 90%.

### Alveoläres Rhabdomyosarkom (ARMS)

> - Das alveoläre Rhabdomyosarkom hat seinen Häufigkeitsgipfel bei Patienten zwischen 10 und 25 Jahren und wird besonders im Bereich der Extremitäten gefunden.
> - Bei weiblichen Patienten besteht eine Tendenz zur Entwicklung von Metastasen im Bereich der Mamma.
> - Bei beiden Geschlechtern ist die Imitation einer Leukämie infolge einer »Rhabdomyoblastämie« bei ausgedehnter Knochenmarkinfiltration möglich.

Alveoläre Rhabdomyosarkome sind durch bestimmte chromosomale Translokationen gekennzeichnet (▶ Abschn. 3.3.2). Sie können eine alveoläre Architektur auch vermissen lassen und eine solide Zellanordnung aufweisen; dabei unterscheiden sie sich allerdings von den embryonalen Rhabdomyosarkomen mit dominierenden Spindelzellen durch die runden/polygonalen Zellen.

Alveoläre Rhabdomyosarkome haben eine schlechte **Prognose**: Nach einer protokollgerechten Therapie leben nach 5 Jahren nur noch 25–30% der Patienten.

### Pleomorphes Rhabdomyosarkom (PRMS)

> Das pleomorphe Rhabdomyosarkom imponiert konventionell-lichtmikroskopisch als hochmalignes pleomorphes Sarkom. Um die korrekte Diagnose stellen zu können, sind immer Spezialuntersuchungen erforderlich (Immunhistochemie, Elektronenmikroskopie).

Molekularpathologische Analysen sind auf Grund wechselnder und komplexer karyotypischer Anomalien ohne diagnostische Relevanz. Das pleomorphe Rhabdomyosarkom ist selten und wird meist bei Patienten jenseits der 45, also im späteren Erwachsenenalter angetroffen (Altersgipfel in der 5.–6. Lebensdekade). Am häufigsten entwickeln sich diese Tumoren in der Skelettmuskulatur der Extremitäten, also im tiefen Weichgewebe. Die **Prognose** ist generell schlecht: Die 5-Jahres-Überlebensrate liegt bei 20%.

## 2.7 Vaskuläre Tumoren

### 2.7.1 Intermediär maligne vaskuläre Tumoren (selten Metastasen)

Im Rahmen intermediärer vaskulärer Tumoren soll nur auf das Kaposi-Sarkom näher eingegangen werden.

### Kaposi-Sarkom

Mehr als 130 Jahre nach der Erstbeschreibung gibt diese Neubildung bezüglich ihrer biologischen Interpretation immer noch einige Rätsel auf. Zweifelsfrei festgestellt wurde die konstante Assoziation mit einem Virus (HHV8: Humanes Herpes-Virus Typ 8), die wohl eine ätiologische Bedeutung haben dürfte. Manches spricht dafür, dass es sich beim Kaposi-Sarkom um einen reaktiven, multifokalen, vaskulären Prozess handeln könnte. Andererseits ist in multifokalen Läsionen Monoklonalität gefunden worden, was auf eine neoplastische Neubildung hinweisen sollte. Möglicherweise entwickelt sich das Kaposi-Sarkom über eine präneoplastische reaktive Phase und geht erst im Verlauf der Erkrankung in einen autonomen Tumor über.

Auf Grund klinischer Befunde wird das Kaposi-Sarkom in verschiedene Untergruppen unterteilt:

- Das **klassische Kaposi-Sarkom** verläuft indolent-chronisch, tritt in 90% der Fälle bei älteren Männern auf und beginnt gewöhnlich mit multiplen kutanen Läsionen im Bereich der distalen unteren Extremität.
- Das **endemische (afrikanische) Kaposi-Sarkom** manifestiert sich bei Kindern und jungen Erwachsenen mit tumorartigen Lymphknotenvergrößerungen. Die Erkrankung nimmt auf Grund der Tendenz zum Befall innerer Organe meist einen fulminanten bzw. tödlichen Verlauf.
- Das **iatrogene (transplantationsassoziierte) Kaposi-Sarkom** ist Folge einer immunsuppressiven Therapie und entsteht nahezu ausschließlich bei Patienten, die sich einer Nierentransplantation unterzogen hatten. Es entwickelt sich Monate bis einige Jahre nach der Transplantation. Die Ausdehnung und auch der Verlauf der Erkrankung hängen vom Zustand der zellulären Immunität ab.
- Das **Kaposi-Sarkom bei AIDS** ist meist eine Erkrankung junger, homosexueller Männer. Die Häufigkeit hat nach dem Einsatz einer effektiven antiretroviralen Therapie deutlich abgenommen. Es treten multiple Läsionen in der Haut und in inneren Organen auf; Muskulatur, Knochen und ZNS bleiben interessanterweise im Regelfall aber verschont.

Unabhängig vom klinischen Subtyp ist das makroskopische Bild eines Kaposi-Sarkoms gleichartig und beruht auf drei **morphologischen Stadien**:

1. *fleckförmiges Bild*: histologisch proliferierte kapilläre Gefäße mit zum Teil zackiger Kontur, allenfalls milde Atypien
2. *plaqueähnliche Hautveränderung*: ausgedehntere Proliferation der Gefäßstrukturen, diese kann sich bis in die Subkutis erstrecken; deutlich hervortretende, vermehrte Spindelzellen
3. *nodulär-tumorartiges Bild* mit Spindelzellen im Vordergrund; noch immer nur geringe zelluläre Atypien; zahlreiche schlitzartige erythrozytenführende Hohlräume im mitoseaktiven Spindelzellproliferat

### 2.7.2 Maligne vaskuläre Tumoren

#### Epitheloides Hämangioendotheliom

Dies ist ein Tumor, der nicht nur im Weichgewebe zu finden ist, sondern sich auch in verschiedenen Organen entwickeln kann, zum Beispiel in den Lungen und in der Leber. In der Leber entsteht der Tumor nicht selten multizentrisch, dies gehört im Weichgewebe zur Ausnahme. In knapp der Hälfte der Fälle nimmt das epitheloide Hämangioendotheliom im Weichgewebe seinen Ausgang von einem großen bis mittleren Gefäß, meist einer Vene. Am häufigsten sind Erwachsene im mittleren Lebensalter betroffen, bei Kindern gilt der Tumor als Rarität. Etwa 20% der Erkrankten sterben an dem Tumorleiden, bei bis zu 30% aller dieser Neubildungen beobachtet man Metastasen. Epitheloide Hämangioendotheliome in der Leber oder in den Lungen haben mit etwa 40 bzw. 65% Todesrate eine deutlich schlechtere **Prognose**.

❯ Entscheidendes Kriterium für die morphologische Diagnose des epitheloiden Hämangioendothelioms sind epitheloide Zellen mit immunhistochemisch endothelialem Phänotyp.

Gefäßimitate stehen nicht im Vordergrund des histologischen Bildes. Mitosefrequenz und zytologische Atypien sind meist gering.

#### Angiosarkom

❯ Das Angiosarkom steht als Dachbegriff für **maligne Tumoren mit endothelialer Differenzierung der Zellen und Imitation von Gefäßstrukturen**, unabhängig davon, ob es sich um Lymph- oder Blutgefäße bzw. um eine Mixtur derselben handelt.

Die Termini »Lymphangiosarkom« oder »Hämangiosarkom« werden folglich nicht mehr verwendet. Auch die Formulierung »malignes Hämangioendotheliom« ist obsolet. Angiosarkome kommen nicht nur im Weichgewebe vor, sie können sich auch in der Haut/Subkutis und verschiedenen inneren Organen entwickeln. Darauf soll hier nicht eingegangen werden. Als Besonderheiten sind das *lymphödemassoziierte* Angiosarkom (bei Zustand nach Therapie eines Mammakarzinoms als Stewart-Treves-Syndrom bekannt) und das Angiosarkom *nach Bestrahlung* zu erwähnen.

Die Angiosarkome des Weichgewebes sind sehr selten – sie machen nur etwa ein Viertel aller Angiosarkome aus. Sie treten bevorzugt bei älteren (männlichen) Erwachsenen auf, können sich prinzipiell aber in jeder Altersdekade entwickeln und werden am häufigsten im tiefen Weichgewebe der unteren Extremität und der Bauchhöhle (inklusive des Retroperitonealraumes) gefunden. Das histologische Bild reicht von Tumoren mit guter Imitation von Gefäßstrukturen bis hin zu schlecht differenzierten soliden Neoplasien. Diagnostisch entscheidend ist der Nachweis einer endothelialen Differenzierung der Tumorzellen, gegebenenfalls durch Spezialmethoden, besonders immunhistochemischer Analysen.

# Molekularpathologie maligner Weichgewebetumoren

*R. Penzel, P. Schirmacher, M. Renner und G. Mechtersheimer*

## 3.1 Einleitung

❯ Die Überprüfung des molekularpathologischen Status hat sich zu einem integralen Bestandteil der Sarkomdiagnostik entwickelt.

In den letzten Jahren haben molekular- und zellbiologische Erkenntnisse die Diagnostik und das konzeptionelle Verständnis der Sarkome grundlegend verändert. Bei vielen Sarkomen treten spezifische molekulare Veränderungen auf.

❯ Grundlegend für die Pathogenese einer Reihe von Weichgewebesarkomen sind sog. **Fusionsgene,** die durch **entitätsspezifische Translokationen** entstehen. Derartige molekulare Veränderungen lassen sich für die Diagnostik und Klassifikation nutzen und bilden die Grundlage für neue, an molekularen Zielstrukturen orientierte Therapien.

Beispielhaft hierfür sind gastrointestinale Stromatumoren (GIST) und Synovialsarkome. Diese weisen Veränderungen der Rezeptortyrosinkinasen (RTK) und chromosomale Translokationen auf, anhand derer sie sich klassifizieren und für gezielte Therapien stratifizieren lassen.

Sarkome können in **2 pathogenetische Gruppen** eingeteilt werden:
— Sarkome mit *spezifischen genetischen Veränderungen* wie chromosomalen Translokationen (❑ Abb. 3.1, modifiziert nach Iwasaki et al. 2009) oder aktivierenden

Rezeptormutationen und einem relativ einfachen Karyotyp. Da diese spezifischen genetischen Aberrationen Veränderungen in Genexpressionsprogrammen auslösen, stellen sie potenziell nutzbare molekulare Targets dar.
— Sarkome mit *unspezifischen Genalterationen* und zumeist instabilen sowie *sehr komplexen Karyotypen* und einer Vielzahl chromosomaler Zugewinne und Verluste.

Die Unterschiede zwischen diesen beiden Gruppen erklären sich zum Teil daraus, dass Sarkome, die Translokationen beinhalten, häufig bei **Kindern und Jugendlichen** auftreten, da hier die Tumorgenese durch eine relativ geringe Anzahl an genetischen Ereignissen hervorgerufen wird. Ihnen stehen Sarkome gegenüber, die *keine* konsistenten Veränderungen aufweisen und meist bei **älteren Patienten** vorkommen. Bei diesen ist eine Vielzahl erworbener genetischer Aberrationen für die Tumorentstehung verantwortlich, die verschiedene Signalwege betreffen können.

❯ **Gründe für die Bedeutung des molekularpathologischen Status im Rahmen der Sarkomdiagnostik:**
— Da viele Translokationen charakteristisch für spezifische Weichgewebetumoren sind, ist der Nachweis hilfreich und in einzelnen Fällen sogar essenziell für die Diagnose.

▼

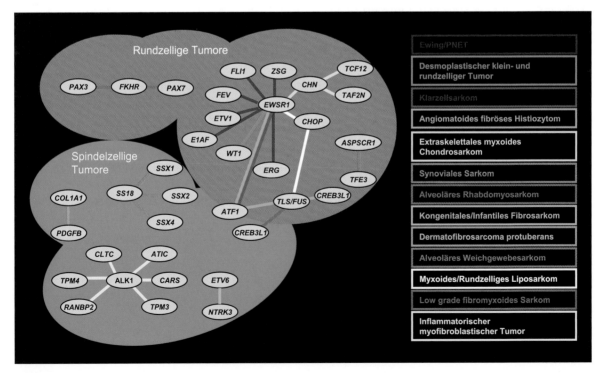

❑ **Abb. 3.1** Spezifische Fusionsgene in Sarkomen

- Die molekulare Testung liefert prognostisch-relevante Zusatzinformationen, die sich durch die mikroskopische Begutachtung allein nicht erbringen lassen.

Beispiel hierfür sind Variationen in der Struktur der charakteristischen Fusionsgene, die unterschiedliche Prognosen zur Folge haben und von klinischen und histomorphologischen Parametern *unabhängig* sind. Da spezifische Mutationen unterschiedlich auf verschiedene chemotherapeutische Regime reagieren, kann der Mutationsnachweis für die Therapiestratifizierung entscheidend und auch prädiktiv für das Therapieansprechen sein.

Viele **molekulargenetische Analysen** sind deshalb auf den Nachweis von Translokationen, der resultierenden Fusionsgene oder deren Fusionstranskripte gerichtet. Hierfür eignen sich:
- Konventionelle zytogenetische Analysen
- Southern-Blot-Hybridisierung
- Fluoreszenz-in-Situ-Hybridisierung (FISH)
- Reverse-Transkriptase-Polymerasekettenreaktion (RT-PCR)

Für den Routinenachweis von Translokationen an formalinfixiertem und in Paraffin eingebetteten Gewebeproben haben sich die beiden letztgenannten Methoden als besonders robust erwiesen.

Bei einigen Weichgewebeneoplasien sind **Gendeletionen** oder durch **Punktmutationen** hervorgerufene Geninaktivierungen für die Tumorgenese verantwortlich. Deletionen können mittels konventioneller Zytogenetik oder FISH nachgewiesen werden. Die Identifizierung von tumorspezifischen und/oder prognostisch relevanten Punktmutationen, kleineren Deletionen und Insertionen ist jedoch meist nur durch die DNA-Sequenzierung möglich.

Im Folgenden werden die häufigsten Sarkomtypen, gruppiert anhand ihres histologischen Erscheinungsbildes, mit ihren genetischen Veränderungen besprochen.

## 3.2 Maligne Weichgewebetumoren mit rekurrenten EWS-Translokationen

### 3.2.1 Ewing-Sarkom/peripherer neuroektodermaler Tumor

Zur **Ewing-Sarkom/PNET-Familie** gehören:
- Ewing-Sarkom des Knochens (EWS)
- Extraskelettales Ewing-Sarkom
- Primitiver neuroektodermaler Tumor (PNET), auch peripheres Neuroepitheliom genannt
- Askin-Tumor (PNET der Brustwand)

Die Hauptvertreter sind Prototypen der klein-, blau- und rundzelligen Tumoren des Kindes- und Jugendalters (Fletcher et al. 2002). Sie treten nicht nur im Knochengewebe und den angrenzenden Weichgeweben von Kindern und jungen Erwachsenen auf, sondern können sich auch in anderen Organen wie Pankreas, Gallengang, Ösophagus, Dünndarm, Uterus, Ovar, ZNS und Haut manifestieren.

> Molekulares Charakteristikum der Familie der Ewing-Sarkome ist eine **balancierte chromosomale Translokation**, die zur Bildung eines Fusionsgens führt bestehend aus dem EWS-Gen und einem Mitglied der Familie der ETS-Transkriptionsfaktoren (◘ Tab. 3.1).

- Die häufigste **Translokation t(11;22)(q24;q12)** (ca. 90%) hat eine *EWS-FLI1*-**Genfusion** zur Folge.
- In ca. 5% der EWS/PNET-Tumoren sind *EWS-ERG*-**Fusionen** nachweisbar.
- Alle weiteren bekannten Fusionen des EWS-Gens mit Mitgliedern der ETS-Familie (*ETV1, E1AF, FEV* und *ZSG*) sind mit einer Häufigkeit < 1% sehr selten.
- Eine weitere, ebenfalls seltene Fusionsvariante in EWS/PNET-Tumoren – *TLS(FUS)-ERG* – resultiert aus der Translokation t(16;21)(p11;q22). Hier fusioniert das *TLS*-Gen (auch FUS genannt; vgl. myxoides Liposarkom), das eine starke Homologie zum *EWS*-Gen aufweist, mit dem *ERG*-Gen.

EWS-ETS-Fusionsgene kodieren für chimäre Proteine, die N-terminal die Transaktivierungsdomäne des EWS-Gens und C-terminal die DNA-Bindungsdomäne der ETS-Familienmitglieder besitzen.

Die Komplexität der möglichen Fusionsvarianten wird durch die Variabilität der exakten chromosomalen Bruchpunkte sowohl im *EWS*- als auch im *FLI1*-Gen nochmals erhöht. Für den primären **Translokationsnachweis** ist deshalb bei den EWS/PNET-Tumoren die Break-apart-FISH-Methode mit einer EWS-Gen-spezifischen Sondenkombination zu empfehlen. Gegebenenfalls kann die RT-PCR-Technik zur Identifizierung des *EWS*-Fusionspartners nachgeschaltet werden.

### 3.2.2 Desmoplastischer klein- und rundzelliger Tumor (DSRCT)

> Desmoplastische klein- und rundzellige Tumoren sind durch eine **Translokation t(11;22)(p13;q12)** gekennzeichnet, die eine Fusion des *EWS*-Gens mit dem *WT1*-Gen zur Folge hat.

Das *WT1*-Gen ist ein Tumorsuppressorgen und in den namensgebenden Wilms-Tumoren (Nephroblastomen) häu-

**◻ Tab. 3.1** Maligne Weichgewebetumoren mit rekurrenten *EWS*-Translokationen

| Sarkomtyp | Aberration | Fusionsgen | Relative Prävalenz |
|---|---|---|---|
| Ewing-Sarkom/PNET[a] | t(11;22)(q24;q12) | *EWS-FLI1* | 85–95% |
| | t(21;22)(q22;q12) | *EWS-ERG* | 5–10% |
| | t(7;22)(p22;q12) | *EWS-ETV1* | Selten |
| | t(17;22)(q12;q12) | *EWS-E1AF* | Selten |
| | t(2;22)(q33;q12) | *EWS-FEV* | Selten |
| | t(16;21)(p11;q22) | *TLS(FUS)-ERG* | Selten |
| | Inversion von 22q | *EWS-ZSG* | Selten |
| Desmoplastischer klein- und rundzelliger Tumor (DSRCT) | t(11;22)(p13;q12) | *EWS-WT1* | > 90% |
| Klarzellsarkom | t(12;22)(q13;q12) | *EWS-ATF1* | 85–100% |
| | t(2;22)(q33;q12) | *EWS-CREB1* | k.A. |
| Angiomatoides fibröses Histiozytom (AFH) | t(12;22)(q13;q12) | *EWS-ATF1* | 70% |
| | t(2;22)(q33;q12) | *EWS-CREB1* | 20% |
| | t(12;16)(q13;p11) | *TLS(FUS)-ATF1* | Selten |
| Extraskelettales myxoides Chondrosarkom (EMC) | t(9;22)(q22;q12) | *EWS-CHN* | 75% |
| | t(9;17)(q22;q11) | *TAF2N-CHN* | 15–20% |
| | t(9;15)(q22;q21) | *TCF12-CHN* | Selten (ca. 10%) |

[a] PNET, primitiver neuroektodermaler Tumor
k.A., keine Angaben

fig durch Mutationen oder Deletionen biallelisch inaktiviert.

Die *EWS-WT1*-Genfusion, die zur Bindung der N-terminalen Transaktivierungsdomäne von *EWS* an die DNA-Bindungsdomäne von *WT1* führt, ist ein Beispiel für ein **konstantes genetisches Rearrangement eines Tumorsuppressorgens**. Hier ist, wie in vielen anderen Sarkomen auch, eine aberrante Expression eines Transkriptionsfaktors, in diesem Fall *WT1*, für die Dysregulation seiner nachgeschalteten Zielgene verantwortlich. Eines dieser Zielgene ist das des fibroblastenstimulierenden Blutplättchenwachstumsfaktors PDGF A, dessen Fehlregulation möglicherweise die molekulare Grundlage für die charakteristische Fibrose dieser Neoplasie ist.

Da die exakten chromosomalen Bruchpunkte in beiden Genen eine geringere Variabilität zeigen, ist die Anzahl der Fusionsvarianten im Vergleich zu den EWS/PNET-Tumoren deutlich geringer. Der **diagnostische Nachweis** der Translokation ist hier mittels Multiplex- bzw. weniger Einzel-RT-PCR-Reaktionen möglich. Auch die FISH-basierte Detektion der EWS-Translokation kann mit der gleichen

Sondenkombination wie bei den EWS/PNET-Tumoren erfolgen. Die chimären Transkripte wurden in über 90% der untersuchten DSRCT gefunden. Somit ist der Nachweis nicht nur diagnostisch relevant, sondern weist auch auf eine wichtige Rolle der Fusionsproteine bei der Tumorentstehung hin.

### 3.2.3  Klarzellsarkom

❯ Auch das Klarzellsarkom ist durch eine onkogene *EWS*-Genfusion gekennzeichnet, bei dieser Entität als Folge der **Translokation t(12;22) (q13;q12)**.

Hierdurch kommt es zur Rearrangement der N-terminalen Transkriptionsaktivierungsdomäne des EWS-Gens, die auch Bestandteil der bereits erwähnten Fusionsproteine ist, mit der bZIP-DNA-Bindungs- und Dimerisierungsdomäne des *ATF1*-Gens. Die Expression von *ATF1*, eines Mitglieds der **CREB-Familie** (»cAMP-responsive element binding protein«) von Transkriptionsfaktoren wird normalerweise durch cAMP reguliert. Im chimären EWS-ATF1-Protein jedoch wird es **konstitutiv exprimiert**, da es unter die Kontrolle des starken und in vielen Zelltypen aktiven *EWS*-Promotors gelangt. Die **onkogene Wirkung des Fusionsproteins** ist vermutlich die Folge einer Dysregulation der cAMP-kontrollierten transkriptionellen Aktivität verschiedener Gene, deren Identität bisher nicht geklärt ist.

Die zweite, sehr seltene Translokation t(2;22)(q33;q12) führt zur Fusion von *EWS* und *CREB1*, eines Transkriptionsfaktors der gleichnamigen Familie mit ausgeprägten Homologien zu *ATF1*. Einige rekurrente, zytogenetische Veränderungen wie Trisomie 7, Trisomie 8 sowie strukturelle und numerische Aberrationen des Chromosoms 22 sind für Klarzellsarkome beschrieben worden, wobei die Bedeutung dieser zusätzliche genetischen Veränderungen bisher unklar ist.

Für den **diagnostischen Nachweis** mittels RT-PCR-Technik sind drei Fusionstranskriptvarianten von *EWS-ATF1* und eine von *EWS-CREB1* relevant. Auch hier kann die erwähnte EWS-break-apart-FISH-Analyse vorgeschaltet werden.

### 3.2.4 Angiomatoides fibröses Histiozytom (AFH)

Die Fusionsgene *EWS-ATF1* und *EWS-CREB1* treten auch im angiomatoiden fibrösen Histiozytom (AFH) auf. Bei der dritten, bisher für zwei angiomatoide fibröse Histiozytome beschriebenen Translokation t(12;16)(q13;p11) ersetzt das *TLS*-Gen das verwandte *EWS* als Fusionspartner von *ATF1*. Sowohl EWS und TLS als 5'-Fusionspartner als auch *ATF1* und *CREB1* als 3'-Partner sind somit funktionell austauschbar und treten in verschiedenen Entitäten in ähnlichen oder unterschiedlichen Kombinationen auf. In angiomatoiden fibrösen Histiozytomen beispielsweise können *EWS* und *TLS* in Fusion mit *ATF1* vorliegen, während diese in Ewing-Sarkomen jeweils mit ERG fusionieren können (◻ Tab. 3.1) und in myxoiden Liposarkomen (▶ Abschn. 3.3.7) mit *CHOP*. Das Auftreten der identischen Fusionsgene *EWS-ATF1* und *EWS-CREB1* bei zwei morphologisch, immunphänotypisch und klinisch unterschiedlichen Tumorentitäten ist bisher nicht verstanden und genau wie die Frage der klinischen Relevanz der Fusionsvarianten Gegenstand aktueller Studien.

Der **diagnostischen Nachweis** der *EWS*-Translokationen kann analog zum Nachweis bei den Klarzellsarkomen mittels Break-apart-FISH erfolgen. Für die seltene Translokation t(12;16)(q13;p11) kann die gleiche Break-apart-FISH-Analyse mit einer *TLS*-(*FUS*)spezifischen Sondenkombination wie beim myxoiden/rundzelligen Liposarkom eingesetzt werden.

### 3.2.5 Extraskelettales myxoides Chondrosarkom (EMC)

Beim extraskelettalen myxoiden Chondrosarkom sind drei Translokationen und entsprechende Fusionsgene bekannt (◻ Tab. 3.1):

- Die **Translokation t(9;22)(q22;q12)** tritt in annähernd 75% der extraskelettalen myxoiden Chondrosarkome auf und produziert eine Fusion zwischen dem *EWS*-Gen und *CHN* (auch *TEC*). Das *CHN*-Gen kodiert einen nukleären Orphanrezeptor der Steroid-/Thyroid-Rezeptorfamilie. Obwohl die chromosomalen Bruchpunkte variieren, kodieren alle ***EWS-CHN*-Fusionsgene** für chimäre Proteine, bei denen die Transaktivatordomäne von *EWS* mit dem Volllängen-CHN-Protein verbunden wird.
- Die zweithäufigste Translokation (15–20%) in EMC führt zur Fusion des *TAF2N*-Gens mit *CHN*. Da TAF2N und EWS extrem homolog sind, wird auch dieser Fusion eine entscheidende Rolle bei der Tumorgenese zuerkannt.
- Die dritte bekannte Translokation bei ca. 10% der EMC-Fälle hat die Fusion von *TCF12* mit CHN zur Folge.

> - Keine der drei Translokationen ist mit einem bestimmten EMC-Phänotyp assoziiert.
> - 50% aller Tumoren beinhalten sekundäre chromosomale Aberrationen wie Trisomien von 1q, 7, 8, 12 und 19, die einzeln oder in Kombination auftreten können.

Da die mit EWS oder TAF2N fusionierten CHN-Proteine ein höheres transkriptionelles Aktivierungspotenzial als das native Protein aufweisen, ist der onkogene Effekt eine Folge der **transkriptionellen Fehlregulierung durch abnorme, chimäre Transkriptionsfaktoren**. Die kürzliche Beobachtung, dass EWS-CHN-Fusionsproteine auch das prä-mRNA-Spleißen beeinflussen, deutet auf einen weiteren Mechanismus hin, durch den EWS-CHN- oder TAF2N-CHN-Fusionsproteine die Expression entsprechend regulierter Gene verändern können.

Für den **Nachweis** aller drei Translokationsvarianten kann eine CHN-Break-apart-FISH-Analyse eingesetzt werden. Da für die Fusionsvarianten bisher keine prognostische Relevanz belegt werden konnte, ist die methodisch aufwendige Detektion der Fusionstranskripte mittels RT-PCR diagnostisch nicht notwendig.

## 3.3 Maligne Weichgewebetumoren mit spezifischen, rekurrenten Aberrationen

### 3.3.1 Synoviale Sarkome (SS)

❯❯ Die meisten Synovialsarkome sind durch **Translokationen t(X;18)(p11.2;q11.2)** gekennzeichnet, die zur Fusion des *SS18(SYT)*-Gens mit einem der *SSX*-Gene (*SSX1, SSX2* oder *SSX4*) führt (◘ Tab. 3.2).

In früheren Arbeiten wurden die Fusionsvarianten mit den morphologischen Subtypen des synovialen Sarkoms assoziiert. Morphologisch als biphasisch klassifizierte Synovialsarkome sollten demnach überwiegend durch *SS18-SSX1*-Fusion und monophasische Synovialsarkome durch *SS18-SSX2* Fusionen gekennzeichnet sein. Neuere Arbeiten jedoch belegen *keine* statistisch signifikanten Korrelationen zwischen den *SS18-SSX*-Fusionsvarianten und den histologischen Subtypen.

❯❯ *Un*abhängig vom morphologischen Subtyp haben Patienten mit *SS18-SSX2*-Fusionen eine geringere Rezidivrate als Patienten mit der *SS18-SSX1*-Variante, während synoviale Sarkome mit der *SS18-SSX1*-Variante eine höhere Proliferationsrate und eine schlechtere Prognose aufweisen.

Alle *SS18-SSX*-**Fusionsgene** kodieren chimäre Proteine, bei denen die Transaktivierungsdomäne der *SS18*-Gene unmittelbarer neben der Repressordomäne der SSX-Proteine liegt. Da beide Fusionspartner in ihrer nativen Form keine DNA-Bindungsdomänen besitzen, wird vermutet, dass es sich bei der **onkogenen Wirkung** der chimären SS18-SSX-Fusionsproteine um Protein-Protein-Wechselwirkungen handelt, die Einfluss auf die Transkriptionsregulation bisher unbekannter Zielgene haben.

Eindeutige Belege hierfür existieren jedoch nur für eine Wechselwirkung der Fusionsproteine mit zwei Regulatoren der E-Cadherin-Transkription: Saito et al. (2006) zeigten, dass SS18-SSX1- und SS18-SSX2-Fusionsproteine mit den Transkriptionsrepressoren Snail oder Slug interagieren und deren Bindung an den proximalen E-Cadherin-Promotor verhindern. Die unterschiedliche Stärke der transkriptionellen Repression durch die SS18-SSX-Fusionsproteine ist verantwortlich für den unterschiedlichen Grad der epitheloiden Differenzierung der Neoplasien. Ebenso haben die Proteininteraktionen mit Snail oder Slug Auswirkungen auf die Modulation der epithelialen-mesenchymalen Transition.

Für die Detektion der spezifischen Fusionsgene sind verschiedene RT-PCR-basierte **Nachweisstrategien** etabliert: Die Transkripte der SS18-SXX1- und SS18-SSX2-

Fusionsgene können unter Verwendung von Konsensusprimern amplifiziert und anschließend durch direkte Sequenzierung identifiziert werden. Ebenso können variantenspezifische Primer in einer Echtzeit-RT-PCR oder Multiplex-PCR eingesetzt werden.

### 3.3.2 Alveoläres Rhabdomyosarkom (ARMS)

Alveoläre Rhabdomyosarkome sind assoziiert mit zwei charakteristischen **Translokationen** (◘ Tab. 3.2):
- Annähernd 80% der untersuchten ARMS weisen die Translokation t(2;13)(q35;q14) auf, die zur Fusion des *PAX3*-Gens mit dem 3'-Ende des Forkhead-Gens (*FKHR*, auch als *FOXO1* bekannt) führt.
- Mit 10% Häufigkeit ist die zweite Fusionsgenvariante *PAX7-FKHR* als Folge der Translokation t(1;13) (p36;q14) wesentlich seltener.

❯❯ **PAX-Gene** sind Transkriptionsfaktoren, die entscheidende Regulationsfunktionen in der Embryonalentwicklung haben und essenziell für die Entstehung verschiedener Organe sind.

*PAX3* und *PAX7* werden beide im Neuralrohr exprimiert, spielen bei dessen Entwicklung eine fundamentale Rolle und sind für die Migration der Myoblasten in die unteren und oberen Extremitäten verantwortlich.

Die Suppression der Myoblastendifferenzierung durch *PAX3* und die Überexpression des Fusionsproteins in *PAX3-FKHR*-positiven ARMS, die nicht mit einer Erhöhung der Kopiezahl des Fusionsgens einhergeht, tragen zur Ausbildung des **undifferenzierten Phänotyps** dieser Neoplasien bei. Im Gegensatz dazu ist für *PAX3-FKHR*-Fusionen eine **Amplifikation des Fusionsgens** beschrieben worden. Dies deutet auf darauf hin, dass Translokation und Amplifikation sequenzielle Mechanismen bei der Entstehung der ARMS sind.

Die unterschiedlichen Mechanismen der *PAX3*- und *PAX7*-Überexpression zeigen auch Analogien zu **klinischen Beobachtungen**:
- *PAX7-FKHR*-Tumoren manifestieren sich häufiger in jungen Patienten.
- Sie sind mit einer deutlich niedrigeren Metastasierungsrate und einer besseren Gesamtüberlebensrate (75%) als *PAX3-FKHR*-Tumoren (8%) assoziiert.
- *PAX-FKHR*-Rearrangements wurden bisher bei keiner anderen Tumorentität nachgewiesen, auch nicht dem embryonalen Rhabdomyosarkom (ERMS).

❯❯ Der Nachweis der Translokationen, die zur *PAX-FKHR*-Genfusion führen, ist hochspezifisch für ARMS.

In seltenen Fällen wurde das Auftreten von *PAX-FKHR*-Fusionen in ERMS beschrieben. Hierbei handelt es sich in der Regel um ARMS mit embryonaler und alveolärer Histologie, wobei nur die embryonale Komponente diagnostisch bewertet wurde, oder um ARMS mit einer soliden, alveolären Histologie, die als ERMS missinterpretiert wurden, oder um echte ERMS, bei denen das Rearrangement offenbar ein Epiphänomen darstellt.

Da der **Nachweis** der PAX-FKHR-Translokation nicht nur bei der Diagnose der ARMS hilfreich sein kann, sondern auch die Art der *PAX-FKHR*-Fusionsvariante prognostische Bedeutung hat, sollte bei einem entsprechenden Verdacht die Translokation **direkt auf Transkriptebene** nachgewiesen werden. Dass die Fusionstranskripte von *PAX3* und *PAX7* mit *FKHR* keine strukturelle Heterogenität zeigen, erleichtert dies.

### 3.3.3 Kongenitales/infantiles Fibrosarkom

❯ In nahezu allen kongenitalen/infantilen Fibrosarkomen tritt die **Translokation t(12;15)(p13;q25)** auf, die zur **ETV6-NTRK3-Genfusion** führt (❑ Tab. 3.2).

Obwohl Trisomien der Chromosomen 8, 11, 17 und 20 fast ebenso häufig sind, wird die t(12;15)-Translokation als die initial-transformierende, genetische Veränderung angesehen. Bei den Polysomien handelt es sich wahrscheinlich um erworbene, die Tumorprogression fördernde Aberrationen, die auch für die Ausbildung des mitotisch aktiven Phänotyps dieser Tumoren verantwortlich sind.

Das aus der t(12;15)-Translokation resultierende **Fusionsprotein** beinhaltet N-terminal die Helix-Loop-Helix-Dimerisierungsdomäne des hochexprimierten Transkriptionsfaktors ETV6 (auch TEL genannt) und die Tyrosinkinasedomäne des Neurotrophinrezeptors 3 (NTRK3, auch TRKC genannt). Es wird vermutet, dass das chimäre ETV6-NTRK3-Protein ligandenunabhängig dimerisiert und nachfolgend die Tyrosinkinaseaktivität von NTRK3 angeschaltet wird. Die konstitutiv-aktivierte Tyrosinkinase schaltet dann ihrerseits verschiedene Signalkaskaden an, die eine transformierende Wirkung besitzen. Die onkogene Wirkung von **aberrant aktivierten Tyrosinkinasesignalwegen** durch das ETV6-NTRK3-Fusionsprotein wird durch die Tatsache unterstrichen, dass exakt dieselbe t(12;15)-Translokation auch in einigen seltenen Fällen von akuter myeloische Leukämie und in sekretorischen Mammakarzinomen nachgewiesen wurde.

Die chromosomalen Bruchpunkte der t(12;15)-Translokation sind im Intron 5 von *ETV6* und im Intron 12 von *NTRK3* lokalisiert. Obwohl bisher keine alternativen chromosomalen Bruchpunkte beschrieben wurden, können hier Fusionstranskriptvarianten durch alternatives Spleißen der prä-mRNA entstehen. Eine der beiden nachgewiesenen Isoformen des ETV6-NTRK3-Fusionsproteins beinhaltet eine 14-Aminosäure-Insertion, bei der zweiten fehlen 462 Basen des 3'-Endes von *NTRK3*. Die funktionelle Bedeutung der beiden Varianten ist bisher unklar.

Für den **Nachweis** der t(12;15)-Translokation eignen sich sowohl FISH-basierte Analysen als auch RT-PCR-Methoden.

### 3.3.4 Dermatofibrosarcoma protuberans (DFSP)

❯ Die für das Dermatofibrosarcoma protuberans typische zytogenetische Veränderung ist die **balancierte reziproke Translokation t(17;22) (q22;q13)** (❑ Tab. 3.2 ). Sie führt zur Fusion des Kollagen-Typ 1α1-Gens (*COL1A1*) mit dem Blutplättchenwachstumsfaktor-B-Ketten-Gen *PDGFB*.

Zusätzliche bei Dermatofibrosarcoma protuberans beschriebene strukturelle und numerische Veränderungen sind Trisomien von Chromosom 8 (ein Drittel aller Fälle) und seltener Trisomien von Chromosom 5. In den aus der Translokation t(17;22)(q22;q13) resultierenden **COL1A1-PDGFB-Fusionsgenen** wird die starke negative Regulatorsequenz, die normalerweise dem *PDGFB*-Gen vorgelagert ist, durch den *COL1A1*-Promotor ersetzt. Die somit nahezu unregulierte Produktion des Wachstumsfaktors PDGFB bedingt nachfolgend eine protumorigene auto-/parakrine Stimulation des PDGF-Rezeptors.

Der autokrine Loop des PDGF-Rezeptors als Folge der unregulierten Produktion von PDGFB bietet eine Interventionsmöglichkeit für eine **Therapie mit Tyrosinkinaseinhibitoren** (TKI). Klinische Studien haben bereits gezeigt, dass Patienten mit metastasierter Dermatofibrosarcoma protuberans partiell auf eine Behandlung mit Imatinib-Mesylat (TKI) ansprechen.

Während der chromosomale Bruchpunkt beim *PDGFB*-Gen fast immer im Intron 1 liegt, wurden für das *COL1A*-Gen Bruchpunkte in 20 verschiedenen Introns bestimmt. Dies führt zu einer hohen strukturellen Transkriptheterogenität, die einen Nachweis mittels RT-PCR-basierter Detektion auf mRNA-Ebene erschwert. Da die Lokalisation der chromosomalen Bruchpunkte zudem keine prognostische Relevanz besitzt, kann der **diagnostische Nachweis der Translokation** bei Dermatofibrosarcoma protuberans ausschließlich mit FISH-basierten Methoden erfolgen.

### 3.3.5 Alveoläres Weichgewebesarkom (AWS)

> Zytogenetisches Merkmal alveolärer Weichgewebesarkome ist die **nichtbalancierte Translokation der(17)t(X;17)(p11;q25)** (◘ Tab. 3.2 ). Sie führt zu einer *ASPSCR1(ASPL)-TFE3*-Genfusion.

Durch die nichtreziproke Translokation kommt es in den meisten alveolären Weichgewebesarkomen neben der Genfusion zum Verlust der telomerwärts des *ASPSCR1*-Gens gelegenen Region 17q25-qter und zum Zugewinn der telomerwärts des *TFE3*-Gens gelegenen Region Xq11 (◘ Abb. 3.2A oben). Ob die Gene, die in den betroffenen chromosomalen Bereichen liegen, durch Erhöhung oder Verlust ihrer Kopienzahl an der Pathogenese des alveolären Weichgewebesarkoms beteiligt sind, ist bisher nicht geklärt.

Die strukturelle Variabilität der Fusionsgene ist auf 2 Bruchpunkte im *TFE3*-Gen begrenzt. Die resultierenden Fusionstranskripte beinhalten jeweils die Exons 1–7 von *ASPSCR1* (alveolar soft part sarcoma chromosome region, candidate 1), die bei der Typ-1-Variante mit Exon 6 und bei der Typ-2-Variante mit Exon 5 von *TFE3* (transcription factor for immunoglobulin heavy-chain enhancer 3) fusionieren (◘ Abb. 3.2B oben). Beide Varianten kodieren chimäre Proteine, bei denen die N-terminale Region von *ASPSCR1* mit der Helix-Loop-Helix-, der Leucin-Zipper- und der Multidimerisierungsdomäne des TFE3-Transkriptionsfaktors verbunden sind. Durch die nahezu konstitutive Aktivierung des *ASPSCR1*-Promotors kommt es zur Überexpression der ASPSCR1-TFE3-Fusionsproteine, die über eine transkriptionelle Dysregulierung ihrer Zielgene (u. a. *MET*-Rezeptortyrosinkinase) zur Tumorentstehung beitragen.

Die Translokation der(17)t(X;17)(p11;q25) lässt sich sowohl auf chromosomaler Ebene mittels Break-apart- oder Fusion-FISH (◘ Abb. 3.2a unten) als auch über den RT-PCR-Nachweis der beiden möglichen Fusionstranskripte ermitteln. Durch die Wahl geeigneter Oligonukleotidprimer können beide Transkriptvarianten mittels einer RT-PCR-Reaktion nachgewiesen werden (◘ Abb. 3.2b unten).

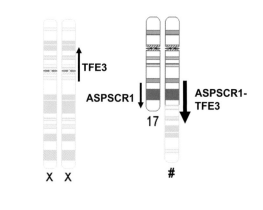

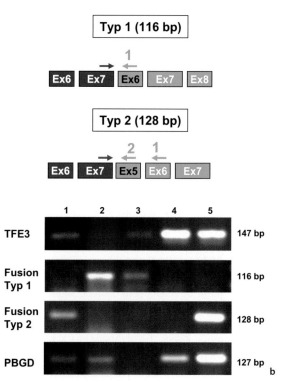

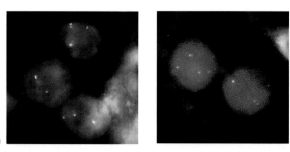

◘ **Abb. 3.2** Zytogenetische Merkmale alveolärer Weichgewebesarkome.
**a)** Ideogramm der nichtreziproken Translokation der (17)t(X;17) (p11;q25); *links unten:* Dual-Color-Break-apart-FISH-Analyse mit den Sonden TFE3 tel (rot) und TFE3 cen (grün); *rechts unten:* Dual-Color-Fusion-FISH-Analyse mit den Sonden TFE3 tel (rot) und ASPSCR1 cen (grün).

**b)** *Oben:* Exonstruktur und Lage der RT-PCR-Primer in den Fusionstranskripten; *unten:* RT-PCR-Nachweise für das native TFE3-Transkript, ASPCR1/TFE3-Fusionstranskripte Typ 1 und 2 und Porphobilinogendesaminase (PBGD) in vier von fünf alveolären Weichgewebesarkomen (verändert nach Aulmann et al. 2007)

### 3.3.6 Gastrointestinaler Stromatumor (GIST)

> Gastrointestinale Stromatumoren sind nicht durch chromosomale Translokationen, sondern durch sog. Funktionsgewinn- oder Gain-of-Function-Mutationen im *c-kit*- oder *PDGFRα*-Gen gekennzeichnet (◨ Tab. 3.2).

Beide Gene kodieren Rezeptoren der Tyrosinkinaserezeptor-II-Familie und weisen sowohl hohe strukturelle Ähnlichkeit als auch Sequenzhomologien auf:
- Bei *c-kit* führen die Mutationen in den Exons 9, 11, 13 und 17 zur konstitutiven Aktivierung des Stammzellfaktor-(SCF-)Rezeptors.
- Die aktivierenden Mutationen im *PDGFRα*- oder PDGFRA-Gen, das den Alpharezeptor des Blutplättchenwachstumsfaktors PDGF kodiert, sind in den Exons 12, 14 und 18 lokalisiert.

Das Spektrum der beschrieben Mutationsarten umfasst für beide Gene Punktmutationen, Deletionen, Insertionen und Kombinationen aus Deletionen und Insertionen. Zwar reichen die phänotypischen und immunhistochemischen Eigenschaften der gastrointestinalen Stromatumoren zusammen mit den klinischen Informationen in der Regel für eine eindeutige Diagnose aus. Dennoch gilt:

> Die Abklärung des Mutationsstatus von *c-kit* und *PDGFRα* ist von hoher prädiktiver Relevanz für eine Therapie mit Tyrosinkinaseinhibitoren (TKI).

- So ist die Responsivität gastrointestinaler Stromatumoren gegenüber dem TKI Imatinib von der Lokalisation der Mutationen in den verschiedenen funktionellen Domänen beider Gene abhängig:
- Den größten therapeutischen Effekt bei Imatinib-Behandlung zeigen Patienten mit einer Mutation im Exon 11 von *c-kit*. Im Gegensatz dazu zeigen Mutationen im Exon 17 von *c-kit* und die Missense-Mutation D842V im Exon 18 von *PDGFRα* keine Responsivität gegenüber Imatinib.

Diese Unterschiede in der Effizienz des therapeutischen Einsatzes von TKI verdeutlichen die Notwendigkeit von Mutationsanalysen.

Da das Spektrum der beschriebenen Mutationsvarianten bei gastrointestinalen Stromatumoren besonders groß ist, kann eine effiziente **Ermittlung des Mutationsstatus** nur mittels **DNA-Sequenzierung** erfolgen. Für den Nachweis von ca. 90% der Mutationen bei primären, noch nicht TKI-behandelten gastrointestinalen Stromatumoren ist die Sequenzanalyse der Exons 9 und 11 von *c-kit* und des Exons 18 von *PDGFRα* ausreichend. Sind hier keine Mutationen nachzuweisen oder handelt es sich um bereits TKI-therapierte bzw. metastasierte gastrointestinale Stromatumoren, sollten auch die Exons 13 und 17 von *c-kit* und die Exons 12 und 14 von *PDGFRα* analysiert werden.

### 3.3.7 Myxoides/rundzelliges Liposarkom

> Annähernd 95% aller myxoiden/rundzelligen Liposarkome beinhalten eine **Translokation t(12;16)(q13;p11)** (◨ Tab. 3.2 ). Durch sie fusioniert das *TLS*-Gen (auch *FUS*) mit dem *CHOP*-Gen (auch *DDIT3* oder *GADD153*), einem Mitglied der Familie der Leucin-Zipper-(bZIP)-Transkriptionsfaktoren.

Das resultierende ***TLS-CHOP*-Fusionsgen** besteht aus dem N-terminalen Bereich von TLS inklusive TLS-Promotor und der vollständigen, kodierenden Sequenz des Transkriptionsfaktors CHOP. Da die Transkription des Fusionsgens durch den ubiquitär aktivierten *TLS*-Promotor gesteuert wird, kommt es zur **konstitutiven Expression** des Fusionsproteins, das die Wirkung des CHOP-Proteins wie z. B. die Inhibierung der Adipozytendifferenzierung, in verstärkter Form ausübt. Die onkogene Wirkung des TLS-CHOP-Fusionsproteins wurde in einem transgenen Mausmodell belegt, da hier die stabile Überexpression des TLS-CHOP-Fusionsproteins die Bildung von Liposarkomen induziert.

Bei Berücksichtigung der hohen Sequenzübereinstimmung von *TLS* und *EWS* ist es nicht verwunderlich, dass ca 5% der myxoiden Liposarkome die Translokation t(12;22)(p13;q12) aufweisen, bei der es zur Fusion von *EWS* und *CHOP* kommt. Die onkogene Wirkung dieser Variante ist vermutlich analog zu der des TLS-CHOP-Fusionsproteins.

Die Beteiligung von CHOP in den für die myxoiden/rundzelligen Liposarkome spezifischen Fusionsprodukten legt die Verwendung einer CHOP-Break-apart-FISH-Analyse zur **Detektion der Translokationen** nahe. Da die Bruchpunkte bei *TLS* in den Introns 5, 7 oder 8 und bei *CHOP* im Exon 1 oder Intron 1 liegen, ist die strukturelle Heterogenität der Fusionstranskripte gering. Diese können somit auch mittels einiger weniger RT-PCR-Reaktionen nachgewiesen werden.

In ◨ Tab. 3.2 sind die wichtigsten spezifischen rekurrenten Aberrationen maligner Weichgewebetumoren zusammengefasst und den jeweiligen Tumorentitäten zugeordnet.

**◘ Tab. 3.2** Maligne Weichgewebetumoren mit spezifischen rekurrenten Aberrationen

| Sarkomtyp | Aberration | Fusionsgen | Prävalenz |
|---|---|---|---|
| Synoviales Sarkom (SS) | t(X;18)(p11:q11) | *SS18(SYT)-SSX1* | 65% |
| | t(X;18)(p11:q11) | *SS18(SYT)-SSX2* | 35% |
| | t(X;18)(p11:q11) | *SS18(SYT)-SSX4* | selten |
| Alveoläres Rhabdomyosarkom (ARMS) | t(2;13)(q35;q14) | *PAX3-FKHR (FOXO1)* | 75% |
| | t(1;13)(p36;q14) | *PAX7-FKHR (FOXO1)* | 10% |
| Kongenitales/infantiles Fibrosarkom | t(12;15)(p13;q25) | *ETV6-NTRK3* | Bis 100% |
| Dermatofibrosarcoma protuberans (DFSP) | t(17;22)(q22;q13) | *COL1A1-PDGFB* | > 95% |
| Alveoläres Weichgewebesarkom (AWS) | der(17)t(X;17)(p11;q25) | *ASPSCR1-TFE3* | Bis 100% |
| Gastrointestinaler Stromatumor (GIST) | Aktivierende Mutationen | *c-KIT* oder *PDGFRα* | > 90% |
| Myxoides/rundzelliges Liposarkom | t(12;16)(q13;p11) | *TLS(FUS)-CHOP* | 95% |
| | t(12;22)(p13;q12) | *EWS-CHOP* | 5% |

## 3.4 Maligne Weichgewebetumoren mit Translokationen geringer oder unbekannter Prävalenz

### 3.4.1 Niedrig malignes fibromyxoides Sarkom (LGFMS)

❯ Für die niedrig malignen (»low-grade«) fibromyxoiden Sarkome ist die **Translokation t(7;16)(q34;p11)** spezifisch. Sie bedingt eine Fusion der 5'-Region von *TLS* mit der DNA-Bindungs- und der bZIP-Dimerisierungsdomäne aus dem 3'-Bereich des *CREB3L2*-Gens.

Wie in den myxoiden/rundzelligen Liposarkomen verursacht auch hier der TLS-Promotor eine **Überexpression des Fusionsproteins**, das dann durch die Fehlregulierung von *CREB3L2*-Zielgenen onkogen wirkt. Auch bei den niedrig malignen fibromyxoiden Sarkomen sind die strukturellen Unterschiede der Fusionstranskripte begrenzt. So sind bisher drei Typen von *TLS-CREB3L2*-Fusionentranskripten beschrieben worden, die alle mittels RT-PCR-Ansatz und anschließender Sequenzierung identifiziert werden können.

### 3.4.2 Endometriales Stromasarkom (ESS)

❯ Beim endometrialen Stromasarkom ist die **Translokation t(7;17)(p15;q21) als rekurrente, chromosomale Aberration** mit unterschiedlicher Prävalenz beschrieben worden.

In einigen zytogenetischen Studien wurde eine Prävalenz von 43% für das Auftreten der Translokation t(7;17)(p15;q21) in ESS ermittelt. Im Gegensatz dazu stehen Arbeiten mit FISH- oder RT-PCR-basierten Nachweismethoden, aus denen Prävalenzen von bis zu 100% für ESS mit klassischer Histologie hervorgingen. Diese Unterschiede mögen in der Präselektion der untersuchten Fälle oder in dem Fehlen der Translokation in einem Teil der Fälle mit einigen histologischen Varianten (epitheloid, glattmuskulär, fibromyxoid) dieser insgesamt heterogenen Sarkomgruppe begründet sein.

Das genetische Rearrangement produziert ein Fusionsprotein, bei dem die N-terminale Zinkfinger-Domäne des *JAZF1* mit der Zinkfingerdomäne und dem nukleären Lokalisationssignal des C-terminalen Bereichs von *JJAZ1* (auch als *SUZ12* bekannt) kombiniert ist. In allen bisher untersuchten ESS zeigten die Fusionstranskripte eine identische Struktur. Der onkogene Wirkmechanismus des Fusionsproteins ist bisher ungeklärt.

❶ **Cave!**
Die *JAZF1-JJAZ1*-Fusion wurde sowohl in endometrialen Stromaknoten als auch in ESS nachgewiesen, in einigen morphologischen Varianten des ESS und in undifferenzierten ESS tritt sie jedoch selten auf. Deshalb eignet sich der Translokationsnachweis innerhalb dieser heterogenen Sarkomgruppe nur bedingt zur differenzialdiagnostischen Abgrenzung gegenüber anderen uterinen mesenchymalen Neoplasien.

Bisher konnten *keine* therapeutisch oder prognostisch relevanten Korrelationen mit dem Auftreten der Translokationen und dem Krankheitsverlauf nachgewiesen werden.

**◘ Tab. 3.3** Maligne Weichgewebetumoren mit Translokationen geringer oder unbekannter Prävalenz

| Sarkomtyp | Aberration | Fusionsgen | Prävalenz |
|---|---|---|---|
| Niedrig malignes fibromyxoides Sarkom (LGFMS) | t(7;16)(q34;p11) | *TLS(FUS)-CREB3L2* | Unbekannt |
| Endometriales Stromasarkom (ESS) | t(7;17)(p15;q21) | *JAZF1-JJAZ1* | Ca. 50% |
| Inflammatorischer myofibroblastischer Tumor (IMT) | t(2p23) | Diverse ALK-Fusionspartner | Altersabhängig |

### 3.4.3 Inflammatorischer myofibroblastischer Tumor (IMT)

❯ Zytogenetisches Charakteristikum des inflammatorischen myofibroblastischen Tumors des Kindes- und Jugendalters sind **Veränderungen der anaplastischen Lymphomkinase** (ALK) (◘ Tab. 3.3).

Bei Patienten mit einem Lebensalter von mehr als 40 Jahren treten *ALK*-Translokationen mit deutlich geringerer Frequenz auf. Insgesamt ergibt sich bei den IMT eine Prävalenz von 40–50%. Das translozierte *ALK*-Gen fusioniert im IMT mit verschiedenen Partnern zu Fusionsgenen, von denen auch vier im namensgebenden anaplastischen, großzelligen Lymphom auftreten können. Die Fusionsgene *RANBP2-ALK, TPM3-ALK, TPM4-ALK, CLTC-ALK, ATIC-ALK* und *CARS-ALK* kodieren jeweils chimäre Proteine, bei denen die N-terminale Di- oder Oligomerisierungsdomäne eines ubiquitär hochexprimierten Proteins mit der C-terminalen Tyrosinkinasedomäne des ALK fusioniert ist. Durch die Fähigkeit aller ALK-Partner, die Fusionsproteine zu oligomerisieren, kommt es zur konstitutiven Aktivierung der Tyrosinkinase, die sonst ligandenabhängig ist.

Aufgrund der genetischen Heterogenität in IMT ist der **Nachweis** von t(2p23)-Translokationen oder inv(2)(p23;q35)- Inversionen nur über FISH-Analysen mittels einer ALK-spezifischen Break-apart-Sondenkombination sinnvoll.

### 3.5 Maligne Weichgewebetumoren mit komplexen Karyotypen

Weichgewebesarkome mit reziproken, tumorsubtypassoziierten Translokationen (◘ Tab. 3.4) machen etwa 30% aller Sarkome aus und treten vor allem bei Kindern und Jugendlichen auf. Dagegen ist die Mehrzahl der **Weichgewebesarkome des Erwachsenenalters** durch komplexe Karyotypen gekennzeichnet. Diese Weichgewebesarkome umfassen neben **spezifischen (klar definierten) Sarkomtypen** wie Leiomyosarkomen (LMS), malignen

peripheren Nervenscheidentumoren (MPNST), dedifferenzierten Liposarkomen (DDLS), pleomorphen Liposarkomen (PLS) und den in den letzten Jahren ebenfalls klar definierten Myxofibrosarkomen (MFS) auch die als eigenständige Entität umstrittenen **»high-grade« malignen fibrösen Histiozytome** (MFH), die von undifferenzierten, »high-grade« pleomorphen, nicht näher spezifizierbaren (NOS-)Sarkomen *nicht* abgrenzbar sind (Fletcher et al. 2002).

❯ In Weichgewebesarkomen sind neben reziproken chromosomalen Translokationen auch **numerische chromosomale Veränderungen** pathogenetisch sehr bedeutsam. Dies konnte in einem Mausmodell aufgezeigt werden (Sharpless et al. 2001).

Eine Reihe rekurrenter numerischer chromosomaler Imbalancen sind in LMS, MPNST, DDLS, PLS, MFH und MFS nachweisbar. Diese Aberrationen treten zum Teil bevorzugt in Sarkomsubtypen auf, z. B. Zugewinne/distinkte Amplifikationen von 12q13-q15 in DDLS, von 17q24-q25 in MPNST sowie Zugewinne/distinkte Amplifikationen von 17p11.2-p12 und Verluste von 10q23-q25 in LMS. Andere Veränderungen wie z. B. Zugewinne/distinkte Amplifikationen von 5p13-p15 oder Verluste von 13q14-q21 treten gehäuft in mehreren Sarkomsubtypen, insbesondere in LMS, PLS, MFH und MPNST auf. Mittlerweile konnte auch gezeigt werden, dass MFH genetisch heterogen sind und chromosomale Signaturen aufweisen können, die teils LMS, teils PLS oder MPNST ähneln.

❯ Einige rekurrente chromosomale Imbalancen zeigen in kleineren Tumorkollektiven eine prognostische Relevanz.

So korrelieren unter anderem Verluste von 13q14-q21 und Zugewinne von 5p14-pter in LMS sowie Zugewinne von 7p15-p21 und 17q22-qter in MPNST mit einer kürzeren Überlebenszeit und Zugewinne von 13q in Liposarkomen mit einer schlechteren Prognose, während Zugewinne von 17q in MFH mit einem längeren krankheitsfreien Überleben und einem niedrigeren Metastasierungsrisiko assoziiert sind.

**◘ Tab. 3.4** Zusammenfassung der molekulardiagnostischen Nachweisverfahren

| Sarkomtyp | Translokation | Fusionsgen | Etablierte Nachweis-verfahren |
|---|---|---|---|
| Ewing-Sarkom/PNET | t(11;22)(q24;q12) | *EWS-FLI1* | BA-FISH/RT-PCR |
| | t(21;22)(q22;q12) | *EWS-ERG* | |
| | t(7;22)(p22;q12) | *EWS-ETV1* | |
| | t(17;22)(q12;q12) | *EWS-E1AF* | |
| | t(2;22)(q33;q12) | *EWS-FEV* | |
| | t(16;21)(p11;q22 | *FUS-ERG* | |
| Klarzellsarkom | t(12;22)(q13;q12) | *EWS-ATF1* | RT-PCR |
| Desmoplastischer klein- und rundzelliger Tumor (DSRCT) | t(11;22)(p13;q12) | *EWS-WT1* | BA-FISH |
| Extraskelettales myxoides Chondrosarkom (EMC) | t(9;22)(q22;q12) | *EWS-CHN* | BA-FISH |
| | t(9;17)(q22;q11) | *TAF2N-CHN* | |
| Myxoides/rundzelliges Liposarkom | t(12;16)(q13;p11) | *TLS-CHOP* | BA-FISH/RT-PCR |
| | t(12;22)(p13;q12) | *EWS-CHOP* | |
| Angiomatoides fibröses Histiozytom (AFH) | t(12;16)(q13;p11) | *TLS-ATF1* | RT-PCR |
| Alveoläres Rhabdomyosarkom (ARMS) | t(2;13)(q35;q14) | *PAX3-FKHR* | RT-PCR |
| | t(1;13)(p36;q14) | *PAX7-FKHR* | |
| Synoviales Sarkom (SS) | t(X;18)(p11;q11) | *SYT-SSX1* | RT-PCR |
| | t(X;18)(p11;q11) | *SYT-SSX2* | |
| | t(X;18)(p11;q11) | *SYT-SSX4* | |
| Dermatofibrosarcoma protuberans (DFSP) | t(17;22)(q22;q13) | *COL1A1-PDGFB* | RT-PCR |
| Kongenitales/infantiles Fibrosarkom | t(12;15)(p13;q25) | *ETV6-NTRK3* | FISH/RT-PCR |
| Inflammatorischer myofibroblastischer Tumor (IMT) | t(2p23) | *Diverse ALK Fusionspartner* | BA-FISH |
| Alveoläres Weichgewebesarkom (AWS) | t(X;17)(p11;q25) | *ASPL-TFE3* | FISH/RT-PCR |
| Endometriales Stromasarkom (ESS) | t(7;17)(p15;q21) | *JAZF1-JJAZ1* | RT-PCR |
| Niedrig malignes fibromyxoides Sarkom (LGFMS) | t(7;16)(q32-34;p11) | *FUS-CREB3L2* | BA-FISH |
| | | *FUS-CREB3L1* | |

BA-FISH, Break-apart-FISH
FISH, Break-apart- und Fusions-FISH
RT-PCR, Reverse-Transkriptase-Polymerasekettenreaktion

Als Beispiel für den **Nachweis** einer rekurrenten numerischen Aberration im Bereich der molekularpathologischen Routinediagnostik ist hier der MDM2-Gen-Amplifikationsstatus (12q13-15) mittels FISH-Analyse zu nennen. Diese ist differenzialdiagnostisch hilfreich zur Typisierung lipomatöser Neoplasien.

## Literatur

Aulmann S, Longerich T, Schirmacher P, Mechtersheimer G, Penzel R (2007) Detection of the ASPSCR1–TFE3 gene fusion in paraffin-embedded alveolar soft part sarcomas. Histopathology 50:881–886

Fletcher CD, Unni KK, Mertens F (eds) (2002) Pathology and genetics of tumours of soft tissue and bone. IARC Press, Lyon

Iwasaki H, Nabeshima K, Nishio J, Jimi S, Aoki M, Koga K, Hamasaki M, Hayashi H, Mogi A (2009) Pathology of soft-tissue tumors: daily diagnosis, molecular cytogenetics and experimental approach. Pathol Int 59(8):501–521

Saito T, Nagai M, Ladanyi M (2006) SYT-SSX1 and SYT-SSX2 interfere with repression of E-cadherin by snail and slug: a potential mechanism for aberrant mesenchymal to epithelial transition in human synovial sarcoma. Cancer Res 15; 66(14):6919–6927

Sharpless NE, Ferguson DO, O'Hagan RC, Castrillon DH, Lee C, Farazi PA, Alson S, Fleming J, Morton CC, Frank K, Chin L, Alt FW, DePinho RA (2001) Impaired nonhomologous end-joining provokes soft tissue sarcomas harboring chromosomal translocations, amplifications, and deletions. Mol Cell 8: 1187–1196

**Weiterführende Literatur**

Osuna D, de Alava E (2009) Molecular pathology of sarcomas. Rev Recent Clin Trials 4:12–26

Pfeifer JD (Hrsg) (2006) Molecular genetic testing in surgical pathology. Lippincott Williams & Wilkins, Philadelphia (PA)

# Weichgewebesarkome im Rahmen genetischer Syndrome

*C. Beger und B. Schlegelberger*

## 4.1 Einführung

> **Weichgewebesarkome** sind selten vorkommende maligne Tumoren, die ihren Ursprung von embryonalen nichtepithelialen und extraskelettalen Zellen aus Muskel-, Fett-, Bindegewebe, autonomem und peripherem Nervengewebe sowie Blutgefäßen nehmen (Clark et al. 2005).

Die **Inzidenz** der Weichgewebesarkome liegt bei etwa 3–4 pro 100000 pro Jahr (Zahm u. Fraumeni 1997). Insgesamt sind Weichgewebesarkome für < 1% aller Krebserkrankungen im Erwachsenenalter und etwa 7% der Krebserkrankungen im Kindesalter verantwortlich.

Die **Ätiologie** der Mehrzahl aller Weichgewebesarkome ist bisher ungeklärt. Nur in einzelnen Fällen ist eine definierte pathogenetische Ursache, z.B. ein Zusammenhang zwischen dem Kaposi-Sarkom und einer Infektion mit dem Humanen Herpesvirus 8 (HHV8), bekannt. Eine zurückliegende Strahlenexposition ist ein Risikofaktor für die Entstehung eines Weichgewebesarkoms: Patienten, die infolge eines Mamma-, Zervix-, Ovarial-, Testiskarzinoms oder eines Lymphoms bestrahlt wurden, haben ein 8- bis 50-fach erhöhtes Risiko, später an einem Weichgewebesarkom zu erkranken. Offenbar werden durch die Bestrahlung irreparable genetische Schäden induziert, die den Ausgangspunkt für die Tumorentwicklung darstellen.

### 4.1.1 Tumorspezifische genetische Aberrationen

> Nach heutigem Verständnis weisen alle Tumorzellen genetische Veränderungen auf. Die meisten dieser genetischen Veränderungen treten nur in den Tumorzellen auf, stellen also **somatische Mutationen** dar.

So wurden in Sarkomzellen bestimmte Mutationen in den Genen *TP53* oder *RB1* identifiziert, sie ließen sich jedoch nicht in anderen Körperzellen nachweisen (Kruzelock u. Hansen 1995). Interessanterweise handelt es sich bei diesen Genveränderungen häufig um solche Gene, die auch – dann auf Keimbahnebene – bei sarkomassoziierten erblichen Syndromen verändert sind (Stratton et al. 1990; Karpeh et al. 1995).

Detaillierte molekulargenetische Untersuchungen der letzten Jahre ermöglichten die molekulare Differenzierung der Sarkome in zwei große Gruppen (▶ Kap. 3) (Mertens et al. 2009):

— Tumoren mit **spezifischen genetischen Alterationen** und meist **einfachem Karyotyp**

— Tumoren mit **variablen genetischen Veränderungen**, unter anderem chromosomalen Imbalancen, und meist **komplexem Karyotyp**

Die überwiegende Mehrzahl der Weichgewebesarkome gehört in die zweite Gruppe, für die bisher nur einzelne rekurrente Veränderungen mit funktioneller Relevanz identifiziert werden konnten.

> Für die Gruppe der **Weichgewebesarkome mit definierten Veränderungen** gelang die Charakterisierung subtypspezifischer genetischer Aberrationen, die isoliert in den Tumorzellen nachzuweisen sind (Clark et al. 2005; Mertens et al. 2009).

Beispielsweise weisen extraossäre Ewing-Sarkome, Rhabdomyosarkome oder synoviale Sarkome zu einem hohen Prozentsatz typische Chromosomentranslokationen auf (▣ Tab. 4.1; vgl. ▶ Kap. 3). Diese führen zur Ausbildung eines physiologischerweise nicht vorkommenden Fusionstranskripts. Der Nachweis dieser Fusionsgene in den Tumorzellen erfolgt entweder an histologischen Präparaten durch In-situ-Hybridisierung einer spezifischen fluoreszenzmarkierten Sonde (FISH) oder molekulargenetisch durch einen PCR-basierten Nachweis des Fusionstranskripts.

Typisch für Sarkome ist außerdem eine Amplifikation des *MDM2*-Gens, eines negativen Regulators des p53-Proteins (Oliner et al. 1992). Des Weiteren ermöglichte der Einsatz neuerer molekularzytogenetischer Untersuchungsmethoden, insbesondere der Array-CGH (comparative genomic hybridization) oder SNP-Arrays (single nucleotide polymorphism), die Identifizierung bisher unbekannter **chromosomaler Rearrangements**, unter anderem von **Deletionen** und **Amplifikationen** (Fritz et al. 2002; Man et al. 2004; Lim et al. 2005; Morrison et al. 2005; Ohguri et al. 2006; Ferreira et al. 2008; Bouron-Dal Soglio et al. 2009; Savola et al. 2009; Yen et al. 2009; Niini et al. 2010). Für diverse Tumorentitäten wurden zusätzlich spezifische **epigenetische Veränderungen** wie Promotormethylierungen beschrieben (Seidel et al. 2007; Sadikovic et al. 2008; He et al. 2009).

Die Kenntnis spezifischer Aberrationen ist zunächst bedeutsam im Rahmen der Initialdiagnostik, da sie helfen kann, die morphologische **Klassifikation** zu sichern oder bestätigen. Darüber hinaus kann sie als **Prognosefaktor** eingesetzt werden und dient als wichtiger Parameter, um das **Therapieansprechen** während des gesamten Therapieverlaufs sensitiv überprüfen zu können. Zukünftig kann das Wissen um solche tumorspezifischen Aberrationen zur Entwicklung **individualisierter Therapieansätze** und neuer Therapiestrategien auf der Basis spezifischer Targetgene oder -proteine führen.

◼ **Tab. 4.1** Chromosomale Translokationen bei Weichgewebesarkomen (verändert nach Thway 2009)

| Histologischer Phänotyp | Translokation | Involvierte Gene |
|---|---|---|
| Synovialsarkom (SS) | t(X;18)(p11.2;q11.2) | *SSX1, 2 oder 4; SYT* |
| Myxoides/rundzelliges Liposarkom | t(12;16)(q13;p11) | *DDIT3; FUS* |
| | t(12;22)(q13;q11-q12) | *DDIT3; EWSR1* |
| Ewing-Sarkom/PNET | t(11;22)(q24;q12) | *FLI1; EWSR1* |
| | t(21;22)(q22;q12) | *ERG; EWSR1* |
| | t(7;22)(p22;q12) | *ETV1; EWSR1* |
| | t(2;22)(q33;q12) | *FEV; EWSR1* |
| | t(17;22)(q12;q12) | *ETV4; EWSR1* |
| Desmoplastischer Tumor | t(11;22)(p13;q12) | *WT1; EWSR1* |
| Alveoläres Rhabdomyosarkom (ARMS) | t(2;13)(q35;q14) | *PAX3; FOXO1* |
| | t(1;13)(p36;q14) | *PAX7; FOXO1* |
| Extraskelettales myxoides Chondrosarkom (EMC) | t(9;22)(q21-31;q12.2) | *NR4A3; EWSR1* |
| | t(9;17)(q22;q11) | *NR4A3; TAF15* |
| Klarzellsarkom | t(12;22)(q13;q12) | *ATF1; EWSR1* |
| Alveoläres Weichgewebesarkom (AWS) | t(X;17)(p11;q25) | *TFE3; ASPL* |
| Dermatofibrosarkom, Riesenzellfibroblastom | t(17;22)(q22;q13) | *COL1A1; PDGFB1* |
| Kongenitales/infantiles Fibrosarkom | t(12;15)(p13;q25) | *ETV6; NTRK3* |
| Fibromyxoides Sarkom (FMS) | t(7;16)(q34;p11) | *CREB3L2; FUS* |
| | t(11;16)(p11;p11) | *CREB3L1; FUS* |
| Angiomatöses fibröses Histiozytom (AFH) | t(12;16)(q13;p11) | *ATF1; FUS* |
| | t(12;22)(q13;q12) | *ATF1; EWSR1* |
| | t(2;22)(q33;q12) | *CREB1; EWSR1* |
| Endometriales Stromasarkom (ESS) | t(7;17)(p15;q21) | *FAZF1; JJAZ1* |
| | t(6p;7p) | *JAZF1; PHF1* |
| | t(6p;10q;10p) | *EPC1; PHF1* |
| Infantiler myofibroblastischer Tumor (IMT) | 2p23 | *ALK*-Fusionen |

## 4.2 Erbliche Syndrome mit erhöhtem Risiko für Weichgewebesarkome

> Weichgewebesarkome können im Rahmen genetischer Syndrome gehäuft auftreten. Bekannt sind insbesondere die erblichen syndromalen Erkrankungen:
> — Neurofibromatose Typ I
> — Li-Fraumeni-Syndrom / »Li-Fraumeni-like syndrome«
> — Hereditäres Retinoblastom
> — Gardner-, Gorlin- und Werner-Syndrom

Die syndromassoziierten Weichgewebesarkome finden sich am häufigsten im Rahmen einer Neurofibromatose Typ I (Penel et al. 2008). Alle Syndrome mit Ausnahme des Werner-Syndroms folgen dem **autosomal-dominanten Erbgang**, bei dem ein Allel des zugehörigen Tumorsuppressorgens durch eine Keimbahnmutation inaktiviert wurde. Eine solche monogenetische Veränderung wird für das erhöhte Risiko und einen signifikant früheren Erkrankungsbeginn (medianes Erkrankungsalter 37,5 Jahre) verantwortlich gemacht.

> Hereditäre Syndrome werden nur bei etwa 2,8% aller Patienten mit einem Weichgewebesarkom diagnostiziert (Penel et al. 2008).

**4**

### 4.2.1 Neurofibromatose Typ I

Bei der Neurofibromatose Typ I (Recklinghausen) handelt es sich um ein den neurokutanen Erkrankungen zugeordnetes Syndrom mit einer Häufigkeit von etwa 30–40 Betroffenen pro 100000. Die Erkrankung ist insbesondere durch Veränderungen in der Hautpigmentierung (Café-au-Lait-Flecken, axilläre Sprenkel) und eine erhöhte Inzidenz für benigne und maligne Tumore des Nervensystems, vor allem Neurofibrome, charakterisiert. Betroffene Personen haben ein erhöhtes Risiko, an einem bösartigen Tumor des Nervensystems, unter anderem einem **peripheren Fibrosarkom**, zu erkranken (Tucker et al. 2005; Ferrari et al. 2007).

Die dem Syndrom zugrunde liegenden Veränderungen wurden im **Neurofibromatose-Typ-I-Gen** (*NF1*) identifiziert. *NF1* kodiert das Protein Neurofibromin, das in vielen Zellen, vor allem Nervenzellen, Oligodendrozyten und Schwann-Zellen, exprimiert wird (Trovó-Marqui u. Tajara 2006).

### 4.2.2 Li-Fraumeni-Syndrom/ »Li-Fraumeni-like syndrome«

❯ Das **Li-Fraumeni-Syndrom** (LFS) ist ein erbliches Krebssyndrom, bei dem betroffene Personen frühzeitig an verschiedenen Tumoren, vor allem Knochen- und Weichgewebesarkomen, Gehirntumoren, Leukämien, Mamma- und Nebennierenrinden-Karzinomen erkranken (Li et al. 1988).

Klinisch wird die Diagnose Li-Fraumeni-Syndrom beim Auftreten eines Sarkoms vor dem 45. Lebensjahr und mindestens zwei Verwandten (davon einer erstgradig und einer mindestens zweitgradig verwandt) mit einem Karzinom vor dem 45. Lebensjahr oder mit einem Sarkom altersunabhängig gestellt. Außerdem gibt es das **Li-Fraumeni-like-(LFL-)Syndrom**, das durch weniger stringente klinische Kriterien definiert ist.

Bei etwa 70% aller Patienten mit Li-Fraumeni-Syndrom und etwa 40% aller Patienten mit »Li-Fraumeni-like syndrome« findet man Mutationen im Tumorsuppressorgen *TP53* (Bachinski et al. 2005). P53 ist ein Schlüsselregulator im Zellzyklus und bei der Induktion der Apoptose, insbesondere nach DNA-Schädigung. Darüber hinaus wurden in einzelnen Familien mit Li-Fraumeni-Syndrom oder »Li-Fraumeni-like syndrome« Keimbahnmutationen im *CHEK2*-Gen identifiziert (Bell et al. 1999; Vahteristo et al. 2001). Auch dieses Gen spielt eine Rolle im DNA-Reparatur-Signalweg. Inzwischen wurde ein dritter LFS-/LFL-Lokus im chromosomalen Bereich 1q23 identifiziert (Bachinski et al. 2005).

### 4.2.3 Hereditäres Retinoblastom

❯ Beim Retinoblastom handelt es sich um eine seltene Tumorerkrankung der Retina, die vor allem bei kleinen Kindern auftritt und eine exzellente Prognose hat. Patienten mit hereditärem Retinoblastom haben ein extrem erhöhtes Risiko, Zweittumoren zu entwickeln. Sehr häufig sind dies Weichgewebesarkome.

Das Syndrom wird durch eine Keimbahnmutation im *RB1*-Gen hervorgerufen, welches das zellzyklusregulierende Retinoblastomprotein (pRb) kodiert (Friend et al. 1987). Unter den Zweittumoren werden häufig Weichgewebesarkome beobachtet, von denen etwa 70% auf eine vorangegangene Strahlentherapie des Primärtumors zurückzuführen sind (Kleinerman et al. 2007). Daher ist die Inaktivierung des *RB1*-Gens vermutlich mit einem erhöhten Risiko für Weichgewebesarkome assoziiert. Insgesamt fand sich in der untersuchten Gruppe ein etwa 184-fach erhöhtes Risiko für Überlebende mit einem hereditären Retinoblastom, im Laufe des Lebens an einem Weichgewebesarkom zu erkranken.

### 4.2.4 Weitere seltene Syndrome

Das **Gardner-Syndrom** ist eine Variante der familiären adenomatösen Polyposis (FAP) und ein erbliches Krebssyndrom, das durch gastrointestinale Polypen, multiple Osteome sowie Haut- und Weichgewebetumoren charakterisiert ist (Gardner u. Richard 1953).

❯ Patienten mit einem Gardner-Syndrom haben insbesondere ein erhöhtes Risiko, an einem intestinalen oder abdominalen Fibrosarkom zu erkranken (Johnson et al. 2006).

Beim Gardner-Syndrom kann ein breites Spektrum an Symptomen auftreten. Es wird wie die FAP durch Veränderungen im *APC*-Gen (adenomatous polyposis coli) auf Chromosom 5q21 hervorgerufen. Das *APC*-Gen ist insbesondere an der Regulation der Zelladhäsion und -migration beteiligt (Bodmer et al. 1987; Groden et al. 1991).

Das **Gorlin-Syndrom** (Basalzellnävussyndrom) ist ein sehr seltenes Tumorsyndrom, das durch multiple Basaliome, Kieferzysten und Skelettfehlbildungen charakterisiert ist (Gorlin 1987). Darüber hinaus findet sich eine Assoziation mit Neoplasien innerer Organe, vor allem Medulloblastomen und seltener Ovarialkarzinomen, Fibro- und Rhabdomyosarkomen (Kimonis et al. 1997). Ursächlich für das Syndrom sind Mutationen im Gen für den Patched-Rezeptor 1 (*PTCH1*; Chromosom 9q22) oder 2 (*PTCH2*; Chromosom 1p32) (Johnson et al. 1996; Smyth et al. 1999).

Das **Werner-Syndrom** (Progerie Typ II) ist eine sehr seltene hereditäre Erkrankung, die in Japan besonders häufig ist. Es ist durch vorzeitiges Altern charakterisiert: Viele altersassoziierte Erkrankungen treten bei Betroffenen früh im Leben auf (Fry 2002). Im Gegensatz zu den meisten karzinomassoziierten Syndromen wird das Werner-Syndrom *autosomal-rezessiv* vererbt. Betroffene Personen haben ein erhöhtes Risiko, an einem Weichgewebesarkom zu erkranken (Goto 1996). Der zugrunde liegende Gendefekt betrifft das *RecQL1*-Gen (*WRN*; Chromosom 8p12-p11.2), das eine DNA-Helikase der RecQ-Familie kodiert (Yu et al. 1996).

## 4.3    Genetische Beratung

❯ — Das Auftreten eines Weichgewebesarkoms im Rahmen eines erblichen Krebssyndroms sollte für alle erwogen werden, die charakteristische Symptome eines der Syndrome, z.B. Café-au-Lait-Flecken als Hinweis auf eine Neurofibromatose Typ I, aufweisen.
— Auf ein erbliches Tumorsyndrom weist auch das gehäufte Auftreten von Tumoren in der Familie oder ein auffällig junges Alter der Betroffenen hin.

In diesen Fällen ist eine genetische Beratung dringend anzuraten. Entsprechend der Richtlinien der Bundesärztekammer (1998) sollte die Beratung durch einen **Facharzt für Humangenetik** sowie einen **Facharzt aus dem betreffenden Fachgebiet**, z.B. einen Onkologen, erfolgen.

Eine genetische Beratung setzt eine detaillierte **Stammbaumanalyse** voraus:
- Familienanamnese über mindestens drei Generationen für die väterliche *und* die mütterliche Linie
- Diagnosen anhand histopathologischer Befunde
- Erkrankungsalter für alle Betroffenen der Familie

Die Stammbaumanalyse ermöglicht eine erste individuelle Risikoeinstufung des Ratsuchenden bzw. seiner Familie in Bezug auf ein sarkomassoziiertes erbliches Tumorsyndrom.

Eine molekulargenetische Diagnostik zur Spezifizierung des Risikos erfordert zunächst die Untersuchung einer betroffenen Person (»Indexperson« der Familie). Sobald eine Mutation identifiziert ist, ist eine **prädiktive Diagnostik** bei gesunden Familienmitgliedern möglich. Durch die prädiktive Analyse können einerseits gesunde Familienmitglieder, die die Mutation nicht geerbt haben und kein gegenüber dem Durchschnitt erhöhtes Krebsrisiko haben, entlastet werden. Andererseits kann für gesunde Familienmitglieder, bei denen die in der Familie vererbte

Mutation nachgewiesen wird, ein konkretes Erkrankungsrisiko bestimmt und gegebenenfalls geeignete Früherkennungsmaßnahmen eingeleitet werden.

❯ Eine prädiktive Diagnostik sollte in eine genetische Beratung eingebettet sein, um vor der Diagnostik über Möglichkeiten, Grenzen und Konsequenzen einer molekulargenetischen Untersuchung aufzuklären und nach der Diagnostik das Ergebnis individuell zu erklären.

Noch gibt es keine Leitlinien für die Früherkennung bei sarkomassoziierten erblichen Tumorerkrankungen. Nach neuesten Untersuchungen von Masciari et al. (2008) lassen sich jedoch mit Hilfe von $^{18}$F-Fluordesoxyglucose-PET und CT bei asymptomatischen Personen mit Li-Fraumeni-Syndrom Tumoren im Frühstadium erkennen. Sollte sich diese Früherkennungsstrategie – analog der jährlichen Koloskopien beim hereditären nichtpolypösen Kolonkarzinom-(HNPCC-)Syndrom – als lebensverlängernd herausstellen, wäre die Identifizierung von Personen mit hohem Erkrankungsrisiko, insbesondere von Trägern einer *TP53*-Mutation, klinisch wichtig.

## Literatur

Bachinski LL, Olufemi S-E, Zhou X et al. (2005) Genetic mapping of a third Li-Fraumeni syndrome predisposition locus to human chromosome 1q23. Cancer Res 65:427–431
Bell DW, Varley JM, Szydlo TE et al. (1999) Heterozygous germ line hCHK2 mutations in Li-Fraumeni syndrome. Science 286:2528–2531
Bodmer WF, Bailey EJ et al. (1987) Localization of the gene for familial adenomatous polyposis on chromosome 5. Nature 328:614
Bouron-Dal Soglio D, Rougemont AL, Absi R et al. (2009) SNP genotyping of a sclerosing rhabdomyosarcoma: reveals highly aneuploid profile and a specific MDM2/HMGA2 amplification. Hum Pathol 40:1347–1352
Bundesärztekammer (1998) Richtlinien zur Diagnostik der genetischen Disposition für Krebserkrankungen. Dtsch Ärztebl 95: A1396–1403
Clark MA, Fisher C, Judson I et al. (2005) Soft-tissue sarcomas in adults. New Engl J Med 353:701–711
Ferrari A, Bisogno G, Macaluso A et al. (2007) Soft-tissue sarcomas in children and adolescents with neurofibromatosis type 1. Cancer 109:1406–1412
Ferreira BI, Alonso J, Carrillo J et al. (2008) Array CGH and gene-expression profiling reveals distinct genomic instability patterns associated with DNA repair and cell-cycle checkpoint pathways in Ewing's sarcoma. Oncogene 27:2084–2090
Friend SH, Horowitz JM, Gerber MR et al. (1987) Deletions of a DNA sequence in retinoblastoma and mesenchymal tumors: organization of the sequence and its encoded protein. Proc Natl Acad Sci USA 84:9059–9063
Fritz B, Schubert F, Wrobel G et al. (2002) Microarray-based copy number and expression profiling in dedifferentiated and pleomorphic liposarcoma. Cancer Res 1;62:2993–2998
Fry M (2002) The Werner syndrome helicase-nuclease – one protein, many mysteries. Sci Aging Knowl Environ 2002:re2

Gardner EJ, Richard RC (1953) Multiple cutaneous and subcutaneous lesions occurring simultaneously with hereditary polyposis and osteomatosis. Am J Hum Genet 5:139–147

Gorlin RJ (1987) Nevoid basal-cell carcinoma syndrome. Medicine (Baltimore) 66:98–113

Goto M (1996) Excess of rare cancers in Werner syndrome (adult progeria). Cancer Epidemiol Biomarkers Prev 5:239–246

Groden J, Thliveris A, Samowitz W et al. (1991) Identification and characterization of the familial adenomatous polyposis coli gene. Cell 66:589–600

He M, Aisner S, Benevenia J et al. (2009) Epigenetic alteration of p16INK4a gene in dedifferentiation of liposarcoma. Pathol Res Pract 205:386–394

Johnson JG, Gilbert E, Zimmermann B et al. (2006) Gardner's syndrome, colon cancer, and sarcoma. J Surg Oncol 4:354–362

Johnson RL, Rothman AL, Xie J et al. (1996) Human homolog of patched, a candidate gene for the basal cell nevus syndrome. Science 272:1668–1671

Karpeh MS, Brennan MF, Cance WG et al. (1995) Altered patterns of retinoblastoma gene product expression in adult soft-tissue sarcomas. Br J Cancer 72:986–991

Kimonis VE, Goldstein AM, Pastakia B et al. (1997) Clinical manifestations in 105 persons with nevoid basal cell carcinoma syndrome. Am J Med Genet 69:299–308

Kleinerman RA, Tucker MA, Abramson DH et al. (2007) Risk of soft tissue sarcomas by individual subtype in survivors of hereditary retinoblastoma. J Natl Cancer Inst 99:24–31

Kruzelock RP, Hansen MF (1995) Molecular genetics and cytogenetics of sarcomas. Hematol Oncol Clin North Am 9:513–540

Li FP, Fraumeni JR Jr, Mulvihill JJ et al. (1988) A cancer family syndrome in twenty-four kindreds. Cancer Res 48:5358–5362

Lim G, Karaskova J, Beheshti B et al. (2005) An integrated mBAND and submegabase resolution tiling set (SMRT) CGH array analysis of focal amplification, microdeletions, and ladder structures consistent with breakage-fusion-bridge cycle events in osteosarcoma. Genes Chromosomes Cancer 42:392–403. Erratum in: Genes Chromosomes Cancer (2005) 43:226

Man TK, Lu XY, Jaeweon K et al. (2004) Genome-wide array comparative genomic hybridization analysis reveals distinct amplifications in osteosarcoma. BMC Cancer 4:45

Masciari S, van den Abbeele AD, Diller LR et al. (2008) F18-Fluorodeoxyglucose-positron emission tomography/ computed tomography screening in Li-Fraumeni syndrome. JAMA 299:1315–1319

Mertens F, Panagopou I, Mandahl N (2009) Genomic characteristics of soft tissue sarcoma. Virchows Arch 456:129–139

Morrison C, Radmacher M, Mohammed N et al. (2005) MYC amplification and polysomy 8 in chondrosarcoma: array comparative genomic hybridization, fluorescent in situ hybridization, and association with outcome. J Clin Oncol 23:9369–9376

Niini T, López-Guerrero JA, Ninomiya S et al. (2010) Frequent deletion of CDKN2A and recurrent coamplification of KIT, PDGFRA, and KDR in fibrosarcoma of bone – an array comparative genomic hybridization study. Genes Chromosomes Cancer 49:132–143

Ohguri T, Hisaoka M, Kawauchi S et al. (2006) Cytogenetic analysis of myxoid liposarcoma and myxofibrosarcoma by array-based comparative genomic hybridisation. J Clin Pathol 59:978–983

Oliner JD, Kinzler KW, Meltzer PS et al. (1992) Amplification of a gene encoding a p53-associated protein in human sarcomas. Nature 358:80–83

Penel N, Grosjean J, Robin YM et al. (2008) Frequency of certain established risk factors in soft tissue sarcomas in adults: a prospective descriptive study of 658 cases. Sarcoma 2008:459386

Sadikovic B, Yoshimoto M, Al-Romaih K et al. (2008) In vitro analysis of integrated global high-resolution DNA methylation profiling with genomic imbalance and gene expression in osteosarcoma. PLoS One 3:e2834

Savola S, Klami A, Tripathi A et al. (2009) Combined use of expression and CGH arrays pinpoints novel candidate genes in Ewing sarcoma family of tumors. BMC Cancer 9:17

Seidel C, Schagdarsurengin U, Blümke K et al. (2007) Frequent hypermethylation of MST1 and MST2 in soft tissue sarcoma. Mol Carcinog 46:865–871

Smyth I, Narang MA, Evans T et al. (1999) Isolation and characterization of human Patched 2 (PTCH2), a putative tumour suppressor gene in basal cell carcinoma and medulloblastoma on chromosome 1p32. Hum Molec Genet 8:291–297

Stratton MR, Moss S, Warren W et al. (1990) Mutation in the p53 gene in human soft tissue sarcomas: association with abnormalities of the RB1 gene. Oncogene 5:1297–1301

Thway K (2009) Pathology of soft tissue sarcoma. Clin Oncol 21:695–705

Trovó-Marqui AB, Tajara EH (2006) Neurofibromin: a general outlook. Clin Genet 70:1–13

Tucker T, Wolkenstein P, Revuz J et al. (2005) Association between benign and malignant peripheral nerve sheath tumors in NF1. Neurology 65:205–211

Vahteristo P, Tamminen A, Karvinen P et al. (2001) p53, CHK2, and CHK1 genes in Finnish families with Li-Fraumeni syndrome: further evidence of CHK2 in inherited cancer predisposition. Cancer Res 61:5718–5722

Yen CC, Chen WM, Chen TH et al. (2009) Identification of chromosomal aberrations associated with disease progression and a novel 3q13.31 deletion involving LSAMP gene in osteosarcoma. Int J Oncol 35:775–788

Yu C-E, Oshima J, Fu Y-H et al. (1996) Positional cloning of the Werner's syndrome gene. Science 272:258–262

Zahm SH, Fraumeni JF Jr (1997) The epidemiology of soft tissue sarcoma. Sem Oncol 24:504–514

# Diagnostik

II

# Bildgebende Diagnostik und Therapiekontrolle mit PET-CT und MRT

*P. Aschoff, D. Schmidt, C. W. König und C. D. Claussen*

## 6.1 Einleitung

Wie bereits in ▶ Kap. 5 ausgeführt, haben sich Magnetresonanztomografie (MRT) und die Kombination aus Positronenemissions- und Computertomografie (PET-CT) als wichtigste bildgebende diagnostische Methoden für Weichgewebesarkome entwickelt: Die lokale Ausdehnung des Primärtumors lässt sich mittels konventioneller MRT initial präzise bestimmen und bietet im posttherapeutischen Verlauf die Möglichkeit einer frühzeitigen Erkennung von Lokalrezidiven.

> ● Durch zusätzliche **Perfusions- und Diffusionsmessungen** der Tumoren lässt sich außerdem
> - ein qualitativer MRT-Parameter zu deren Größenausdehnung gewinnen
> - ein frühzeitiges Therapieansprechen unabhängig von RECIST-Kriterien nachweisen (Therasse et al. 2000; Dudeck et al. 2008)
> - der Grad des Therapieerfolgs besser bewerten (Uhl et al. 2006).

Dies ist umso wichtiger geworden, da zukünftige Pharmakotherapien, z.B. mit Tyrosinkinasehemmern, noch zielgerichteter sein werden und somit in größerem Umfang zytostatisch als zytotoxisch wirken (Berger et al. 2009). Die Kombination von morphologischer und »molekularer« Bildgebung mit der PET-CT hat in jüngerer Zeit im Therapiemanagement von Malignomen an Bedeutung gewonnen. Funktionelle Parameter wie der Tumorstoffwechsel können dabei z.B. zur Abgrenzung von malignen gegenüber benignen Läsionen oder von vitalem gegenüber avitalem Tumorgewebe nach der Therapie beitragen.

## 6.2 Messung von Perfusion und Diffusion in der MRT-Therapiekontrolle

### 6.2.1 Perfusionsmessungen von Weichgewebesarkomen

Für die Perfusionsmessung wird im Bereich der größten Tumorausdehnung eine oder mehrere »regions of interest« (ROI) in eine Schnittebene gelegt und durch Mehrfachmessungen der Anstieg der Signalintensität durch das anflutende MRT-Kontrastmittel bis zu einem Maximalwert im Verlauf beurteilt (● Abb. 6.1a–f). Voraussetzung sind Magnetfeldstärken ≥ 1,5 Tesla (T) sowie schnelle MR-Sequenzen mit hoher räumlicher Auflösung, wie z.B. die 3D-T1-gewichtete Gradientenecho-(GE-)Sequenz (VIBE).

> ● Die gemessene Perfusion hängt von der Dichte der Mikrogefäße, dem Blutvolumen und dem Blutfluss ab und stellt deshalb indirekt die Grenzen der Tumornekrose dar.

In ersten Studien korrelierte bei Patienten mit Weichgewebesarkomen eine frühe, schnelle Kontrastmittelaufnahme histologisch eindeutig mit noch verbliebenem vitalem Tumorgewebe (van Rijswijk et al. 2003). Das Ausmaß der Perfusion kann auf Grund einer guten Korrelation mit höheren Blutfluss- und Blutvolumenwerten auch auf die Aggressivität des Weichgewebesarkoms hinweisen. In Verlaufskontrollen sind damit die Behandlungseffekte bei Therapien mit antiangiogenetischer und/ oder antivaskulärer Komponente qualitativ besser beurteilbar.

Eine weitere Schwierigkeit ergibt sich bei der Diskriminierung von vitalem Tumorgewebe und dem peripher angrenzenden posttherapeutisch veränderten Gewebe, das oft eine ödematöse, entzündliche Durchtränkung aufweist. In einer dynamischen, kontrastangehobenen Serie nahm Tumorgewebe schneller Kontrastmittel auf als das umgebende Ödem, sodass eine Abgrenzung beider Entitäten möglich ist (Lang et al. 1995).

> ● Dynamische Perfusionsmessungen sind ein wesentlicher Bestandteil im Sequenzprotokoll einer MRT-Therapiekontrolle. Die Perfusionsmessung mittels MRT ist eine nichtinvasive, schonende Methode, die sich durch Robustheit und Reproduzierbarkeit auszeichnet.

### 6.2.2 Diffusionsmessungen von Weichgewebesarkomen

Diffusionsmessungen in der MRT basieren auf einer Messung der Beweglichkeit von Wassermolekülen im Gewebe (Reiser u. Semmler 2008). Technische Voraussetzung für adäquate Diffusionsmessungen von Weichgewebesarkomen sind Magnetfeldstärken von 1,5–3,0 T.

> ● Diffusionsgewichtete echoplanare (EPI-)Sequenzen (»echoplanar imaging«, EPI) mit ADC-Mapping und ultraschnellen Bildakquisitionszeiten < 100 ms ermöglichen insbesondere in der Verlaufskontrolle nach Chemo- und/oder Radiotherapie eine genauere Differenzierung von vitalem und bereits nekrotischem Tumorgewebe (● Abb. 6.2; Dudeck et al. 2008).

Die Berechnung des apparenten Diffusionskoeffizienten ADC (ADC-Map) erfolgt aus mehreren unterschiedlichen diffusionsgewichteten Bildern (»diffusion weighted ima-

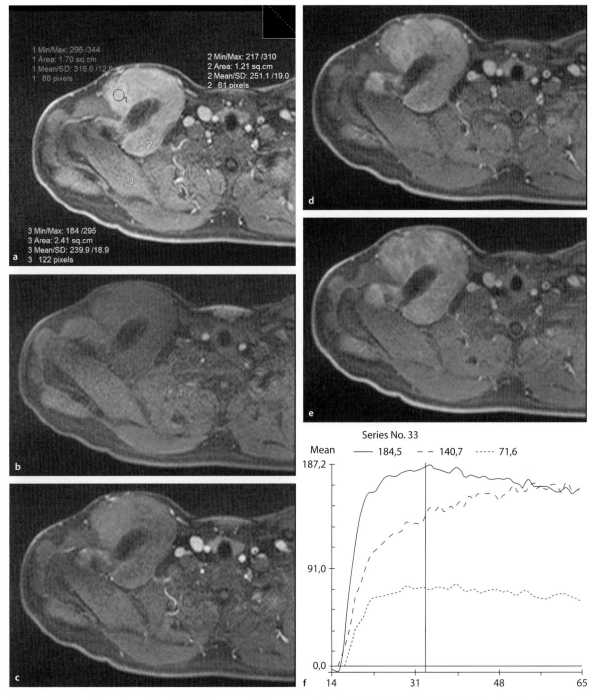

**◻ Abb. 6.1** Ewing-Sarkom der rechten Klavikula in unterschiedlichen Perfusionsphasen. ROI 1, 2 und 3 zur Messung (**a**), Perfusionsserie nach 10 s (**b**), 30 s (**c**), 60 s (**d**), 90 s (**e**) und zeitlicher Verlauf der Signalintensitäten der einzelnen ROI (**f**)

6

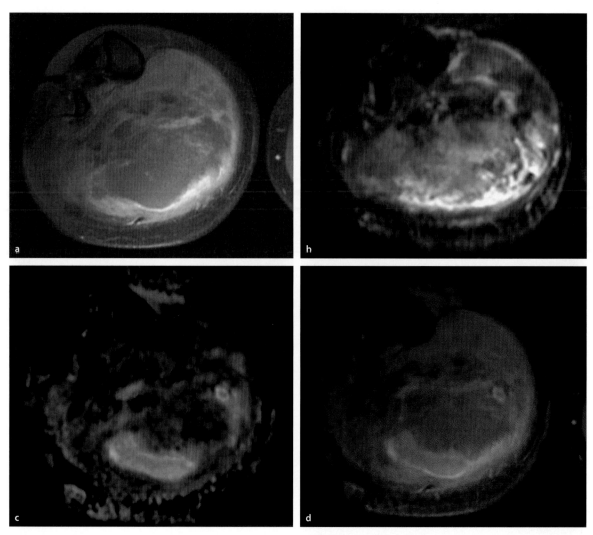

**Abb. 6.2** Ewing-Sarkom am rechten Unterschenkel.
Nekrotische Tumoranteile, die zentral wenig oder gar kein MRT-Kontrastmittel aufnehmen, dargestellt mit einer fettgesättigten, T1-gewichteten Sequenz nach Kontrastmittelgabe (**a**); in der axialen diffusionsgewichteten EPI-Sequenz zeigen sie gegenüber vitalem Tumorgewebe eine Signalabschwächung auf Grund vermehrter Diffusion

der Wassermoleküle; diese ist bedingt durch eine Zerstörung der Zellmembranen, die als dunkle (hypointense) Zone sichtbar wird (**b**). In der ADC-Map werden diese Signalabschwächungen als helle (hyperintense) Zone dargestellt (**c**) und lassen sich mittels farblicher Kodierung besser hervorheben (**d**)

ging«, DWI) und ermöglicht so eine gewisse Unabhängigkeit von geräte- und aufnahmetechnischen Einflüssen. In ersten Studien ist eine Korrelation zwischen einem Signalanstieg im ADC-Map und dem Nekrosevolumen eines (Osteo-)Sarkoms histologisch nachgewiesen worden (Uhl et al. 2006). Nachteile der EPI-Sequenzen sind ihre Anfälligkeit gegenüber Feldinhomogenitäten und eine hohe Lärmbelastung des Patienten. Der Stellenwert der Diffusionsmessungen in der MRT-Therapiekontrolle ist daher optional.

## 6.3   PET-CT

### 6.3.1   Grundlagen und Technik

❯ Die Positronenemissionstomografie (PET) ist ein nuklearmedizinisches bildgebendes Verfahren, das die Verteilung eines Tracers im Körper sichtbar machen kann.

Der üblicherweise intravenös in den Körper eingebrachte Tracer ist mit einem Positronenstrahler markiert. Die PET macht sich dabei eine Besonderheit des Positronenzerfalls zunutze: Immer werden dabei jeweils zwei Gammaquanten in nahezu exakt entgegengesetzter Richtung ausgesandt. Der Ort des Zerfalls lässt sich so auf einer Verbindungslinie zwischen zwei gegenüberliegenden Detektoren des PET-Scanners besonders genau lokalisieren, wesentlich genauer als bei der Szintigrafie mit einer Gammakamera oder bei der Single-Photonenemissions-Computertomografie (SPECT).

Da keine Bleikollimatoren notwendig sind, ist im Vergleich zur Gammakamera sowohl eine höhere Auflösung als auch eine höhere Ausbeute erzielbar. Außerdem erlaubt ein PET-System die **Quantifizierung des Tracers** im interessierenden Gewebe, was z.B. für Verlaufskontrollen wichtig ist. Meistens wird als Maß für die Traceranreicherung der standardisierte Aufnahmewert (»standardized uptake value«, SUV) angegeben.

Trotz dieser Eigenschaften hat die PET in der Onkologie über viele Jahre nur eine relativ geringe Verbreitung gefunden. Ein wichtiger Grund hierfür war die begrenzte Möglichkeit, Traceranreicherungen einer bestimmten anatomischen Struktur zuzuordnen. Zwar lässt sich bei vielen Tumorentitäten Tumorgewebe mit hohem Kontrast von normalem Gewebe abgrenzen. Oft besteht aber nur ein sehr geringer Kontrast zwischen den verschiedenen Normalgeweben, und viele anatomische Strukturen lassen sich nur schwer voneinander differenzieren.

Eine exakte Lokalisation und genaue Beurteilung der Ausdehnung des Tumorgewebes war damit oft nicht möglich und die Aussagekraft der PET alleine eingeschränkt. Dies änderte sich erst mit der **Entwicklung der kombinierten PET-CT**, bei der ein PET- und ein CT-Scanner in ein Gerät integriert sind. Der Patient kann so ohne Umlagerung unmittelbar hintereinander mit PET und CT untersucht werden. Die Bilder beider Untersuchungsmodalitäten lassen sich dann anatomisch genau fusionieren und Traceranreicherungen exakt lokalisieren.

> ▶ In der PET-CT ergänzen sich die hochaufgelösten morphologischen Informationen der CT mit der funktionellen Information der PET mit ihrem hohen Kontrast zwischen Tumor und Hintergrund.

Die Genauigkeit der kombinierten PET-CT ist damit nicht nur höher ist als die von PET oder CT allein, sondern auch als die von gemeinsam betrachteten, aber separat durchgeführten PET- und CT-Untersuchungen (Antoch 2004). Weiterhin ließ sich durch die Integration der CT-Daten in die Rekonstruktion der PET-Bilder die notwendige PET-Untersuchungszeit deutlich reduzieren: Kombinierte Ganzkörper-PET-CT-Untersuchungen dauern jetzt weniger als 30 min. Erst diese Entwicklungen sorgten für eine breite Akzeptanz dieser Untersuchungsmethode und führten zur Installation zahlreicher weiterer Geräte. Die meisten PET-Scanner wurden durch kombinierte PET-CT-Scanner ersetzt.

Für die PET(-CT) stehen viele verschiedene **Tracer** zur Verfügung, die sehr unterschiedliche Gewebeeigenschaften wie z.B. Glukose- oder Aminosäurestoffwechsel, Proteinsynthese, Zellproliferation, Hypoxie, Enzymaktivitäten oder Rezeptordichten darstellen können. Der in der klinischen Routine bei onkologischen Fragestellungen am häufigsten eingesetzte Tracer ist dabei die **F-18-Fluordesoxyglukose** ($^{18}$FDG). Ihr Einsatz überwiegt den anderer Tracer so weit, dass der Begriff »PET-CT« häufig fast synonym zu »FDG-PET-CT« gebraucht wird. Da sich die Aussagen einer PET mit unterschiedlichen Tracern aber erheblich unterscheiden können, ist der verwendete Tracer stets mit anzugeben.

Fluordesoxyglukose (FDG) ist ein mit dem Positronenstrahler Fluor-18 markiertes Glukoseanalogon, das wie Glukose über Transporter in die Zellen eingeschleust wird. Es wird zunächst wie Glukose durch Hexokinase zu FDG-6-Phosphat phosphoryliert, steht dann aber nicht mehr für die weiteren Stoffwechselwege zur Verfügung. Phosphoryliertes FDG kann nur noch schwer aus den Zellen ausgeschleust werden und akkumuliert in den Zellen: **metabolisches Trapping**.

> ▶ Da der Glukosestoffwechsel in vielen malignen Tumoren gesteigert ist, wie bereits Warburg (1956) postulierte, reichert sich FDG hier besonders stark an und bewirkt einen hohen Kontrast zwischen Tumor und Hintergrund.

Die physikalische Halbwertszeit von Fluor-18 ist mit 110 min für einen Positronenstrahler relativ lang, sodass sich zusätzlich logistische Vorteile ergeben: FDG kann über längere Strecken (Hunderte km) vom Ort der Herstellung (Radiopharmazie mit Zyklotron zur Produktion des radioaktiven Fluor-18) zum Standort des PET-Scanners transportiert werden.

FDG ist auch in Bezug auf Weichgewebesarkome der zurzeit mit Abstand am häufigsten eingesetzte und bestuntersuchte Tracer, sodass im Folgenden hauptsächlich auf die PET-CT mit FDG eingegangen wird.

> ❶ Cave!
> Die PET-CT mit FDG bei Weichgewebesarkomen ist Gegenstand aktiver Forschung – die Bewertung der Einsatzmöglichkeiten bei verschiedenen Sarkomuntergruppen ist noch nicht abgeschlossen.

## 6.3.2 Primärdiagnostik: Grading, Staging und Biopsieplanung

Die Bestimmung des Tumorstadiums (Staging) und seines Differenzierungsgrades (Grading) gehören zu den wesentlichen Aufgaben der Diagnostik bei der Erstdiagnose von Weichgewebesarkomen.

Für die Feststellung der exakten **lokalen Tumoraus-dehnung**, ist die FDG-PET-CT auf Grund der begrenzten Ortsauflösung der PET und des begrenzten Weichteilkontrasts der CT nur eingeschränkt geeignet, auch wenn sich durch die Kombination beider Methoden die Beurteilbarkeit verbessert. Der hohe Weichteilkontrast und die hohe Auflösung machen in dieser Fragestellung die MRT in den meisten Fällen zur Untersuchung der ersten Wahl (▶ Abschn. 5.1.2).

Demgegenüber können die primär auf der Morphologie basierenden Methoden CT und MRT nur in geringerem Umfang eine Aussage zum **Grading** des Tumors treffen. Für die FDG-PET als funktionelle Methode besteht dagegen eine signifikante Korrelation der FDG-Anreicherung mit dem histopathologischen Grading von Weichgewebesarkomen: Die Höhe des standardisierten Aufnahmewertes SUV als Maß für die FDG-Anreicherung korreliert mit histopathologischen Markern des Tumorgrades, z. B. der Tumordifferenzierung, dem MIB-1-Score, dem Mitosescore und der p53-Überexpression (Folpe et al. 2000; Tateishi et al. 2006). Es gibt Hinweise darauf, dass die Höhe des SUV selbst ein zusätzlicher, unabhängiger Faktor für das Grading und die Prognose ist (Eary et al. 2002; Schwarzbach et al. 2005); dies ist aber noch nicht abschließend geklärt.

Die FDG-Aufnahme nimmt innerhalb der malignen Sarkome mit fallendem Malignitätsgrad ab und ist für benigne Sarkome noch geringer. Der Überlappungsbereich zwischen malignen Low-Grade-Sarkomen und benignen Sarkomen scheint für eine verlässliche Differenzierung von benignen und malignen Sarkomen im Einzelfall aber zu groß zu sein (Lucas et al. 1999):

> ❯ Die FDG-PET kann die histologische Sicherung nicht ersetzen.

Für die **Biopsieplanung** kann die FDG-PET-CT demgegenüber eine wertvolle Hilfe sein: Bei Weichgewebesarkomen mit heterogenen Tumoranteilen unterschiedlichen Malignitätsgrades kann die Region mit dem höchsten Malignitätsgrad anhand der stärksten FDG-Aufnahme identifiziert werden. Durch die Fusion von PET und CT lässt sich die genaue anatomische Lage der Region bestimmen und eine Biopsie dieses Bereichs planen:

- So kann der für das Grading des Gesamttumors wichtige biologisch aggressivste Tumoranteil mit höherer Sicherheit biopsiert werden.
- Das Risiko einer Fehleinschätzung durch die Auswahl einer nichtrepräsentativen Biopsiestelle sinkt.

◼ Abbildung 6.3 zeigt beispielhaft MRT-, CT-, PET- und PET-CT-Schnittbilder eines Patienten mit bekannter Neurofibromatose und multiplen Neurofibromen. Anhand der kombinierten FDG-PET-CT war die Selektion einer geeigneten Biopsiestelle möglich, die ein malignes Schwannom nachweisen konnte.

Zur Detektion von **Fernmetastasen** ist die FDG-PET-CT, wenn sie wie meist üblich als Ganzkörperuntersuchung durchgeführt wird, besonders geeignet. Die FDG-PET hat bei der kombinierten Untersuchung eine höhere Sensitivität für Weichgewebe- und Knochenmetastasen, während besonders kleinere Lungenmetastasen durch den CT-Anteil der Untersuchung sicherer detektierbar sind (Lucas et al. 1998; Franzius et al. 2000, 2001). Die Sensitivität der FDG-PET ist dabei abhängig von der Intensität der FDG-Aufnahme, die wie oben erläutert mit der untersuchten Tumorart variieren kann und mit dem Malignitätsgrad korreliert. Die FDG-Aufnahme im Primärtumor kann als Anhalt für die zu erwartende FDG-Aufnahme in die Metastasen dienen, sodass sich die Sensitivität der PET-Untersuchung abschätzen lässt.

> ❯ In der Primärdiagnostik kann die FDG-PET-CT in *einem* Untersuchungsgang
> - Anhalt zur lokalen Tumorausdehnung geben
> - Metastasen detektieren
> - Aussagen zum Tumor-Grading und damit zur Prognose treffen
> - Biopsieplanung zur Diagnosesicherung aus einem repräsentativen Tumoranteil ermöglichen

### 6.3.3 Therapiemonitoring

Die Evaluation des Therapieansprechens solider Tumoren mittels bildgebender Untersuchungen erfolgt zurzeit meist nach Kriterien der World Health Organisation (WHO) und nach den »Response Evaluation Criteria in Solid Tumors« (RECIST), die auf Größenmessungen beruhen (Eisenhauer et al. 2009). Die Evaluation von Weichgewebesarkomen anhand dieser Kriterien kann sich jedoch als schwierig erweisen:

- Weichgewebesarkome haben häufig eine irreguläre, schwer abgrenzbare Berandung, die das eindeutig reproduzierbare Bestimmen eines Durchmessers unmöglich machen kann.
- Innerhalb der Tumoren finden sich häufig nekrotische und fibrotische Gewebeanteile, Fett oder Knochen, die selbst bei einem Therapieansprechen oder einem Tumorwachstum ihre Größe nicht ändern und so zu einer nur geringeren Größenänderung des Gesamttumors führen.
- In jüngerer Zeit wurden neue Therapeutika wie z.B. Proteinkinaseinhibitoren entwickelt, die nicht unmittelbar zytotoxisch wirken und das Tumorvolumen kurzfristig nur wenig beeinflussen.

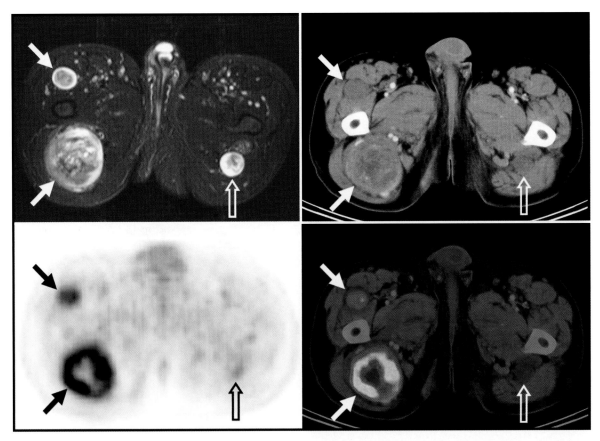

**⬛ Abb. 6.3** Differenzierung benigner versus maligner Tumoren und Biopsieplanung bei Neurofibromatose-Patienten mit multiplen Neurofibromen.
In der MRT (»short time inversion recovery«, STIR; *oben links*) lassen sich die Raumforderungen gegenüber der Muskulatur besser abgrenzen als in der CT (*oben rechts*). In beiden Untersuchungen unterscheiden sich die Raumforderungen untereinander aber nicht wesentlich. In der FDG-PET (*unten links*) dagegen zeigen einige der Raumforderungen einen deutlich gesteigerten Glukosemetabolismus (geschlossene Pfeile), während andere nicht vermehrt FDG aufnehmen (offene Pfeile). Die eindeutige anatomische Lokalisation und Zuordnung zu den entsprechenden Raumforderungen gelingt aber erst mit der kombinierten FDG-PET/CT (*unten rechts*), die erst eine Biopsieplanung ermöglicht. Histologisch ergab sich für die FDG-speichernde Raumforderung rechts dorsal am Oberschenkel ein malignes Schwannom mit dem Malignitätsgrad II

Daher werden andere Evaluationskriterien benötigt, um das Therapieansprechen zu beurteilen. Wünschenswert wäre dabei ein bereits kurzfristig nach Therapiebeginn verfügbarer Marker, damit ungenügend wirksame Behandlungen vermieden und das Therapieregime so frühzeitig wie möglich entsprechend optimiert werden können.

Die Änderung der FDG-Aufnahme in der FDG-PET hat sich für verschiedene Tumorarten wie Lymphome, Ösophagus- oder Bronchialkarzinome als verlässlicher Marker für die Evaluation des Therapieansprechens erwiesen.

Bei Patienten mit Weichgewebesarkomen aus der Untergruppe der **gastrointestinalen Stromatumoren** (GIST) **unter Therapie mit Tyrosinkinaseinhibitoren** ließen sich in mehreren Untersuchungen anhand der Reduktion der FDG-Aufnahme Responder von Nonrespondern unterscheiden (z.B. Antoch et al. 2004). Die FDG-PET(-CT) war dabei der Beurteilung durch CT oder MRT nach RECIST überlegen. Ein Ansprechen auf die Therapie war mittels FDG-PET **bereits 1 Tag nach Therapiebeginn** nachweisbar. Morphologisch fassbare Zeichen des Ansprechens oder Nichtansprechens sind erst wesentlich später zu erwarten. Über das unmittelbare Therapieansprechen hinaus ist die Reduktion der FDG-Aufnahme im Falle der GIST mit einem längeren progressionsfreien Überleben und Gesamtüberleben assoziiert (z.B. Görres et al. 2005). ⬛ Abbildung 6.4 und ⬛ Abbildung 6.5 zeigen jeweils Beispiele für das Therapiemonitoring mittels FDG-PET/CT bei GIST-Erkrankung.

Für **andere Tumoruntergruppen** der Weichgewebesarkome existieren bisher nur wenige Untersuchungen, die aber eine ähnliche Tendenz zeigen. Zum Beispiel konnten Schuetze et al. (2005) bei High-Grade-Weichgewebesarkomen der Extremitäten zeigen, dass Patienten mit hohem initialen SUV und einer SUV-Abnahme in der FDG-PET um ≥ 40% nach neoadjuvanter Chemotherapie ein signifi-

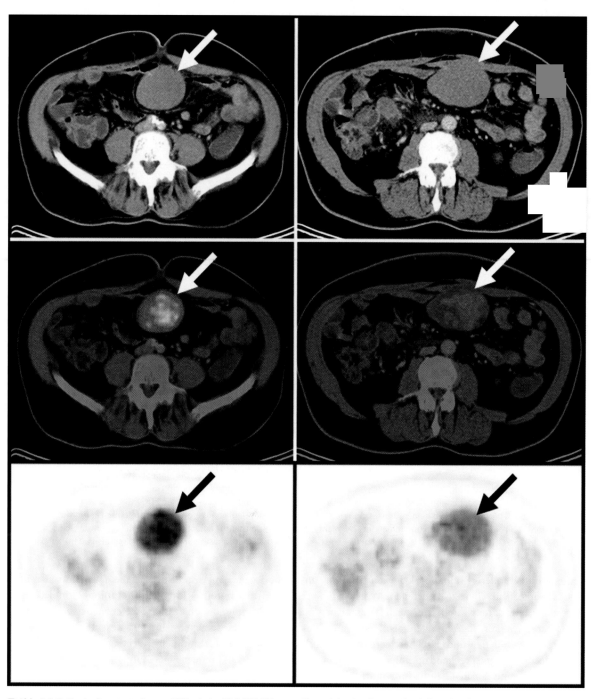

■ **Abb. 6.4** Patient mit metastasiertem GIST mit der FDG-PET-CT (axiale Schnittbilder) vor und 9 Wochen nach Beginn der Therapie mit dem Tyrosinkinaseinhibitor Imatinib. Während die Metastasen unter Therapie in der CT (obere Reihe) zunächst eine weitere Größenprogredienz erkennen ließen, war der Glukosestoffwechsel nach Therapiebeginn bereits deutlich rückläufig (untere Reihe), aber nicht vollständig zurückgegangen. Weitere Verlaufskontrollen zeigten passend zum FDG-PET-Befund eine »stable disease«. Zur erneuten Progression der Tumorerkrankung kam es erst nach fast 3 Jahren

# Biopsieverfahren

*T. Klein und M. Hünerbein*

## 7.1 Einleitung

Die klinischen Symptome der Weichgewebetumoren sind meist sehr unspezifisch. Am ehesten präsentieren sich die Tumoren in einer schmerzlosen, konstant zunehmenden Raumforderung. Eine ausreichende Einordnung dieser Tumoren mittels bildgebender Verfahren wie Sonografie, CT oder MRT ist im Allgemeinen nicht möglich.

> Die histologische Untersuchung des Tumors bildet die Grundlage für eine differenzierte chirurgisch-onkologische Behandlung. Die histologische Diagnose wird anhand von Gewebeproben gestellt, die entweder interventionell, z.B. durch Nadelbiopsie, oder chirurgisch, z.B. durch Exzision, gewonnen werden:

- **Stanzbiopsien** (»core needle biopsy«, CNB), bei denen ein ganzer Gewebezylinder beurteilt werden kann, sind Punktionen mit einer Feinnadel vorzuziehen.
- Bei **Feinnadelbiopsien** (»fine needle aspiration,« FNA) ist das Biopsiematerial häufig nur für eine weniger aussagekräftige zytologische Untersuchung geeignet.
- Größere Gewebeproben können durch eine chirurgische **Inzisionsbiopsie** entnommen werden, bei welcher der Großteil des Tumors in situ belassen wird.
- Bei der **Exzisionsbiopsie** wird der gesamte Tumor mit einem Sicherheitssaum exzidiert. Dies ist als diagnostische Maßnahme vor allem bei kleinvolumigen Tumoren immer anzustreben.
- Ein relativ junges Biopsieverfahren, die **Vakuum(saug)biopsie** (»vacuum-assisted core biopsy«), ist aus der Mammachirurgie bekannt. Sie vereint die Vorteile der FNA und der CNB als minimal-invasives Verfahren sowie der Inzisionsbiopsie, deren Sensitivität bei nahezu 100% liegt.

Ziel eines idealen Biopsieverfahrens ist, dem Patienten ein schnelles, komplikationsloses Verfahren mit hoher Sensitivität und Spezifität zukommen zulassen, um mit einer adäquaten Therapie für den jeweiligen Weichgewebetumor beginnen zu können.

> - Die histologische Untersuchung des Biopsiematerials dient der histopathologischen Klassifikation (Typing) und der Bestimmung des Malignitätsgrades (Grading).
> - Bei malignen Tumoren gilt das Grading als wesentlicher Parameter für das biologische Verhalten und ist damit von zentraler klinischer Bedeutung für die präoperative Evaluation, die Therapiestrategie und die Prognose der betroffenen Patienten.

In der Literatur finden sich verschiedene Studien, die Signifikanz und Reproduzierbarkeit von Graduierungsparametern untersucht haben. Die größte Akzeptanz fand die vor allem in Europa angewendete **Malignitätsgraduierung nach Coindre**, die an französischen Tumorzentren nach einer Multivarianzanalyse der verschiedenen histologischen Parameter erstellt wurde (Coindre 1986):

- **G1** Gut differenzierte Tumoren mit geringem Malignitätsgrad
- **G2** Mäßig differenzierte Tumoren mit mittlerem Malignitätsgrad
- **G3** Schlecht differenzierte Tumoren mit hohem Malignitätsgrad
- **G4** Gänzlich undifferenzierte Sarkome werden der Gruppe G3 mit hohem Malignitätsgrad zugeordnet

Um eine generelle Vergleichbarkeit zu erzielen, werden neuerdings verstärkt auch molekularbiologische Analysen für die Diagnostik und Prognoseeinstufung von Tumoren eingesetzt (▶ Kap. 3). So kann bei der sicheren Diagnose von Tumoren mit hohen Malignitätsgrad eine frühzeitige adäquate neoadjuvante Therapie initiiert werden, um die Gesamtprognose des Patienten zu verbessern. Denn trotz optimaler Lokaltherapie ist bei Patienten mit **High-Grade-Tumoren** (Grading 3) > 5 cm, die extrakompartimental oder unter der oberflächlichen Faszie lokalisiert sind, in 40–60% mit der Entwicklung von Metastasen, insbesondere in der Lunge, zu rechnen (Billingsley 1999). Im Anschluss an eine frühzeitige neoadjuvante Therapie kann die für den Tumor adäquate Operation erfolgen.

## 7.2 Prinzipien die Biopsieentnahme

> Die Biopsieentnahme kann entweder interventionell, z.B. durch eine Nadelbiopsie, oder im Rahmen eines chirurgischen Eingriffs erfolgen.

Viele Tumoren sind für eine Nadelbiopsie zugänglich. Bei Feinnadelbiopsien (< 1 mm Durchmesser) kommt es selten zu Komplikationen. Allerdings ist das gewonnene Material häufig nur für zytologische Untersuchungen verwendbar. Bessere Ergebnisse lassen sich mit einer Stanzbiopsie erzielen, bei der ein Gewebezylinder entnommen wird. Insbesondere bei Sarkomen und Lymphomen werden häufig größere Gewebemengen für eine korrekte Klassifizierung des Tumors benötigt, sodass sich eine chirurgische Biopsie oft als notwendig erweist.

**! Cave!**

Bei solitären Tumoren muss eine potenzielle **iatrogene Tumorzelldissemination** in den Punktionskanal oder in Körperhöhlen vermieden werden. Der Zugangsweg ist daher so zu wählen, dass er bei der definitiven Operation im Resektionsfeld liegt.

Bei der **Unterscheidung von Lipomen und Liposarkomen** kann es zu einer histopathologischen Fehldiagnose kommen, da Lipome und niedrig maligne Liposarkome feingeweblich nicht immer einfach zu unterscheiden sind: Häufig finden sich Anteile eines Lipoms oder eines niedrig malignen Liposarkoms nebeneinander in ein und demselben Tumor. Somit können Anteile beider Entitäten unabhängig von der Biopsiemethode entnommen werden (Layfield 1986, Akermann u. Rydholm 1994). Bei einer Diskrepanz zwischen Klinik und histopathologischer Diagnose sollte daher eine **Rebiopsie** angestrebt werden.

## 7.3  Nadelbiopsien

Eine Vielzahl von Nadeltypen ist verfügbar. Im Hinblick auf ihren Außendurchmesser werden Biopsienadeln wie folgt klassifiziert:

- **Feinnadeln** (< 1 mm) für die Aspirationszytologie
- **Grobnadeln** (> 1 mm) für Stanzbiopsie

Diese Einteilung ist klinisch relevant, da bei Feinnadeln ein geringeres Punktionsrisiko als bei Nadeln mit größerem Durchmesser besteht. Die diagnostische Aussagefähigkeit von Aspirationsbiopsien mit Feinnadeln ist häufig eingeschränkt, da oft nur Material für eine zytologische Analyse gewonnen werden kann. Eine Nadelstärke von 0,95–1 mm erweist sich nicht selten als sinnvoller Kompromiss zwischen Risiko und diagnostischer Aussagekraft. Wenn möglich, sollte man jedoch Schneid- bzw. Stanzbiopsien durchführen, die eine sichere histologische Diagnose erlauben.

In der Folge wird auf die drei Nadelbiopsieverfahren näher eingegangen:

- Feinnadelbiopsie (▶ Abschn. 7.3.1)
- Stanzbiopsie (▶ Abschn. 7.3.2)
- Vakuum(saug)biopsie (▶ Abschn. 7.3.3)

In ▶ Abschn. 7.5 werden die Nadelbiopsieverfahren bezüglich Sensitivität und Spezifität mit den chirurgischen Biopsieverfahren (▶ Abschn. 7.4) verglichen.

### 7.3.1  Feinnadelbiopsie

Die Feinnadelaspiration ist eine weit verbreitete, komplikationsarme Methode für die Diagnostik von Weichgewebetumoren. Oft erweist sich die verlässliche Beurteilung zytologische Präparate aber im Hinblick auf die Erstdiagnose eines Primärtumors als sehr problematisch. Insbesondere das Grading der Weichgewebesarkome, das für die Behandlungsplanung sehr wichtig ist, lässt sich nur sehr begrenzt realisieren.

Die Feinnadelbiopsie wird bei tieferen Tumoren ultraschall- oder CT-gesteuert durchgeführt. Die diagnostische Genauigkeit liegt im Bereich von 60–70% (Saint Aubain Somerhausen 1999). Die Menge des bioptisch gewonnenen Gewebes ist jedoch sehr klein, und somit hängt die diagnostische Richtigkeit von der Erfahrung und Fertigkeiten der einzelnen Pathologen ab. Gelegentlich lässt sich zwar die Dignität eines Weichgewebetumors feststellen, eine sichere histogenetische Zuordnung oder ein Grading ist jedoch nur in Ausnahmefällen möglich.

❯ — Die Feinnadelbiopsie sollte nur an Zentren durchgeführt werden, in denen die Pathologen die ausreichende Expertise in der Beurteilung zytologischer Präparate besitzen.
— Sie wird zur regulären Diagnosefeststellung nicht empfohlen.

In einer Umfrage der Deutschen Gesellschaft für Ultraschall in der Medizin (DEGUM) wurden die **Komplikationen** von mehr als 95000 Feinnadelpunktionen ausgewertet: 70% dienten zur Gewinnung zytologischen Materials, 21% zur Gewinnung histologischen Materials und 9% erfolgten aus einer therapeutischen Indikation. Insgesamt wurden 765 Komplikationen (0,081%) und ein Todesfall (0,001%) beobachtet.

Die geringste Komplikationsrate betraf Punktionen zur Gewinnung zytologischen Materials (0,59%), während Biopsien mit Histologiegewinnung (0,99%) etwas komplikationsträchtiger waren. **Stichkanalmetastasen** entwickelten sich in 6 Fällen (0,0063%) nach Punktion von Tumoren. Typischerweise kam es 4 Wochen bis 3 Monate nach dem Eingriff zu subkutanen oder kutanen Metastase im Bereich des Stichkanals.

❯ Insgesamt ist die sonografische Feinnadelpunktion als sehr sichere Methode zu bewerten.

### 7.3.2  Stanzbiopsie

Die konventionelle Stanzbiopsie ist ein sicheres und ökonomisches Verfahren für die Diagnose von Weichgewebetumoren. Die Gewebemenge ist jedoch immer noch relativ gering, sodass zusätzliche diagnostische Tests, wie z.B. Elektronenmikroskopie, zytogenetische Untersuchen, Immunhistochemie und Durchflusszytometrie nur begrenzt möglich sind. Die Komplikationsrate liegt unter 1%. Mit

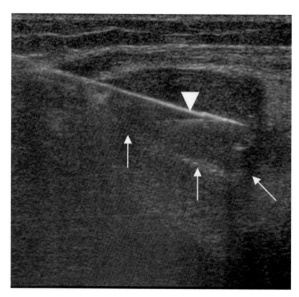

**Abb. 7.1** Ultraschallgestützte Biopsie eines Weichgewebetumors (↓) mit einer Stanzbiopsienadel (Δ)

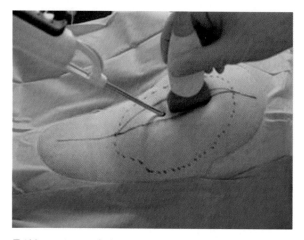

**Abb. 7.2** Sonografische Vakuumaspirationsbiopsie mit Planung der späteren Schnittführung unter Einbeziehung des Punktionskanals

Hilfe von CT oder Sonografie lässt sich die Nadel sehr genau im Tumor platzieren, um nekrotische oder zystische Tumorareale zu vermeiden (**Abb. 7.1**).

### 7.3.3 Vakuum(saug)biopsie

Mit Hilfe der Vakuumbiopsie ist es nun möglich, mit großlumigen 14-, 11- und 8-G-Nadeln unter sonografische Kontrolle größere Gewebemengen von Weichgeweberaumforderungen zu entnehmen, ohne die Nadel jedes Mal neu in das Gewebe einzuführen (**Abb. 7.2**). Dies senkt die Anzahl der zur Diagnosestellung notwendigen Biopsiezylinder, den Zeitaufwand und die Belastung der Patienten.

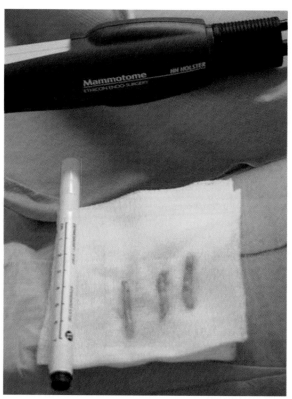

**Abb. 7.3** Großvolumige Gewebeproben nach Biopsie eines Weichgewebesarkoms mittels Vakuumsaugbiopsie

Mit einem spitzen Skalpell erfolgt zunächst eine 4 mm große Hautinzision. Durch diese schiebt man die Biopsienadel in geschlossenem Zustand in das Gewebe. Die Nadel besteht aus einer Außennadel, in der sich die Öffnung der Gewebeentnahmekammer befindet, und einer Innennadel, die das rotierende Schneidemesser darstellt. Durch Vorschieben des Rotationsmessers wird ein Gewebezylinder ausgeschnitten. Das Vakuum zieht nun die Biopsieprobe aus der Nadel in die spezielle Entnahmekammer. Aus dieser lässt sie sich entnehmen, ohne dass man die Nadel wieder aus dem Gewebe entfernen muss, sodass sukzessive mehrere Gewebezylinder gewonnen werden können.

Bei 4–5 Gewebezylindern erhält man ein Gesamtprobenvolumen von 1–2 cm³. Die im Durchschnitt 10-minütige Untersuchung kann in ca. 70% der Fälle ambulant erfolgen. Sie lässt sich in nahezu 100% der Fälle ohne technische Probleme durchführen, in nur 2% kommt es zu lokalen Wundheilungsstörungen.

> **Die Vakuumsaugbiopsie stellt mehr Material für zusätzliche immunhistochemische, zytogenetische oder molekularbiologische Untersuchungen zur Verfügung als die konventionellen Biopsiemethoden und ist mit der Gewebemenge der Inzisionsbiopsie (2 cm³) vergleichbar (▪ Abb. 7.3).**

## 7.4    Chirurgische Biopsie

Exzisions- wie Inzisionsbiopsie sind invasive Verfahren. Weitere Nachteile gegenüber den Nadelbiopsien, die in der Regel in Lokalanästhesie durchgeführt werden, sind die Notwendigkeit der Regional- oder Allgemeinanästhesie der beiden chirurgischen Biopsiemethoden sowie ihre höhere Komplikationsrate (siehe unten).

### 7.4.1   Inzisionsbiopsie

Als offene Biopsie bzw. Inzisionsbiopsie wird die chirurgische Entnahme von Tumormaterial zur histologischen Untersuchung bezeichnet, wobei der Tumor in seiner Gesamtheit in situ belassen wird. Sie bietet sich bei tief sitzenden subkutanen oder intramuskulären Tumoren an, die für eine Nadelbiopsie nicht zugänglich oder für eine Exzisionsbiopsie zu groß sind.

Die offene Biopsie ist eine zuverlässige diagnostische Methode, um adäquates Material zu gewinnen. Zugleich besitzt sie eine große Aussagekraft bezüglich der histologischen Sicherung und des Tumorgradings. Für gewöhnlich wird sie benutzt, wenn FNA oder CNB kein brauchbares Material geliefert haben. Sie erfolgt meist in Regional- oder Allgemeinanästhesie. Die Inzision liegt über dem Tumor, der auf kürzesten Weg freigelegt wird.

> ❯ — Inzisionsbiopsie und definitive Operation sollten vom selben Chirurgen durchgeführt werden.
> — Entscheidend ist bei der Inzisionsbiopsie die **Schnittführung** (3–5 cm; Vakuumsaugbiopsie: nur 0,5 cm), da die Narbe bei der definitiven Tumorresektion mit zu entfernen ist.
> — Die genaue Kenntnis der Lagebeziehung des Tumors ist für die korrekte Inzisionsbiopsie entscheidend.

Eine reine Orientierung an den Hautspaltlinien führt oft zu Narben, die bei späteren Operationen große Probleme bei der Defektdeckung bereiten können. Im Extremitätenbereich werden daher in der Regel längsgerichtete Inzisionen vorgenommen (◘ Abb. 7.4).

Bei der Inzisionsbiopsie muss ein Hämatom vermieden bzw. drainiert werden, Faszienschichten dürfen nicht unnötig eröffnet werden, und die Wahl der Drainageausleitstelle darf für den späteren Eingriff nicht zu unnötigen Haut- und Weichgeweberesektionen führen (Cormier u. Pollock 2004, Becker 2001, Clark et al. 2005, Tunn 2004).

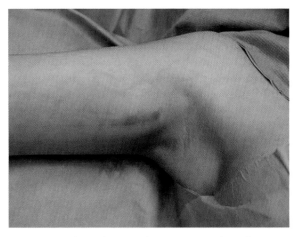

◘ **Abb. 7.4** Narbe nach Inzisionsbiopsie eines Weichgewebesarkoms am Oberarm

> ❗ Cave!
> — Ein nicht tumorbefallenes Kompartiment darf bei der Inzisionsbiopsie keinesfalls eröffnet werden.
> — Serome und Hämatome können andere Kompartimente leicht mit Tumorzellen kontaminieren.

Nicht selten wird aus lediglich makroskopisch verändertem peritumoralem Ödem oder aus der Pseudokapsel biopsiert. Bei ausgedehnter Nekrosebildung muss sicher Material aus vitalem Tumorgewebe entnommen werden. Um sicherzugehen, dass das gewonnene Material repräsentativ ist, empfiehlt sich intraoperativ meist eine Schnellschnittuntersuchung.

> ❯ — Die Gewebeentnahme muss sicher aus dem vitalen Tumor erfolgen und sollte Anteile aus dessen Peripherie sowie aus tiefen Anteilen liefern.
> — Etwa 2 cm³ Gewebe sind für eine genaue histologische Beurteilung ausreichend.

Bei einer Inzisionsbiopsie beträgt die Rate der **Komplikationen** durch Serome, Infektionen, Wundheilungsstörungen und Tumorzellverschleppung 11–17% (Mankin 1982, Pitcher 1994, Hünerbein 2008). Hoeber et al. (2001) wiesen Wundheilungsstörungen bei den konventionellen Biopsiemethoden in 5,4% nach. Die verzögerte Wundheilung durch eine prätherapeutische Biopsie ist in Hinsicht auf eine neoadjuvante Therapie relevant.

> ❯ Wundheilungsstörungen infolge einer Biopsie verzögern den Beginn der neoadjuvanten Therapie und sind daher insbesondere bei hochmalignen Weichgewebesarkomen prognoseverschlechternd.

## 7.4.2 Exzisionsbiopsie

Definitionsgemäß ist bei der Exzisionsbiopsie der gesamte Tumor mit einem Saum gesunden Gewebes zu entfernen. Der Sicherheitsabstand beträgt bei der Exzisionsbiopsie 1 cm. Ein größerer Sicherheitsabstand ist *nicht* indiziert, da der Eingriff für einen benignen Befund zu radikal, für ein Malignom jedoch immer noch nicht ausreichend sein würde.

Mit der Exzisionsbiopsie können kleine Tumoren < 3 cm im Sinne einer Enukleation komplett in toto entfernt werden. Eine Grundvoraussetzung ist die oberflächliche Lokalisation der Raumforderung, da bei tieferen Schichten häufig anatomische Nachbarstrukturen verletzt werden können. Kommt es zu einer Kontamination der gesunden Umgebung, ist eine **Nachresektion** zwingend notwendig.

> **Vorteile der Exzisionsbiopsie:**
> ▬ Der gesamte Tumor steht für die histologische Untersuchung zur Verfügung.
> ▬ Für benigne Tumoren ist sie eine adäquate Therapie.

Die Inzision ist wie bei der Inzisionsbiopsie so zu legen, dass bei einer späteren definitiven Operation die Narbe und die gesamte Operationshöhle entfernt werden können. Auch bei der Exzisionsbiopsie sollte darauf geachtet werden, dass keine Grenzschichten eröffnet werden, deren Kontamination eine spätere kurative Resektion gefährdet. Beim Verschluss der Biopsiehöhle ist auf sorgfältige Blutstillung zu achten, um eine Hämatombildung mit Tumorzellverschleppung zu vermeiden. Die Ausleitung der Drainagen muss in der Nähe der Inzision erfolgen, damit der potenziell kontaminierte Drainagekanal bei einer späteren Operation reseziert werden kann.

## 7.5 Sensitivität und diagnostische Genauigkeit im Vergleich

Die diagnostische Genauigkeit der **Stanzbiopsie** für die Dignität liegt bei etwa 93% (Dupuy 1998). In einer anderen Studie an 60 Patienten war durch eine Stanzbiopsie die Dignität in 95% der Fälle korrekt bestimmbar, in 88% jedoch nur das Grading und in 75% nur der histologische Subtyp (Heslin 1997). In vergleichenden Arbeiten lieferte die Stanzbiopsie in 80% der Fälle die exakte Tumorentität, die **Inzisionsbiopsie** in 81–95% (Hoeber 2001). Die Sensitivität der Inzisionsbiopsie liegt bei 98–100% (Hünerbein 2008).

Die **Vakuumsaugbiopsie** erreicht bei der Feststellung der Dignität der jeweiligen Weichgeweberaumforderung in 96% der Fälle ein richtiges Ergebnis und hat eine Sensitivität von 94%. Die korrekte Entität wird in 95% der Fälle erreicht und korreliert fast vollständig mit der definitiven

Histologie. Eigene Ergebnisse (Klein 2009) zeigen eine vergleichbare Genauigkeit von Vakuumsaug- und Inzisionsbiopsie (89 vs. 88%) bei der Bestimmung des Gradings von Weichgewebesarkomen.

Die **Feinnadelaspirationsbiopsie** erreicht bei der histopathologischen Typisierung der Weichgewebesarkome eine diagnostische Richtigkeit von 50–70% (Kilpatrick 1998, 1999; Abdul-Karim 1998; Costa 1996). Das Grading kann mit ihrer Hilfe zu 88% korrekt bestimmt werden (Hünerbein 2008). Anhand von Literaturdaten ergibt sich:

> Feinnadelaspirations- und Stanzbiopsie sind bei der histologischen Sicherung, dem für die Sarkomtherapie sehr entscheidenden Grading, weniger zuverlässig als die Vakuumsaugbiopsie.

Kilpatrick et al. (2001) publizierten Daten, denen zufolge die Feinnadelaspirationsbiopsie bei der **Differenzierung zwischen Low- und High-Grade-Tumoren** Werte von 62–65% erreicht. Für Untersuchungen der Stanzbiopsie ließ sich in 84–87% das Grading der Tumoren ermitteln (Yang 2004, Hoeber 2001).

Ein **direkter Vergleich von Stanz- und Inzisionsbiopsie** bezüglich Aussagekraft und Treffsicherheit ist kaum möglich, da hierzu keine prospektiv randomisierten Studien vorliegen.

## 7.6 Zusammenfassung

Grundvoraussetzung für die adäquate operative Therapie eines Weichgewebesarkoms ist die zuvor durch eine Biopsie histologisch gesicherte Diagnose. Entsprechend aktueller Leitlinien wird die initiale Inzisionsbiopsie als Standard zur Sicherung der Diagnose angestrebt (Enzinger 2001, Weiss 1998). In zahlreichen Untersuchungen wurden bisher die Feinnadelaspirations- und die Stanzbiopsie als Alternativen zur Inzisionsbiopsie herangezogen, um eine weniger invasive Möglichkeit für die Primärdiagnostik von Weichgewebesarkomen zu finden.

Sehr wichtig für die Therapieentscheidungen bei Weichgewebesarkomen ist das Grading des Tumors, da es mit dem Metastasierungsrisiko korreliert. Es ist ein allgemein anerkannter Parameter zur prognostischen Einschätzung eines Tumors (Mandard 1989, Markhede 1982) und beim Erwachsenenalter der wichtigste prognostische Marker (Guillou 1997, Jensen 1998, Singer 1994).

Bei der histologischen Beurteilung der Tumoren hinsichtlich ihres Differenzierungsgrades haben die interventionellen Biopsietechniken eine geringere Sensitivität (50–93%). Dies erweist sich oft als problematisch für das Festlegen einer optimalen Therapie (Ray-Coquard 2003, Kilpatrick 2001, Hoeber 2001). Grund dafür ist, dass eine Nadelbiopsie im Vergleich zur Inzisionsbiopsie wesentlich weniger Gewebe für die histopathologische Befundung inklusive immunhistochemischer Untersuchungen liefert (Ferno 1990, Kindblom 1983, MacKay 1987, Simon 1982). Einer Untersuchung zur Vakuumsaugbiopsie (Hünerbein 2008) zufolge ist diese minimal-invasive Biopsie gegenüber der Inzisionsbiopsie gleichwertig.

> Inzisions- und Vakuumsaugbiopsie sind die Methoden der Wahl, um eine sichere präoperative histopathologische Diagnose zu stellen. Gelingt der Nachweis mit Hilfe einer Vakuumsaugbiopsie nicht und besteht weiterhin der Verdacht auf eine maligne Raumforderung, so kann im Anschluss die offene Inzisionsbiopsie erfolgen.

## Literatur

Abdul Karim FW, Rader AE (1998) Fine needle aspiration of soft-tissue lesions. Clin Lab Med 18:507–540

Ackerman M, Rydholm A (1994) Surgery based on fine needle aspiration cytology. Acta Orthop Scand 65(suppl 256):69–70

Billingsley KG, Burt ME, Jara E et al. (1999) Pulmonary metastases from soft tissue sarcoma: analysis of pattern of diseases and postmetastastis survival. Ann Surg 229:602–610

Clark MA, Fisher C, Judson I, Thomas JM (2005) Soft-tissue sarcomas in adults. N Engl J Med 353(7):701–711

Coindre JM, Trojani M, Contesso G et al. (1986) Reproducibility of a histopathologic grading system for adult soft tissue sarcoma. Cancer 58(2):306–309

Cormier JN, Pollock RE (2004) Soft tissue sarcomas. CA Cancer J Clin 54:94–109

Costa MJ, Campman SC, Davis RL, Howell LP (1996) Fine-needle aspiration cytology of sarcoma. Retrospective review of diagnostic utility and specificity. Diagn Cytopathol 15:23–32

Dupuy DE, Rosenberg AE, Punyaratabandhu T et al. (1998) Accuracy of CT-guided needle biopsy of musculoskeletal neoplasms. Am J Roentgenol 171:759–762

Enzinger F, Weiss S (2001) Soft tissue tumors. Mosby, St Louis

Ferno M, Baldetorp B, Akerman M (1990) Flow cytometric DNA analysis of soft tissue Sarcomas. A comparative study of preoperative fine needle aspirates and postoperative fresh tissues and archival material. Anal Quant Cytol Histol 12:221–227

Guillou L, Coindre JM, Bonichon F et al. (1997) Comparative study of the National Cancer Institute and French Federation of Cancer Centers Sarcoma Group grading systems in a population of 410 adult patients with soft tissue sarcoma. J Clin Oncol 15:350–362

Heslin MJ, Lewis JJ, Woodruff JM, Brennan MF (1997) Core needle biopsy for diagnosis of extremity soft tissue sarcoma. Ann Surg Oncol 4:425–431

Hoeber I, Andrew J, Spillane et al. (2001) Accuracy of biopsy techniques for limb and limb girdle soft tissue tumors. Ann Surg Oncol 8(1):80–87

Hünerbein M, Schlag PM (2008) Chirurgisches Tumorstaging. In: Gnant M, Schlag PM (Hrsg): Chirurgische Onkologie. Strategien und Standards für die Praxis. Springer, Wien. S. 7–12

Issakow J, Flusser G, Kollender Y et al. (2003) Computed tomography-guided core needle biopsy for bone and soft tissue tumors. Isr Med Assoc J 5:28

Jensen V, Sorensen FB, Bentzen SM et al. (1998) Proliferative activity (MIB-1 index) is an independent prognostic parameter in patients with high-grade soft tissue sarcomas of subtypes other than malignant fibrous histiocytomas: a retrospective immuno-histological study including 216 soft tissue sarcomas. Histopathology 32:536–546

Jones C, Liu K, Hirschowitz S, Klipfel N, Layfield LJ (2002) Concordance of histopathologic and cytologic grading in muskuloskeletal sarcomas: can grades obtained from analysis of the fine needle aspirates serve as the basis for therapeutic decisions? Cancer 96:83

Klein T (2009) Evaluation der Vakuumsaugbiopsie als eine neue Methode zur Histologie – Gewinnung von Weichgewebssarkomen; aus der Klinik für Chirurgische Onkologie, Robert-Rössle-Klinik der Medizinischen Fakultät Charité – Universitätsmedizin Berlin

Kilpatrick SE, Cappellari JO, Bos G, Gold S, Ward WG (2001) Is fine-needle aspiration biopsy a practical alternative to open biopsy for the primary diagnosis of sarcoma? Am J Clin Pathol 115:59–68

Kilpatrick SE, Ward WG, Cappellari JO et al. (1999) Fine-needle aspiration biopsy of soft tissue sarcomas a cytomorphologic analysis with emphsis on histologic subtyping, grading, and therapeutic significance. Am J Clin Pathol 112:179–188

Kilpatrick SE, Ward WG, Chauvenet AR et al. (1998) The role of fine-needle aspiration biopsy in the initial diagnosis of pediatric bone and soft tissue tumors: an institutional experience. Mod Pathol 11:923–928

Kindblom L-A (1983) Light and electron microscopic examination of embedded fine-needle aspiration biopsy specimens in the preoperative diagnosis of soft tissue and bone tumors. Cancer 51:2264–2277

Layfield LJ, Anders KH, Glasgow BJ et al. (1986) Fine-needle aspiration of primary soft-tissue lesions. Arch Pathol Lab Med 110:420–424

MacKay B, Fanning CV, Bruner JM et al. (1987) Diagnostic electron microscopy using fine needle aspiration biopsies. Ultrastruct Pathol 111:659–672

Mandard AM, Petiot JF, Marnay J et al. (1989) Prognostic factors in soft tissue sarcomas. A multivariate analysis of 109 cases. Cancer 63:1437–1451

Mankin HJ, Lange TA, Spanier SZ (1982) The hazards of biopsy in patients with malignant primary bone and soft-tissue tumors. J Bone Joint Surg (Am) 64:121

Markhede G, Angervall L, Stener B (1982) A multivariate analysis of the prognosis after surgical treatment of malignant soft-tissue tumors. Cancer 49:1721–1733

Pitcher ME, Thomas JM (1994) Functional compartment resection for soft tissue sarcoma. Eur J Surg Oncol 20:441–445

Ray-Coquard I, Ranchere-Vince D, Thiesse P et al. (2003) Evaluation of core needle biopsy as a substitute to open biopsy in the diagnosis of soft tissue masses. Eur J Cancer 39:2021

Saint Aubain Somerhausen N de, Fletcher CD (1999) Soft tissue sarcomas: an update. Eur J Surg Oncol 25:215–220

Schlag PM, Kettelhack C (2001) Biopsieverfahren. In: Becker H, Hohenberger W, Junginger T, Schlag PM (Hrsg) Chirurgische Onkologie. Thieme, Stuttgart. S. 527–528

Simon MA (1982) Biopsy of musculoskeletal tumors. J Bone Joint Surg 64A:1253

Singer S, Corson JM, Gonin R, Labow B, Eberlein TJ (1994) Prognostic factors predictive of survival and local recurrence for extremity soft tissue sarcoma. Ann Surg 219:165–173

Tunn PU, Gebauer B, Fritzmann J, Hünerbein M, Schlag PM (2004) Soft tissue sarcoma. Chirurg 75(12):1165–1173

Weiss SW (1998) Liposarcoma: an update. Verh Dtsch Ges Pathol 82:67–74

Yang YJ, Damron TA (2004) Comparison of needle core biopsy and fine-needle aspiration for diagnostic accuracy in musculoskeletal lesions. Arch Pathol Lab Med 128:759–764

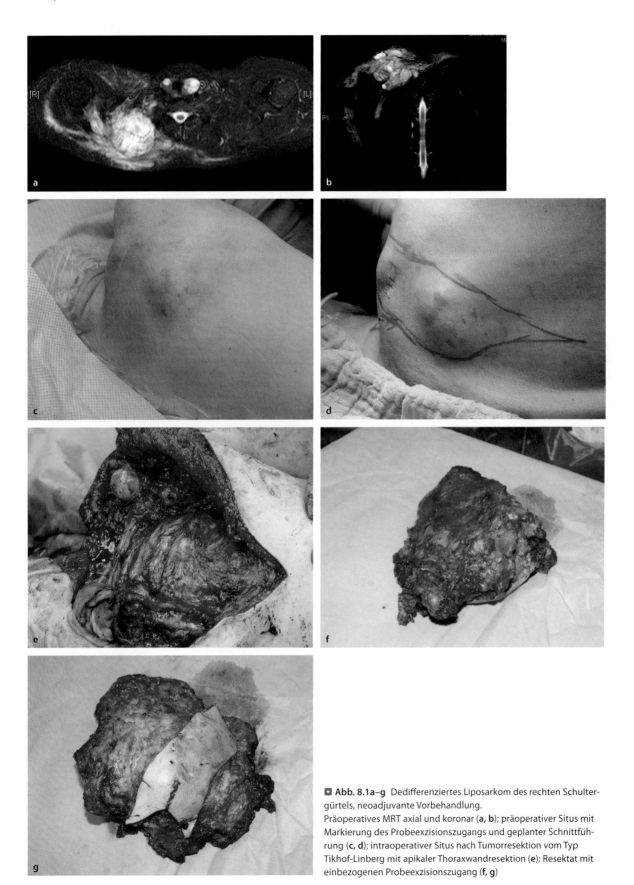

◙ **Abb. 8.1a–g** Dedifferenziertes Liposarkom des rechten Schulter-
gürtels, neoadjuvante Vorbehandlung.
Präoperatives MRT axial und koronar (**a, b**); präoperativer Situs mit
Markierung des Probeexzisionszugangs und geplanter Schnittführung (**c, d**); intraoperativer Situs nach Tumorresektion vom Typ
Tikhof-Linberg mit apikaler Thoraxwandresektion (**e**); Resektat mit
einbezogenen Probeexzisionszugang (**f, g**)

8

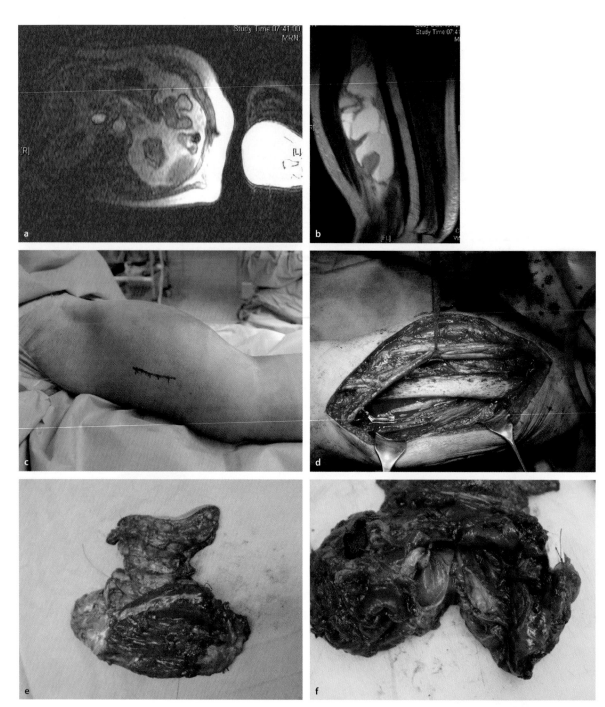

■ **Abb. 8.2a–f**  Pleomorphes Sarkom des Oberarms, neoadjuvante Vorbehandlung.
Präoperatives MRT axial und sagittal (**a, b**); präoperativer Situs mit Markierung des Probeexzisionszugangsgebiets (**c**); intraoperativer Situs nach Tumorresektion mit Darstellung von Humerus und Gefäß-Nerven-Bündel (**d**); Resektat mit einbezogenen Probeexzisionszugang (**e**); aufgeschnittenes Resektat mit kompletter Tumornekrose (**f**)

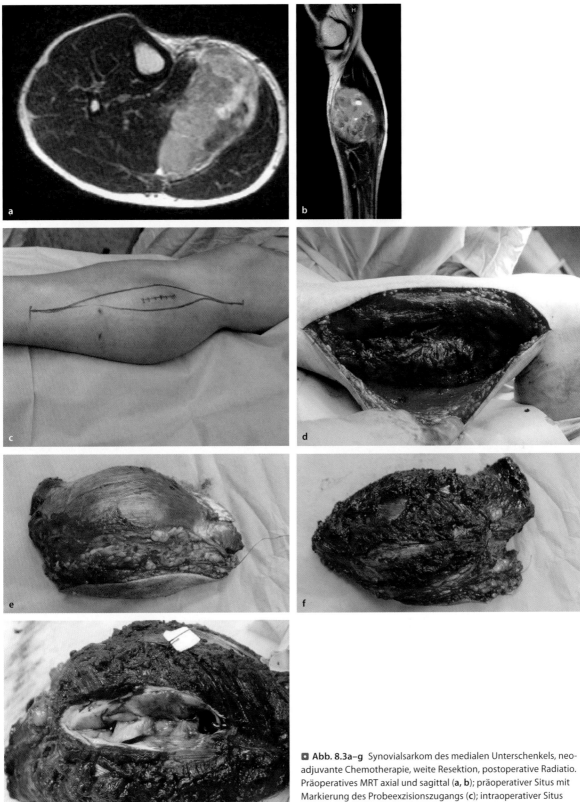

□ **Abb. 8.3a–g** Synovialsarkom des medialen Unterschenkels, neo-adjuvante Chemotherapie, weite Resektion, postoperative Radiatio. Präoperatives MRT axial und sagittal (**a, b**); präoperativer Situs mit Markierung des Probeexzisionszugangs (**c**); intraoperativer Situs nach weiter Tumorresektion (**d**); Resektat mit einbezogenen Probe-exzisionszugang (**e, f**); aufgeschnittenes Resektat mit Darstellung der Tumorflächen (**g**)

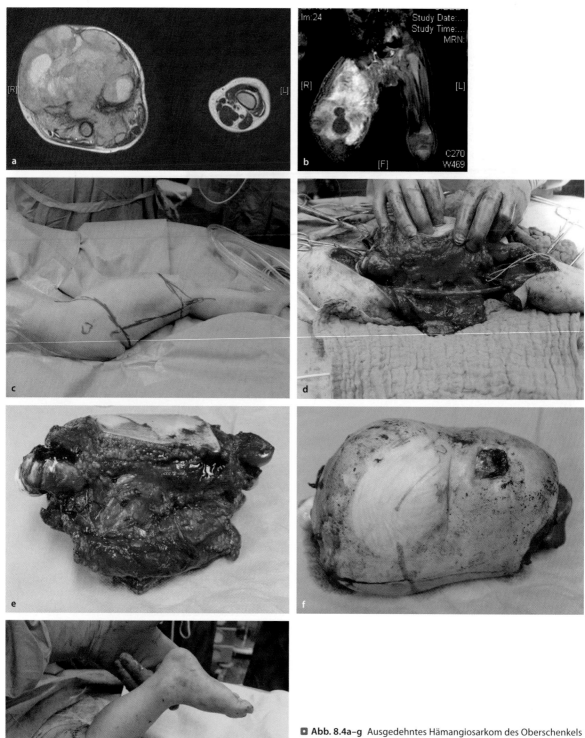

**Abb. 8.4a–g** Ausgedehntes Hämangiosarkom des Oberschenkels bei 2-jährigem Kind, neoadjuvante Vorbehandlung, Umkehrplastik Typ B IIIa.
Präoperatives MRT axial und koronar (**a, b**); präoperativer Situs mit Markierung der geplanten Schnittführung (**c**); intraoperativer Situs nach Tumorresektion mit Darstellung des N. ischiadicus und der angeschlungenen A. und V. femoralis (**d**); Tumorresektat inklusive komplettem Femur (Femurkopf links, Femurkondylen rechts) (**e, f**); Umkehrplastik Typ B IIIa (**g**)

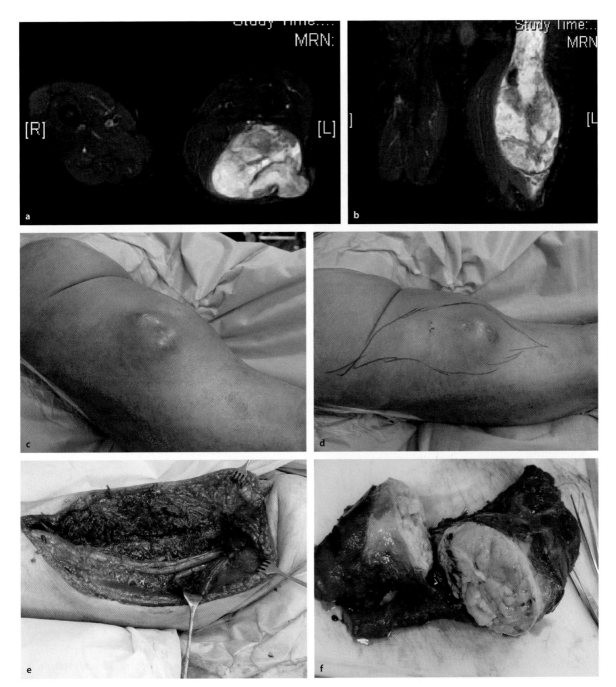

**□ Abb. 8.5a–f** »High-grade« myxoides Liposarkom des dorsalen Oberschenkels, neoadjuvante Chemotherapie, weite Resektion unter Erhaltung des N. ischiadicus.
Präoperatives MRT axial und koronar (**a, b**); präoperativer Situs mit markiertem Probeexzisionszugang und geplanter Schnittführung (**c, d**); intraoperativer Situs nach Tumorresektion mit Darstellung des N. ischiadicus (**e**); aufgeschnittenes Resektat mit Darstellung der Tumorflächen (**f**)

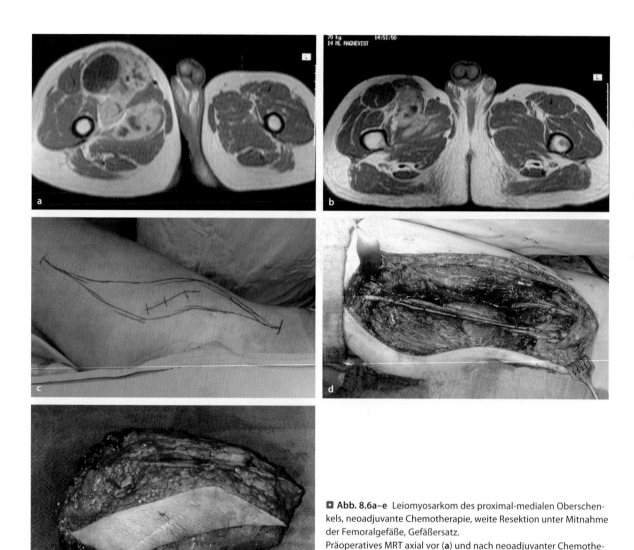

**◪ Abb. 8.6a–e** Leiomyosarkom des proximal-medialen Oberschenkels, neoadjuvante Chemotherapie, weite Resektion unter Mitnahme der Femoralgefäße, Gefäßersatz.
Präoperatives MRT axial vor (**a**) und nach neoadjuvanter Chemotherapie (**b**); präoperativer Situs mit markiertem Probeexzisionszugang und geplanter Schnittführung (**c**); intraoperativer Situs nach Tumorresektion mit Darstellung des autogenen Gefäßersatzes (Interponat der V. saphena magna) (**d**); Resektat mit einbezogenen Probeexzisionszugang (**e**)

Dies wird im Allgemeinen durch eine deutliche Schmerzprovokation angezeigt.

> In der Regel stellt das **Periost** eine gute biologische, onkologisch suffiziente Grenzschicht zwischen Knochen und Tumor dar, die bei den knochennahen Sarkomen am Präparat verbleiben muss.

Reaktive Ödematisierungen des Knochens sind in der präoperativen Diagnostik von tumorbedingten Veränderungen zu unterscheiden (Ballo et al. 2007). Zeigt sich eine **Arrosion der Kortikalis**, so ist diese in ausreichendem Sicherheitsabstand mitzuentfernen (◪ Abb. 8.7). Bei Durchbruch des Sarkoms in den Markraum ist das gesamte be-

troffene Segment zusammen mit dem Tumor zu resezieren. Dabei ist verständlich, dass eine **Markrauminfiltration** im metaphysären Knochenbereich eher stattfinden kann als diaphysär. In ausgewählten Fällen bedeutet dies in der Nähe größerer Gelenke auch den Einsatz der Tumorendoprothetik.

Ist das Sarkom in ein Gelenk eingebrochen, so gilt das gesamte Gelenk als tumorkontaminiert und ist in Form einer extraartikulären Gelenkresektion komplett mitzuresezieren. Auch hier können bei größeren Gelenken Tumorendoprothesen zur Anwendung kommen (◪ Abb. 8.8, ◪ Abb. 8.9), in anderen Fällen bieten sich Arthrodesen an.

Die genannten Resektionsgrenzen von 2–5 cm im Gesunden sind an der Extremitätenperipherie aus anato-

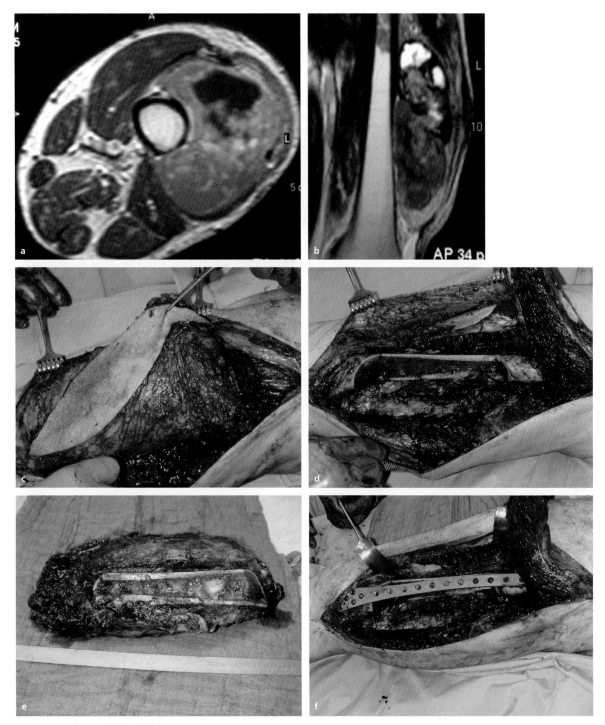

**◻ Abb. 8.7a–f** Pleomorphes Sarkom des Oberschenkels, neoadjuvante Vorbehandlung, partielle Resektion des Femurs, Rekonstruktion mit gefäßgestielter Fibula.
Präoperatives MRT axial und koronar (**a, b**); intraoperativer Situs nach Liberation des Tumors und Einbezug des Probeexzisionszu-gangs (**c**); intraoperativer Situs nach Tumorresektion (partielle Resektion Femur) (**d**); Resektat mit Darstellung des partiell resezierten Femurs (**e**); intraoperativer Situs nach Rekonstruktion mit gefäßgestielter Fibula und osteosynthetischer Stabilisierung mit winkelstabilem Implantat (LISS) (**f**)

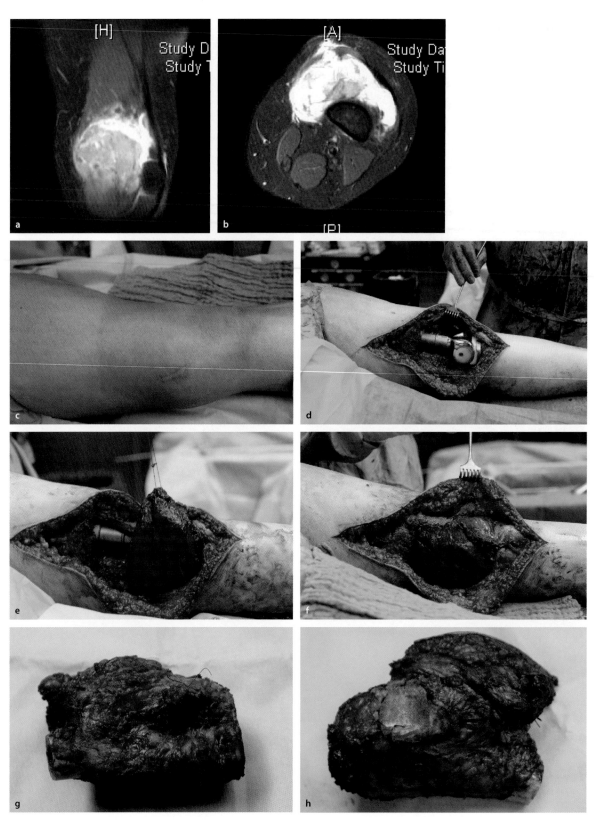

◨ **Abb. 8.8a–h** Synovialsarkom des linken medialen Kniegelenks mit Kontakt zum Kniebinnenraum, neoadjuvante Radio-Chemo-Therapie; extraartikuläre Kniegelenkresektion, Tumorendoprothese. Präoperatives MRT koronar und axial (**a, b**); präoperativer Situs (**c**); intraoperativer Situs nach extraartikulärer Kniegelenkresektion und Implantation einer Tumorprothese (**d**); Deckung mit medialem Gastroknemiuslappen (**e, f**); Resektat nach weiter Resektion (**g, h**)

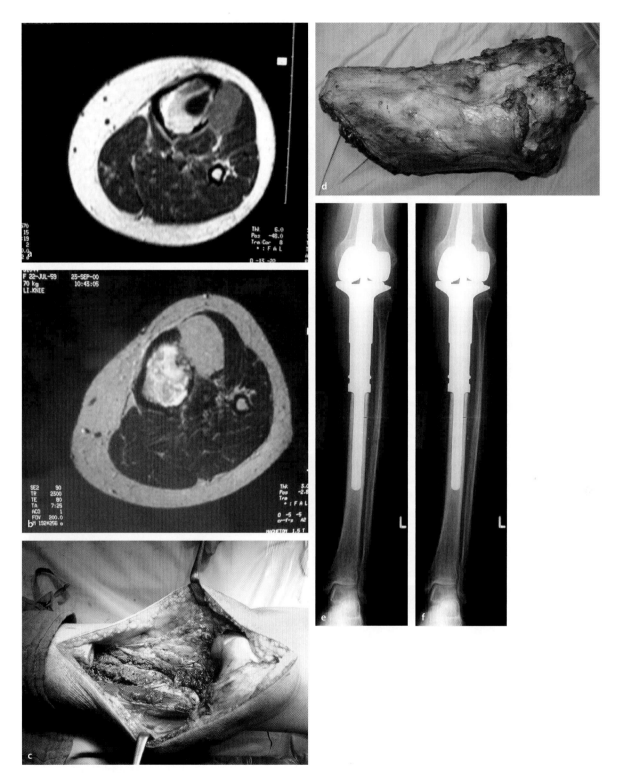

**◘ Abb. 8.9a–f**  Leiomyosarkom des linken proximalen Unterschenkels mit Infiltration der proximalen Tibia, neoadjuvante Radio-Chemo-Therapie, Resektion, Tumorendoprothese, Gastroknemius-lappen.

Präoperatives MRT axial (**a, b**); intraoperativer Situs nach Tumorresektion (proximale Tibia) mit Darstellung der Femurkondylen und der tibialen Absetzungsebene (**c**); Resektat (**d**); postoperative Röntgenkontrolle a.-p. und lateral (**e, f**)

8

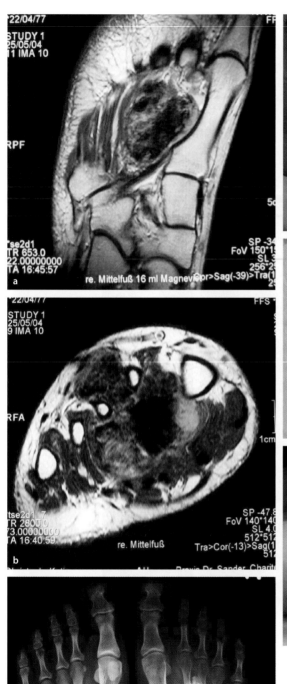

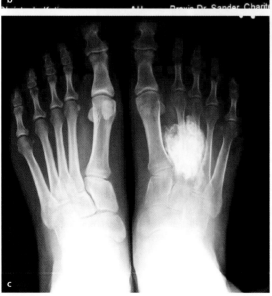

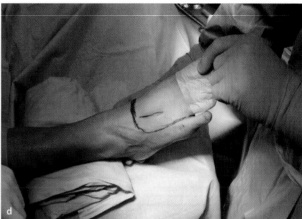

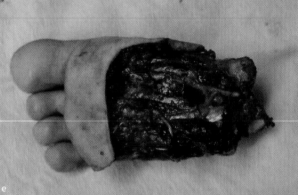

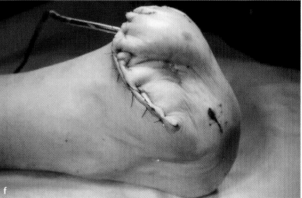

◨ **Abb. 8.10a–f**  Synovialsarkom des Vorfußes, neoadjuvante Vorbehandlung.
Präoperatives MRT sagittal und axial (**a, b**); präoperatives Rönt-
gen (**c**); präoperativer Situs mit markiertem Probeexzisionszugang
und geplanter Schnittführung (**d**); Amputat nach modifizierter Cho-
part-Amputation (**e**); primärer Wundverschluss nach Amputation (**f**)

mischen Gründen prinzipiell nicht erreichbar. Gerade hier lässt sich bei Orientierung an den Kompartimentprinzipien nach Enneking meist eine eingreifende ablative Maßnahme vermeiden. So reichen häufig Strahlamputationen unter Mitnahme des Periosts der angrenzenden Knochen, der Synovia der Sehnen bzw. der Gelenkkapsel aus, um eine Tumorresektion mit schmalem, aber onkologisch-suffizientem Sicherheitssaum zu erzielen. Bei größeren Tumoren ermöglichen entsprechend modifizierte Amputationen von Strahlenpaaren oder Exartikulationen z. B. im Lisfranc- oder Chopart-Gelenk (◘ Abb. 8.10) am Fuß eine vollständige Tumorentfernung.

Die multimodalen Therapiekonzepte können damit auch im Hand- und Fußbereich lokale Kontrollraten > 90% erreichen. Als Beispiel sei an dieser Stelle auf ein Konzept hingewiesen, bei dem nach Tumorresektion mit engem Sicherheitsabstand eine temporäre Defektdeckung mittels Epigard erfolgt und das Operationsgebiet dann einer Boost-Bestrahlung unterzogen wird. Anschließend wird der Weichgewebedefekt plastisch gedeckt und die Strahlentherapie perkutan komplettiert.

## 8.1.6 »Nachresektion« nach auswärtiger Voroperation

Die operative Revision nach auswärtiger Voroperation ist onkochirurgisch sehr problematisch:

- Häufig liegen nur ungenaue Informationen zur intraoperativen Situation und zur Histologie vor.
- Nicht selten wurde auf eine adäquate präoperative Bildgebung verzichtet, sodass die primäre Tumorausdehnung und Lagebeziehung zu wesentlichen Strukturen nicht bekannt ist.
- Oberflächlich erscheinende Tumoren wurden in Lokalanästhesie angegangen – das breitflächige Einbringen des Lokalanästhetikums mit entsprechendem Druck kann eine Tumorzellverteilung bewirken.

Da in der Regel in der Annahme eines benignen Tumors zur chirurgischen Intervention geschritten wurde, erfolgte *keine* Inzisionsbiopsie, sondern gleich die Tumorexzision in Form einer Enukleation oder Ausschälung. In den Operationsberichten finden sich dann die Begriffe wie z. B. »En-Bloc-Resektion des Tumors«, »radikale Tumorentfernung« o.Ä. Im pathologischen Befund wird der Eingang von »zahlreichen Gewebefragmenten eines malignen mesenchymalen Tumors« erwähnt oder dass der Tumor breit den Resektionsrand erreicht.

!️ **Cave!**
In solchen Fällen sind verbliebene Tumorreste im ehemaligen Tumorbett anzunehmen. Zudem ist die iatrogene Tumorzellverteilung in allen eröffneten Gewebebereichen bzw. im gesamten Zugangsbereich zu erwarten, insbesondere dann, wenn an den Extremitäten noch quere Inzisionen erfolgten.

Auch die modern klingende Angabe einer »Kompartimentresektion« für extrakompartimental liegende Tumoren im Bereich der Kniekehle, Leiste, Ellenbeuge oder Axilla muss an der damit verbundenen Radikalitätsaussage zweifeln lassen.

**Voraussetzungen für die operative Revision:**

- Der histologische Sarkombefund darf als gesichert gelten: Er sollte durch einen eigenen erfahrenen Tumorpathologen oder referenzpathologisch bestätigt sein.
- Das Gesamtbehandlungskonzept ist in der interdisziplinären Sarkomkonferenz festzulegen.
- Bei noch makroskopisch bestehenden Resttumor eines G2-G3-Sarkoms, der radiologisch zu belegen ist, kann eine Vorbehandlung sinnvoll sein.

Das chirurgische Vorgehen in diesen Fällen entspricht den taktischen Richtlinien der weiten bzw. kompartimentorientierten Resektion.

!️ **Cave!**
Bei der operativen Revision darf das vorherige Operationsgebiet *nicht* eröffnet werden und alle durch die Vorbehandlung als potenziell kontaminiert geltenden Gewebe müssen entfernt werden.

Daraus ergibt sich praktisch immer ein **wesentlich größerer Gewebedefekt** als primär erforderlich gewesen wäre, verbunden mit den entsprechend aufwendigen plastischen Rekonstruktionen und möglichen funktionellen Einschränkungen.

Zwar konnte bisher keine Studie belegen, dass das Auftreten eines lokalen Tumorrezidivs die Gesamtprognose signifikant verschlechtert. Doch allein aus den genannten Gründen sind keine Zugeständnisse an die onkologisch erforderliche Radikalität der Eingriffe möglich.

❯ **Wiederholte Rezidiveingriffe führen nicht nur zu vermehrten funktionellen Defiziten, sondern auch zu einer erheblichen psychischen und physischen Belastung mit Beeinträchtigungen im privaten und beruflichen Umfeld.**

## 8.2 Rekonstruktionsverfahren

*A. Daigeler, M. Lehnhardt, J. Hauser,*
*L. Steinsträßer und H.-U. Steinau*

### 8.2.1 Einleitung

Vor wenigen Jahrzehnten stand nach der Diagnose eines Weichgewebesarkoms der Extremitäten noch die **Amputation** im Vordergrund der Therapie. Die Annahme, dies sichere die lokale Kontrolle und erhöhe die Überlebensraten der Patienten gegenüber extremitätenerhaltenden Verfahren, wurde mittlerweile in zahlreichen Studien widerlegt, die bei geringerer Morbidität eine gleichwertige Patientensicherheit belegten (McCarter et al. 2002; Rosenberg et al. 1978, 1982; Steinau u. Biemer 1985; Steinau et al. 1995; Valle u. Kraybill 1996; Williard et al. 1992a, b; Zelefsky et al. 1990).

Bei **stammnaher Tumorlokalisation** ist nach der Sarkomresektion oft ein Primärverschluss möglich. Bei großen Tumoren können auch hier, insbesondere am Oberarm, bereits plastisch-chirurgische Verfahren zur Defektdeckung indiziert sein. Vom **Knie bzw. Ellbogen nach distal** werden nach Sarkomresektionen meist rekonstruktive Maßnahmen notwendig, da hier einerseits wenig ortsständiges Weichgewebe zum Defektverschluss zur Verfügung steht und andererseits zahlreiche funktionelle Strukturen in enger Nachbarschaft lokalisiert sind. Lediglich im Bereich der **Wade** lässt sich oft ein primärer Verschluss erreichen.

❯ Bradytrophe Strukturen wie Sehnen, Knorpel, Knochen sowie Blutgefäße und Nerven sind mit gut perfundiertem und nicht geschädigtem Gewebe zu bedecken.

Einerseits stehen der möglichst große Funktionserhalt und ein ästhetische ansprechendes Ergebnis im Vordergrund. Andererseits gilt es optimale Bedingungen für die eventuell folgende Radiatio zu schaffen. Lappenplastiken aus unbestrahltem, gesundem Gewebe können außerdem den Lymphabfluss verbessern und den Circulus vitiosus aus Lymphödem – rezidivierendem Erysipel – verstärktem Lymphödem positiv beeinflussen.

Die modernen Verfahren der plastischen Chirurgie inklusive mikrochirurgischer Gewebeverpflanzungen erlauben mittlerweile auch ausgedehnte Tumoren **extremitätenerhaltend** zu operieren, da sich große Defekte verschließen und die Funktion der Extremität durch Knochen-, Muskel- und Sehnenverpflanzungen oder Nerven- bzw. Gefäßtransplantationen meist so weit wiederherstellen lassen, dass sie einer Prothesenversorgung überlegen ist.

❯ Im Hinblick auf den späteren Defektverschluss dürfen *keine* Kompromisse beim ausreichenden Sicherheitsabstand gemacht werden, es sei denn, die besondere palliative Situation des Patienten lässt eine Ausnahme zu.

Stets sind den Patienten das Resektionsausmaß und die Rekonstruktionsverfahren mit den wesentlichen Risiken und Erfolgsaussichten zu verdeutlichen. Ein zweizeitiges Vorgehen, d.h. die Defektdeckung erst nach Erhalt des histologischen Befundes und der Bestätigung der Resektion im Gesunden, ist in Einzelfällen sinnvoll. Die synchrone Rekonstruktion in den Händen erfahrener Operateure bedeutet aber deutlich geringere Komplikationsraten und verkürzt die Rekonvaleszenz (Reece 1994).

### 8.2.2 Primärverschluss

❯ — Der Primärverschluss sollte möglichst **spannungsfrei** erfolgen.
— Eine sorgfältige Ligatur von Lymphgefäßen und ein schichtweiser Wundverschluss beugen der Entstehung von Seromen vor und die sorgfältige Subkutan- und Hautnaht vermag Dehiszenzen zu verhindern.

Dies mag zwar trivial klingen, in Anbetracht der Tatsache, dass **Wundheilungsstörungen** den Beginn der adjuvanten Radiatio verzögern und damit die lokalen Kontrollraten verschlechtern können, erscheint dieser Hinweis im multimodalen Therapiekonzept gerechtfertigt.

**Drainagen** sind nahe der Schnittführung in deren Verlängerung auszuleiten. Nach inkompletter Resektion muss bei der Revision der Ausleitungskanal wegen der potenziellen Tumorzellverschleppung mitreseziert werden. Je nach Tumorgröße und -lage ist eine Ruhigstellung der betroffenen Areale zu empfehlen.

### 8.2.3 Lokale Gewebetransposition

Ist ein Primärverschluss nicht möglich, ist die Transposition benachbarten Gewebes möglich (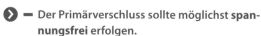 Abb. 8.11). Bei kleineren Defekten kommen **fasziokutane Lappenplastiken** zum Einsatz, durch die exponierte Strukturen bedeckt werden können. Auch hier muss der Verschluss spannungsfrei erfolgen, um Wundheilungsstörungen zu vermeiden. Als grober Richtwert gilt:

❯ Der Lappen darf höchstens doppelt so lang wie breit sein, um die Gewebeperfusion sicher zu gewährleisten.

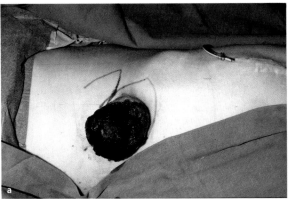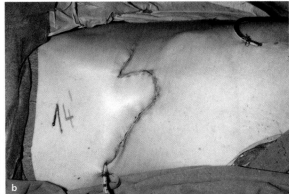

**Abb. 8.11a, b** Exophytisch wachsender Tumor (**a**); Defektverschluss nach Resektion durch lokalen Verschiebeschwenklappen (VSL) (**b**)

Werden Präparationstechniken mit Erhalt dominanter Perforatorgefäße verwendet, lassen sich die Lappen auch länger gestalten. Der Vorteil dieses modernen Verfahrens liegt in der geringen Belastung für den Patienten und der geringen Hebemorbidität. Allerdings hinterlassen die Lappenplastiken bei größerem Ausmaß ihrerseits einen Hebedefekt, der mit einer Spalthauttransplantation verschlossen werden kann.

### 8.2.4 Spalthauttransplantation

Im seltenen Fall eines nach Sarkomresektion auf die Oberfläche begrenzten Defekts kann die Spalthauttransplantation erfolgen, wenn zwei Bedingungen erfüllt sind:
— Gut perfundierter Wundgrund
— Keine freiliegenden Knochen, Knorpel, Sehnen, Nerven oder Blutgefäße

**Vorteile** des Verfahrens sind geringe Hebemorbidität und leichte und rasche Durchführbarkeit.

> **!** **Cave!**
> — Zonen mechanischer Belastung möglichst nicht nur mit Spalthaut bedecken, da Ulzera auftreten können
> — Spalthaut ist gegenüber Bestrahlung empfindlicher
> — Stets auf gut perfundiertes Gewebe (z. B. Muskel) transplantieren, um einen Untergang der Haut vorzubeugen

### 8.2.5 Gestielte Lappenplastiken

Optionen sind im Wesentlichen **fasziokutane Lappenplastiken** und **Muskellappenplastiken** (mit oder ohne Hautinsel). Sie verfügen über einen definierten Gefäßstiel,

über den das Gewebe dominant versorgt wird. Der Lappen kann um den Ursprung dieses Gefäßstiels rotiert werden.

> **❯** — Sichere Durchblutung und genügende Dicke der Lappenplastiken zur suffizienten Defektdeckung sprechen für fasziokutane und Muskellappenplastiken.
> — Hebedefekt und -morbidität gestielter Lappenplastiken können teilweise erheblich sein.

### Obere Extremität

> **❯** An der oberen Extremität manifestieren sich nur ca. 15% der Weichgewebesarkome.

**Oberarm bis einschließlich Ellbogen** Zur Defektdeckung eignet sich der **Latissimus-dorsi-Lappen**. Er lässt sich als muskulokutaner Lappen oder Perforatorlappen heben, bei dessen Präparation das die Hautinsel über dem Muskel versorgende Gefäß aus dem Muskel, der am Rücken verbleibt, herauspräpariert wird. Dadurch lässt sich die Hebemorbidität verringern.

Die Verpflanzung mit Muskel (**☐** Abb. 8.12) bietet im Gegensatz dazu die Möglichkeit, größere Defekte zu verschließen und ggf. den innervierten Muskel zur funktionellen Rekonstruktion von Beugung oder Streckung zu verwenden. Auch bei Tumoren im Schulterbereich empfiehlt sich diese Lappenplastik aus den genannten Gründen.

**Unterarm** Zur Defektdeckung an A. radialis, A. ulnaris oder A. interossea anterior können gestielte Lappenplastiken Defekte vom Ellbogen bis zur Hand decken. Diese Lappenplastiken gelten als sichere Verfahren, hinterlassen aber meist einen unschönen Hebedefekt. Selbstverständlich bleibt eine Vielzahl von Lappenplastiken ungenannt, die durchaus einen Stellenwert in der Therapie einnehmen.

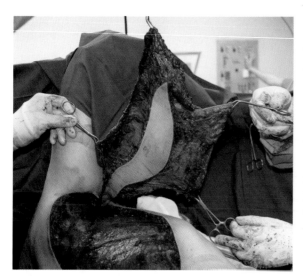

**Abb. 8.12** Latissimus-dorsi-Lappen nach der Hebung. Der Muskel kann nun entweder gestielt für Oberarm oder kranialen Rumpf oder als freie Lappenplastik zum Einsatz kommen

## Untere Extremität

> Für die untere Extremität hat sich der **M. gastrocnemius** zur Defektdeckungen am distalen Oberschenkel, am Knie, in der Poplitea und am proximalen Unterschenkel bewährt.

Der M. gastrocnemius ist flächig und genügend voluminös, um auch größere Defekte zu verschließen. Mit seinem sehnigen Anteil können außerdem Bänder oder Sehnen (z. B. Patellarsehne) rekonstruiert werden. Der **mediale** Gastroknemius ist dem **lateralen** überlegen, da er wegen seiner Ausmaße größere Defekte decken kann. Außerdem besteht kaum ein Risiko, den N. peroneus zu schädigen, wie es beim Heben des lateralen Gastroknemius gelegentlich vorkommt. Die Hebemorbidität ist gering, der Kraftverlust für die Beugung im Sprunggelenk liegt bei ca. 20% und lässt sich durch Training ausgleichen. Der Muskel kann mit darüber liegender Hautinsel oder als reiner Muskellappen (**●** Abb. 8.13) gehoben werden, der dann mit Spalthaut gedeckt werden muss.

> Von der Verwendung des M. soleus ist abzuraten, da er einerseits der stärkste Beuger im Sprunggelenk ist und andererseits eine entscheidende Rolle als Muskelpumpe für den venösen Rückfluss aus dem Unterschenkel spielt.

Für Defektdeckungen am Unterschenkel und Fuß kommt der **Suralislappen** infrage. Er erreicht Defekte beinahe im gesamten Unterschenkelbereich bis zum Mittelfuß sicher. Die Versorgung dieses fasziokutanen Lappens erfolgt retrograd über Perforatoren aus den Gefäßen, die den N. suralis begleiten. Vorteil des Suralislappens ist die einfache

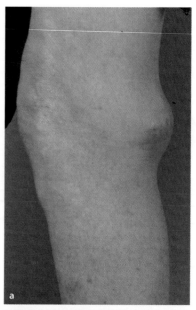

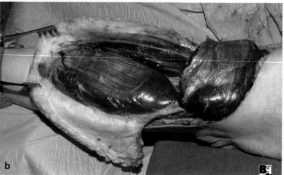

**Abb. 8.13a, b** Weichgewebesarkom der Fossa poplitea (**a**); in die Kniekehle transponierter medialer Gastroknemius nach Sarkomresektion und freiliegenden Gefäßen und Nerven (**b**)

und rasche Präparation, der Nachteil besteht im häufigen Auftreten venöser Abstromschwierigkeiten, die in Lappenteilverlusten mit unschönem Hebedefekt enden können. Das Risiko lässt sich durch die konsequente Entlastung des Gefäßstiels und eine Hochlagerung des Beines minimieren. Der Lappenstiel kann nach 6 Monaten zur Konturverbesserung durchtrennt werden.

Der distal gestielte **Peroneuslappen**, der aus dem kurzen Peronealmuskel besteht und retrograd perfundiert wird, kann nur kleine Defekte im Sprunggelenkbereich decken und stellt hohe präparatorische Ansprüche, da die Perforansgefäße kleinkalibrig und inkonstant sind.

**Propellerlappen** entsprechen aus der A. fibularis gespeisten fasziokutanen Perforatorlappen und können um einen solchen Perforator um 90° rotiert werden. Dadurch lässt sich Gewebe vom proximalen zum distalen Unterschenkel bringen und können kleinere Defekte im Sprunggelenkbereich gedeckt werden. Am Fuß ist beispielsweise der **A.-plantaris-medialis-Lappen** zu nennen, der an gleichnamigem Gefäß gestielt zur Defektdeckung im Fersenbereich mit stabiler Sohlenhaut aus unbelastetem Bereich eingesetzt werden kann.

Weitere für die untere Extremität geeignete gestielte Lappenplastiken sind in Kompendien nachzuschlagen, da sie im klinischen Alltag selten Verwendung finden.

### 8.2.6 Freie Lappenplastiken

Reichen gestielte Lappenplastiken auch in Kombination nicht aus oder wurde das zu transponierende Gewebe oder der zugehörige Gefäßstiel durch Voroperationen oder Bestrahlung geschädigt, sollte Gewebe von anderen Körperstellen in mikrochirurgischer Technik verpflanzt werden. Steht ein entsprechendes Anschlussgefäß erst in größerer Distanz zur Verfügung, wird die Verwendung von Gefäßinterponaten nötig. Jede Einrichtung verfügt über ein eigenes Repertoire an freien Lappenplastiken zur Defektdeckung.

- Breite Anwendung bei großen Defekten findet nach wie vor die **Latissimus-dorsi-Plastik**. Abgesehen von relativ häufig auftretenden Seromen weist er eine geringe Hebemorbidität auf. Er wird über das thorakoakromiale Gefäßbündel angeschlossen.
- Ebenfalls breite Anwendung finden der **Transverse-rectus-abdominis-myocutaneous-Lappen** (TRAM-Lappen) und der **Deep-inferior-epigastric-perforator-Lappen** (DIEP-Lappen):
  - DIEP-Lappen: Versorgendes Gefäß ist die A. epigastrica inferior; die Perforatoren werden aus dem Muskel herauspräpariert. Man kann so mehr Muskelfunktion erhalten.
  - TRAM-Lappen: Eher mit Brustrekonstruktionen (▶ Abschn. 11.2.2) assoziiert; der M. rectus abdominis, durch den die Perforatoren für die darüberliegende Haut treten, wird mitgehoben.
- Eine weitere wertvolle Alternative stellt die **Anterolateral-Thigh-(ALT-)Lappenplastik** dar (◘ Abb. 8.14): Ein Haut-Fett-Lappen wird vom anterolateralen Oberschenkel gehoben, der über Perforatoren aus der A. femoralis superficialis versorgt wird. Die Hautbeschaffenheit und der Wunsch des Patienten bezüglich des späteren Narbenverlaufs fließen in die Lappenwahl mit ein. Vorteil: Bei Sarkomen an der unteren Extremität ist eine Spinalanästhesie für Resektion und Defektdeckung ausreichend.
- Zahlreiche gestielte Lappenplastiken, wie beispielsweise der Radialislappen, können auch frei gehoben werden und erweitern das Spektrum.

Die Sorge, freie Lappenplastiken könnten mit der mitgebrachten angiogenen Potenz eventuell das Tumorwachs-

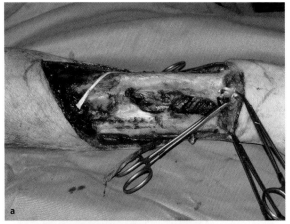
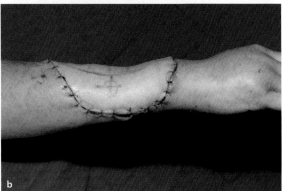

◘ **Abb. 8.14a, b** Defekt nach Sarkomresektion am Unterarm mit freiliegendem Knochen. Die Sehnen vom palmaren Unterarm sind bereits für die Streckerersatzplastik mobilisiert (a); postoperative Ansicht nach Defektdeckung mit einem anterolateralen Oberschenkellappen (b)

tum mikroskopischer Tumorreste anregen, scheint unbegründet. Insbesondere in Kombination mit adjuvanter Radiatio ist ein solcher Effekt nicht zu erwarten.

### 8.2.7 Knochentransplantation

Abgesehen von Weichgeweberverpflanzungen bieten die mikrochirurgischen Techniken auch die Möglichkeit, Knochen mit oder ohne umgebendes Weichgewebe zu verpflanzen. Hierbei kommen vor allem infrage:

- **Skapulaknochen** in Verbindung mit einer **Latissimus-dorsi-Lappenplastik**
- **Freier Fibulatransfer**, bei dem eine über dem gut durchbluteten Wadenbein liegende Hautinsel mitgehoben wird (◘ Abb. 8.15)

Durch derartige Knochentransplantation lassen sich Knochendefekte nach Tumorresektionen überbrücken. Die Hebemorbidität ist gering.

**Abb. 8.15a, b** Präparation der »freien Fibula« (**a**). Der Gefäßstiel, an dem der Knochen später anastomosiert wird, ist intraoperativ erkennbar. Die Entnahme des Wadenbeines verursacht kaum Hebemorbidität; Röntgenbild 6 Monate postoperativ (**b**) nach Einheilen des freien Fibulatransplantats, das hier zur Stabilisierung der distalen Tibia eingebracht wurde

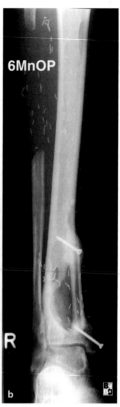
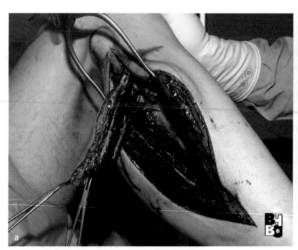

> Bei der freien Fibula sollte man mindestens 5 cm der distalen Fibula belassen, um die Syndesmosenstabilität nicht zu gefährden.

Sollte die Stabilität dieser Knochen beispielsweise für den Ersatz eines großen Röhrenknochens nicht ausreichend sein, kann eine vaskularisierte Fibula in ein knöchernes Allograft eingebracht werden, dieses vaskularisieren und die Einheilung fördern. Selbstverständlich ist die Kombination von Knochenersatz mit anderen Lappenplastiken möglich. Eine Alternative stellt das Knochentransportverfahren nach Ilisarow dar, bei dem das Röhrenknochensegment über einen Marknagel unter Regeneration gezogen wird.

### 8.2.8 Nerventransplantation

Die Transplantation von Nerven kann nach ausgedehnten Resektionen notwendig werden und hat vornehmlich bei jungen Patienten gute Erfolgsaussichten. Insbesondere die eingeschränkte Verfügbarkeit von Spendernerven am Unterschenkel und Unterarm – meist werden N. suralis oder N. cutanei antebrachii verwendet – und die sehr langen Zeiten bis zur Reinnervation des Effektormuskels limitieren den Einsatz von Nerventransplantationen.

Neue Ansätze präferieren die End-zu-Seit-Naht von Nerventransplantaten an synergistische, intakte Nerven, was eine schnellere Reinnervation zur Folge haben könnte. Verschiedenste Konstrukte zur Überbrückung von Nervendefekten werden erforscht, doch ist hier bisher noch kein entscheidender Durchbruch gelungen.

Bei älteren Patienten und bei großen Distanzen zum Rezeptormuskel können motorische Ersatzplastiken schnelleren und sichereren Erfolg bringen als die Nerventransplantation.

### 8.2.9 Motorische Ersatzoperationen

Im Prinzip tolerieren die Extremitäten erhebliche Reduktionen des Muskelquerschnitts ohne relevante Einschränkungen im Alltagsgebrauch. Bei ausgedehnten Muskelgruppenresektionen oder nach Entfernen von Nerven mit Schlüsselfunktionen besteht jedoch die Indikation zur funktionellen Wiederherstellung, um die berufliche und soziale Reintegration des Patienten zu gewährleisten und seine psychische Situation zu verbessern. Insbesondere im multimodalen Therapiekonzept mit nachfolgender Bestrahlung sind diese Ersatzoperationen indiziert, da sich hierdurch das Tragen von Orthesen auf bestrahlter Haut ggf. verhindern lässt.

— Motorische Ersatzoperationen sollten **primär** im Zuge der Resektion erfolgen, da sekundäre Eingriffe nach Bestrahlung mit erhöhtem Risiko von Komplikationen einhergehen.
— Physiologische Bewegungsausmaße werden durch sie nie erreicht. Es geht stattdessen um Funktionsverbesserungen, die die Verrichtungen des Alltages erleichtern.

### Obere Extremität

Zur Außenrotation im **Schultergelenk** kann eine Umsetzung des Ansatzes M. pectoralis major auf das Tuberculum minus erfolgen, die Schulterabduktion lässt sich durch Umsetzen des M. trapezius auf den proximalen Humerus rekonstruieren.

Beugung und Streckung der **Ellbogen** können meist relativ einfach durch ein Umsetzen der Ansätze der Antagonisten von unbetroffener Beuge- oder Streckseite erfolgen. Hier stehen der M. triceps oder der M. biceps brachii, die Unterarmbeuger oder der bereits erwähnte M. latissimus dorsi zur Verfügung.

Zur Verbesserung der **Handfunktion** kommt sehr häufig die Radialisersatzplastik zum Einsatz, bei der Sehnen der Beugeseite auf Strecksehnen verpflanzt werden:
- Der M. pronator teres kann so über die Sehne des M. extensor carpi radialis brevis die Handgelenkstreckung übernehmen.
- Die auf die Extensorsehnen der Langfinger gesetzte Sehne des M. flexor carpi ulnaris sorgt für die Fingerstreckung.
- Die Sehne des M. palmaris longus kann – eingeflochten in die Sehne des M. extensor pollicis longus – die Daumenstreckung übernehmen.

Zur Rekonstruktion der Beugung stehen analog die Strecksehnen zur Verfügung. Nach 6-wöchiger Schonung kann in der Regel mit der Belastung begonnen werden, und die Patienten können die betroffene Hand wieder einsetzen.

 — Sehnenumsetzungen sollten möglichst außerhalb des Bestrahlungsfeldes erfolgen, um Verklebungen zu vermeiden.
— Wichtig ist eine ausreichende Weichgewebebedeckung, ggf. durch Lappenplastiken.

Bei Verlust des distalen N. medianus kann die Verlagerung des M. abductor digiti minimi oder die Umsetzung der oberflächlichen Beugesehne des 4. Fingers die Daumenopposition verbessern. Die Krallenstellung, die durch die Überstreckung der Metakarpophalangealgelenke den Faustschluss behindert, lässt sich durch Fesselung der A2-Ringbänder mit den zuvor vom Ansatz abgelösten oberflächlichen Beugesehen aufheben.

### Untere Extremität

Nach ausgedehnten Sarkomresektionen am Oberschenkel muss die **Kniestreckung** rekonstruiert werden. Hierzu können die Sehnen von M. semitendinosus oder M. semimembranosus und M. gracilis distal auf das Lig. patellae umgesetzt werden (Gocht-Plastik). Dadurch lässt sich eine Stabilisierung des Kniegelenks und meist sogar eine aktive Streckfähigkeit gegen geringen Widerstand herstellen, die das Gehen und Treppensteigen ohne Orthese und vor allem ohne erhöhte Sturzgefahr gewährleistet.

Die Beugung im Kniegelenk muss nur selten wiederhergestellt werden, da hier auch nach ausgedehnten Resektionen meist genügend funktionelles Muskelgewebe verbleibt. Vergleichbares gilt am Unterschenkel bzw. am Sprunggelenk: Bei Tumoren der Wade verbleibt nach Resektionen meist genügend Muskel, um das Sprunggelenk suffizient zu beugen.

Resektionen im Bereich der Peroneal- oder Tibialisanterior-Loge lassen sich allerdings meist schlechter kompensieren. Hier wie auch bei Resektionen des N. ischiadicus steht die Rekonstruktion der **Fußhebung** zur Vermeidung von Stolperstürzen und lebenslanger Orthesenversorgung im Vordergrund. Vornehmlich kommt die Tibialis-posterior-Sehne zum Einsatz, die, durch die Membrana interossea getunnelt, die Vorfußstreckung übernehmen kann. Um eine physiologische Aufhängung des Vorfußes zu erreichen und ihn auch in Pro- und Supination zu stabilisieren, empfiehlt sich die Verflechtung mit der Tibialis-anterior- und der Peroneus-longus-Sehne. Bei den meisten Patienten ist so ein aktives Bewegungsausmaß von 10° und die 0°-Einstellung im oberen Sprunggelenk erreichbar, sodass keine Orthese mehr benötigt wird.

Die funktionslosen Zehenstreckersehnen können an das proximale Retinaculum extensorum genäht werden, um das Einrollen der Zehen beim Gleiten in den Schuh zu vermeiden.

### 8.2.10 Gefäßersatz

Sollte die onkologiegerechte Resektion das Entfernen großer Gefäße erfordern, stehen die Vv. saphenae beider Beine zur Interposition zur Verfügung. Sollten keine geeigneten Spendergefäße verfügbar sein, eignen sich auch künstliche Gefäßprothesen, die allerdings im späteren Bestrahlungsgebiet ggf. Infekte begünstigen. Bei der Resektion großer Oberschenkeltumoren, bei denen die A. und V. femoralis mit reseziert werden müssen, spielt es hinsichtlich Ödemneigung, Komplikationsrate und Funktion anscheinend keine Rolle, ob nur die Arterie oder ob Arterie und Vene rekonstruiert werden (Tsukushi 2008).

> Oberflächliche Venensysteme und Lymphkollektoren sind grundsätzlich zu erhalten, um das Lymphödem zu minimieren.

## 8.2.11 Amputation

Erst nach Ausschöpfung aller rekonstruktiven Maßnahmen bestehen auch heute noch Indikationen zur Amputation. Die Entscheidung sollte in Zusammenarbeit mit versierten Kollegen erfolgen, die über das gesamte rekonstruktive Repertoire verfügen. Neoadjuvante Therapieoptionen wie Extremitätenperfusion oder Radiatio sollten vor einer Amputation erwogen worden sein.

> **Indikationen zur Amputation:**
> - Ausgedehnte, auch exulzerierte Rezidivtumoren mit Ummauerung der Nervenplexus oder Einbruch in Gelenke
> - Durchbruch der Membrana interossea
> - Infiltration von Knochen/Gefäßen/Nerven
>
> Bei der Indikationsstellung ist stets die Gesamtsituation des Patienten zu bedenken.

Zwingen nicht Schmerzen oder Exulzeration zum Handeln, ist es beispielsweise wenig sinnvoll, fernmetastasierte Patienten radikalen Amputationen zu unterziehen, da dadurch keine Lebenszeitverlängerung zu erwarten ist.

> Im Falle einer Amputation muss stets die optimale anschließende **Prothesenversorgung** in die Planung mit einbezogen werden.

Insbesondere ältere Patienten nutzen schwere, unhandliche Prothesen kaum. Für Ober- und Unterarme gilt das gleiche Prinzip wie für die untere Extremität:

> - Je kürzer der Stumpf, desto höher der Energieverbrauch bei der Fortbewegung. Eine Knieexartikulation verdoppelt, eine Amputation im Oberschenkel vervierfacht den Energieverbrauch.
> - Eine **Stumpflängenerhaltung**, auch mit freien Lappenplastiken, verbessert die Prothesenversorgung und erhält Lebensqualität.

### Untere Extremität

Bei Tumoren im **Vorfußbereich** sollte man der Rückfuß belassen und ggf. durch Lappenplastiken eine Defektdeckung anstreben, um den Rückfuß mit belastungsstabiler Ferse zu erhalten. Eine Reinsertion der Tibialis-anterior-Sehne im Retinaculum extensorum, im Talus oder in den Mittelfußknochen kann das Abkippen des distalen Stumpfes nach plantar verhindern. Eine Spitzy-Amputation vermag einen verbleibenden Kalkaneus durch eine Verlagerung zum Längenerhalt zu nutzen.

Bei Tumoren im **Sprunggelenk** oder im **distalen Unterschenkel** sollte möglichst ein mindestens 8 cm langer Unterschenkelanteil belassen werden, der eine gute Prothesenversorgung mit guten Hebelverhältnissen erlaubt. Zur besseren Polsterung des knöchernen Stumpfes können die Mm. gastrocnemii dienen.

Lässt es die Tumorlage zu, sollte bei Tumoren im **proximalen Unterschenkel** möglichst knieexartikuliert werden, wobei das Belassen der Patella einen dreieckigen Stumpfquerschnitt entstehen lässt, der bessere Rotationsstabilität für die Prothese bietet. Bei Befall der Kniekehle mit Gefäß-Nerven-Beteiligung kann eine Kniegelenkexartikulation mit Dekortikation des Femurs erfolgen, wobei immer noch eine bessere Stumpfsituation entsteht als bei einer distalen Oberschenkelamputation, bei der der Stumpf eine geringe Auflagefläche und nach der Prothesenversorgung wegen der runden Form keine Rotationsstabilität bieten kann.

Sollte die Amputation im **Oberschenkel** unvermeidlich sein, lassen sich durch örtliche oder freie Gewebeverpflanzungen kurze Oberschenkelstümpfe oder gar Hüftgelenkexartikulationen vermeiden, die die Mehrzahl der Patienten dauerhaft immobilisieren würden.

### Obere Extremität

Im Bereich der **Hand** können Langfinger oder insbesondere der Daumen beispielsweise durch eine freie Zweitzehen-Transplantation ersetzt werden, sodass zumindest ein Zangengriff resultiert und die Funktion der Hand teilweise erhalten bleibt. Zur Verbesserung der Ästhetik können bei notwendigen Langfingeramputationen zusätzlich Handverschmälerungen durch Strahlresektion erfolgen. Eine Option die vermehrt von Frauen angenommen wird. Sollten Hand- und Unterarmamputationen notwendig werden, zählt auch hier, dass die Länge unbedingt soweit möglich zu erhalten ist. Die gute Prothesenversorgung, inklusive myoelektrischer Technik, aber auch kunstvoll gefertigte Schmuckprothesen bieten für den Patienten derzeit Möglichkeiten. Die Langzeitergebnisse nach Handtransplantationen bleiben hingegen noch abzuwarten.

Im **Ellbogenbereich** spricht aus den gleichen Gründen wie bei der Kniexartikulation nichts gegen eine Exartikulation des Ellbogengelenks. Weiter proximal zählt ebenfalls jeder Zentimeter Länge am Oberarm, um bessere Hebelverhältnisse zu erreichen.

### Majoramputation

Bei fortgeschrittenen rumpfnahen Tumoren, können Majoramputationen notwendig werden (Williard et al. 1992a, b): Oberarmexartikulation, interskapulothorakaler

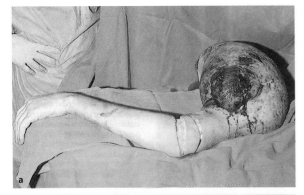

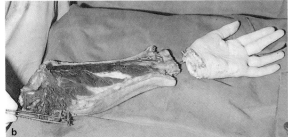

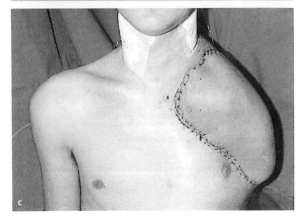

**◻ Abb. 8.16a–c** Sarkom des proximalen Oberarmes und der Schulter. Nach interskapulothorakaler Amputation (**a**) wurde das erhaltene Unterarmsegment (**b**) zur Defektdeckung und Konturverbesserung der Schulter verwendet (**c**) (aus Steinau et al. 1992; Chirurg 63:368–372)

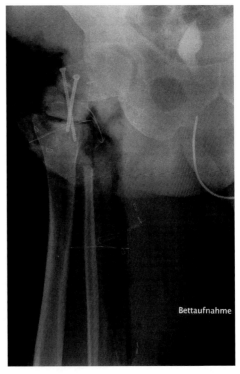

**◻ Abb. 8.17** Umkippplastik nach Sauerbruch im Röntgenbild: Der Tarsus wurde in der Hüftpfanne platziert und aus dem verbleibenden Unterschenkel ein Oberschenkelkorrelat geformt

❯ — Für die meisten Amputierten stellt **Phantomschmerz** ein erhebliches Problem dar.
  — Die intensivierte Schmerztherapie und das Einlegen von Schmerzkathetern an die durchtrennten Nerven noch während der Amputation reduzieren zwar initial den Schmerz, können aber die Entstehung von Phantomschmerzen nicht verhindern.

### Segmentamputationen

❯ Bei Segmentamputationen kann die plastisch-rekonstruktive Chirurgie mit ihren Möglichkeiten inklusive der Nutzung unversehrter distaler Extremitätenteile die Ästhetik und die Prothesenversorgung verbessern.

Distale Armsegmente können den Thorax rekonstruieren, die Thoraxform verbessern und damit die Prothesenabstützung erleichtern (◻ Abb. 8.16). Gleiches gilt bei der unteren Extremität für die **Umkippplastik**, bei der der Unterschenkel umgekehrt als Oberschenkel eingepasst wird und die Ferse in der Hüftpfanne zu liegen kommt (◻ Abb. 8.17).

Bei großen Tumoren nahe der Extremitätenmitte sind die Möglichkeiten, die Segmentamputationen eröffnen, besonders hervorzuheben:

Amputation, Hüftexartikulation oder Hemipelvektomie. Bei Patienten mit Tumorulzeration oder -zerfall, drohender Gefäßarrosion, starken Schmerzen oder weitgehend funktionsloser Extremität kann die Majoramputation den letzten Ausweg darstellen.

Der Wert dieser mutilierenden und die Patienten extrem belastenden Großeingriffe liegt – insbesondere weil die Mehrzahl der Patienten zu diesem Zeitpunkt bereits unter einer disseminierten Tumorerkrankung leidet – im Wesentlichen in der Verbesserung der Lebensqualität. Sie erlauben die weitere Integration im sozialen Umfeld und ein schmerzärmeres Leben für die ihnen verbleibende Zeit.

**Abb. 8.18a, b** Sarkom des proximalen Unterschenkels und der Fossa poplitea mit Knochen, Gefäß- und Nervenbeteiligung (**a**); Borggreve-Plastik (**b**)

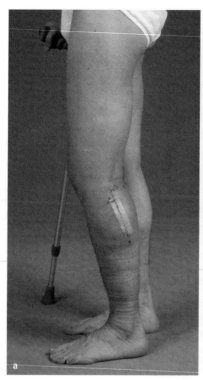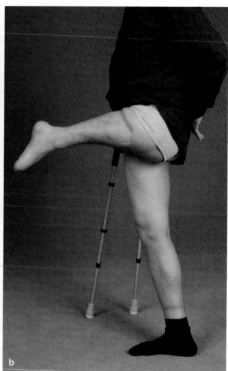

❯ Tumoren können durch Segmentamputation mit genügendem Sicherheitsabstand reseziert werden, ohne die unbeteiligte distale Extremität zu opfern. Diese wird nach der Resektion mittels Osteosynthese mit dem proximalen Extremitätenteil verbunden. Die Akzeptanz hierfür ist bei der oberen Extremität etwas geringer als an der unteren.

Bei Erhalt von Schlüsselnerven kann eine **Beihand** wertvolle Dienste leisten, auch wenn sie bereits in Oberarmhöhe ansetzt. Die **Borggreve-Plastik** (❒ Abb. 8.18), bei der man der Unterschenkel »verkehrt herum« mit dem Oberschenkel osteosynthetisch verbindet, sodass die Ferse in Kniehöhe lokalisiert ist, ermöglicht eine gute Prothesenversorgung: Das Sprunggelenk imitiert nach der Vorfußamputation das Kniegelenk mit aktiver Bewegung.

Je nach Tumorausdehnung müssen bei solchen Segmentamputationen Gefäße und Nerven ebenfalls reseziert und anastomosiert bzw. koaptiert werden. Selbst wenn die Reinnervierung lange Zeit in Anspruch nimmt, so wird in der Regel eine Schutzsensibilität im Prothesenkontaktbereich erreicht. All diese Verfahren bedeuten einen erheblichen operativen Aufwand. Geringe Lappenverlustraten rechtfertigen allerdings diesen Einsatz vor dem Hintergrund des Zugewinns an Lebensqualität für den Patienten.

## 8.2.12 Lymphknotenmetastasen

❯ Die lymphogene Metastasierung stellt für die meisten Weichgewebesarkome eine Rarität dar.

Treten Lymphknotenmetastasen auf, ist die Therapieplanung wegen der eingeschränkten Datenlage erschwert. Nach Meinung der Autoren ist auch bei Tumoren, die nach Literaturlage in über 10% lymphogen metastasieren (z. B. Rhabdomyosarkom, Epitheloidzellsarkom, Klarzellsarkom und Synovial[zell]sarkom), die Lymphknotenbiopsie *nicht* regelhaft anzuraten. Die Sentinel-Lymphknoten-Biopsie hat derzeit mangels Daten noch keinen festen Stellenwert.

Im Falle einer lymphogenen Metastasierung ist die **Prognose** meist schlecht. Die meisten Patienten entwickeln ebenfalls hämatogene Metastasen, und die 5-Jahres-Überlebensraten von 33% sind medizinisch enttäuschend, obwohl die meisten Patienten neben der chirurgischen Therapie einer adjuvanten Radiatio und/oder Chemotherapie zugeführt werden. Die radikale Lymphadenektomie scheint dann keine Überlebensvorteile zu bringen. Ob die Lymphknotenmetastase R0-reseziert oder nicht in sano reseziert wurde, hat *keinen* signifikanten Einfluss auf das Überleben der zu diesem Zeitpunkt meist bereits unter einer disseminierten Erkrankung leidenden Patienten.

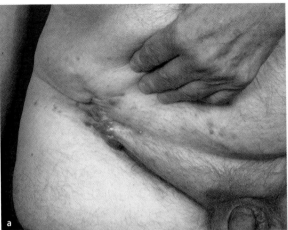
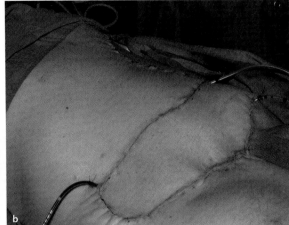

**Abb. 8.19a, b** Lymphknoten und kutane Metastasierung in der rechten Leiste (**a**); gestielte VRAM-Lappenplastik von der Gegenseite zur Defektdeckung nach Resektion (**b**)

> — Bei der Resektion von Lymphknotenmetastasen kann man zugunsten der geringeren postoperativen Morbidität auf Radikalität verzichten.
> — Insbesondere in der Leiste erscheinen Gefäß- und Nervenresektionen und entsprechende Ersatzverfahren unangemessen, wenn die Tumorausdehnung nur ein begrenztes Verfahren zulässt.

**❗ Cave!**
Stets ist auf eine suffiziente Bedeckung der Gefäß-Nerven-Bündel zu achten, etwa durch eine Sartorius-Muskelplastik oder eine gefäßgestielte vertikale Rectus-abdominis-(VRAM-)Lappenplastik, die mit Hautbrücke transplantiert zum Lymphabstrom beitragen (**Abb. 8.19**).

### 8.2.13 Strahlentherapie und plastische Rekonstruktionsverfahren

Noch immer wird kontrovers diskutiert, ob die adjuvante und neoadjuvante Strahlentherapie einen negativen Einfluss auf rekonstruktive Verfahren hat:
- Die mikrochirurgische Transplantation von freiem Gewebe in vorbestrahltes Gebiet, in dem auch die zu anastomosierenden Zuflussgefäße liegen, war in verschiedenen Untersuchungen *nicht* mit erhöhten Komplikationsraten verbunden.
- Bei lokalen Lappenplastiken und primärem Wundverschluss steigt die postoperative Wundkomplikationsrate mit der Höhe der neoadjuvanten Strahlendosis an.
- Die adjuvante externe Radiatio wird von freien Lappen toleriert, hat jedoch den Nachteil der sekundären Fibrose.

Auch wenn der Wert der Kurzdistanz- oder **Brachytherapie** (interne Strahlentherapie) noch nicht eindeutig geklärt ist, so scheint sie zumindest keinen negativen Einfluss auf mikrochirurgische Rekonstruktionsverfahren zu haben, selbst wenn die Strahlenquellen in unmittelbarer Nähe der Gefäßanastomosen platziert wurden. Verschiedene Studien zeigen (unabhängig vom Rekonstruktionsverfahren) allerdings eine erhöhte Rate von Wundheilungsstörungen verglichen mit der externen Bestrahlung und empfehlen außerdem, die Brachytherapiekatheter im Falle einer freien Lappenplastik möglichst weit entfernt von der Gefäßanastomose zu platzieren.

> — Die Brachytherapie mündet bei gleicher Sicherheit bezüglich der Lokalrezidivraten offenbar in einer etwas höheren Wundheilungsstörungsrate als die externe Radiatio.
> — Die intraoperative Bestrahlung wird nicht routinemäßig eingesetzt, da bisher kein Vorteil gegenüber den beschriebenen Verfahren belegt ist.

Eine Verzögerung der Strahlentherapie um 30 Tage, beispielsweise durch Wundheilungsstörungen, scheint noch keinen negativen Einfluss zu haben, wohingegen Verzögerungen > 4 Monate mit schlechteren Ergebnissen bei der lokalen Tumorkontrolle einhergehen.

### 8.2.14 Isolierte Extremitätenperfusion und plastische Rekonstruktionsverfahren

Ein freier Gewebetransfer im durch isolierte Extremitätenperfusion vorbehandelten Bein gilt *nicht* als kontraindiziert: Untersuchungen an allerdings kleinen Fallzahlen belegen kein erhöhtes Risiko für Lappenverluste oder

Wundheilungsstörungen. Im Übrigen gibt es hierzu nur wenige Daten zu Heilverläufen nach plastisch-rekonstruktiven Verfahren.

## 8.2.15 Chemotherapie und plastische Rekonstruktionsverfahren

> — Systemische Chemotherapie, adjuvant oder neoadjuvant, hat *keinen* negativen Einfluss auf die Erfolgsraten von freiem Gewebetransfer; auch lokale Lappenplastiken werden *nicht* negativ beeinflusst.
> — Die Chemotherapie sollte möglichst erst nach abgeschlossener Wundheilung begonnen werden.

Die Administration von Chemotherapeutika vermindert, verhindert aber nicht die Neubildung von Knochengewebe und damit die Einheilung von Knochentransplantaten. Deshalb sind hier längere Zeiten bis zur knöchernen Konsolidierung einzukalkulieren. Nicht nur die osteoblastische, auch die osteoklastische Aktivität wird verringert, weshalb es unter experimentellen Bedingungen zu weniger aseptischen Prothesenlockerungen unter Chemotherapie kam.

Hinsichtlich des Überlebens und der Patientensicherheit spielt die Abfolge von Radiatio, Chemotherapie und Operation *keine* entscheidende Rolle. Die meisten Operateure bevorzugen wegen geringerer Komplikationsraten, die Operation vor der Bestrahlung durchzuführen. Bezüglich der Chemotherapie gibt es keine eindeutigen Präferenzen. Resektion und Rekonstruktion sollten synchron erfolgen.

## Literatur

**Abschnitt 8.1**

Gilbert NF, Cannon CP, Lin PP, Lewis VO (2009) Soft-tissue sarcoma. J Am Acad Orthop Surg 17(1):40–47

Ferguson PC, Kulidjian AA, Jones KB, Deheshi BM, Wunder JS (2009) Peripheral nerve considerations in the management of extremity soft tissue sarcomas. Recent Results Cancer Res 179:243–256

Enneking WF, Spanier SS, Goodman MA (1980) Current concepts review. The surgical staging of musculoskeletal sarcoma. J Bone Joint Surg Am 62(6):1027–1030

Schaser KD, Melcher I, Settmacher U, Haas NP (2004) The multidisciplinary approach to reconstructive surgery of the extremities-considerations for trauma and orthopedic surgery. Chirurg 75(4):399–410

Maduekwe UN, Hornicek FJ, Springfield DS, Raskin KA, Harmon DC, Choy E, Rosenberg AE, Petur Nielsen G, Delaney TF, Chen YL, Ott MJ, Yoon SS (2009) Role of sentinel lymph node biopsy in the staging of synovial, epithelioid, and clear cell sarcomas. Ann Surg Oncol 16(5):1356–1363

Lin PP, Pino ED, Normand AN, Deavers MT, Cannon CP, Ballo MT, Pisters PW, Pollock RE, Lewis VO, Zagars GK, Yasko AW (2007) Periosteal margin in soft-tissue sarcoma. Cancer 109(3):598–602

Steinau HU, Homann HH, Drücke D, Torres A, Soimaru D, Vogt P (2001) Resection method and functional restoration in soft tissue sarcomas of the extremities. Chirurg 72(5):501–513

**Abschnitt 8.2**

Daigeler A, Kuhnen C, Moritz R, Stricker I, Goertz O, Tilkorn D, Steinstraesser L, Steinau HU, Lehnhardt M (2009) Lymph node metastases in soft tissue sarcomas-a single center analysis of 1,597 patients. Langenbecks Arch Surg 394(2):321–329 (Epub 2008 Jul 2)

Daigeler A, Drucke D, Tatar K, Homann HH, Goertz O, Tilkorn D, Lehnhardt M, Steinau HU (2009) The pedicled gastrocnemius muscle flap: a review of 218 cases. Plast Reconstr Surg 123:250–257

McCarter MD, Jaques DP, Brennan MF 2002. Randomized clinical trials in soft tissue sarcoma. Surg Oncol Clin N Am 11:11–22

Reece GP, Schusterman MA, Pollock RE, Kroll SS, Miller MJ, Baldwin BJ, Romsdahl MM, Janjan NA (1994) Immediate versus delayed free-tissue transfer salvage of the lower extremity in soft tissue sarcoma patients. Ann Surg Oncol 1:11–17

Rosenberg SA, Kent H, Costa J, Webber BL, Young R, Chabner B, Baker AR, Brennan MF, Chretien PB, Cohen MH, deMoss EV, Sears HF, Seipp C, Simon R (1978) Prospective randomized evaluation of the role of limb-sparing surgery, radiation therapy, and adjuvant chemoimmunotherapy in the treatment of adult soft-tissue sarcomas. Surgery 84:62–69

Rosenberg SA, Tepper J, Glatstein E, Costa J, Baker A, Brennan M, DeMoss EV, Seipp C, Sindelar WF, Sugarbaker P, Wesley R (1982) The treatment of soft-tissue sarcomas of the extremities: prospective randomized evaluations of (1) limb-sparing surgery plus radiation therapy compared with amputation and (2) the role of adjuvant chemotherapy. Ann Surg 196:305–315

Steinau HU, Biemer E (1985) Possibilities of plastic surgical reconstruction in limb-sparing resection of malignant soft tissue tumors of the extremities. Chirurg 56:741–745

Steinau HU, Germann G, Klein W, Josten C (1992) The epaulette flap: replantation of osteomyocutaneous forearm segments in interscapulo-thoracic amputation. Chirurg 63:368–372

Steinau HU, Buttemeyer R, Vogt P, Hussmann J, Hebebrand D (1995) Limb salvage and reconstructive procedures in soft tissue sarcomas of the extremities. Recent Results Cancer Res 138:31-39

Tsukushi S, Nishida Y, Sugiura H, Nakashima H, Ishiguro N (2008) Results of limb-salvage surgery with vascular reconstruction for soft tissue sarcoma in the lower extremity: comparison between only arterial and arterovenous reconstruction. J Surg Oncol 97:216–220

Valle AA, Kraybill WG 1996. Management of soft tissue sarcomas of the extremity in adults. J Surg Oncol 63:271–279

Williard WC, Collin C, Casper ES, Hajdu SI, Brennan MF (1992a) The changing role of amputation for soft tissue sarcoma of the extremity in adults. Surg Gynecol Obstet 175:389–396

Williard WC, Hajdu SI, Casper ES, Brennan MF (1992b) Comparison of amputation with limb-sparing operations for adult soft tissue sarcoma of the extremity. Ann Surg 215:269–275

Zelefsky MJ, Nori D, Shiu MH, Brennan MF (1990) Limb salvage in soft tissue sarcomas involving neurovascular structures using combined surgical resection and brachytherapy. Int J Radiat Oncol Biol Phys 19:913–918

# Gastrointestinale Stromatumoren und andere abdominale Sarkome

*P. M. Schlag und J. T. Hartmann*

## 9.1    Einleitung

Gastrointestinale Stromatumoren (GIST) sind die häufigsten mesenchymalen Tumoren des Gastrointestinaltrakts. Da sie histologisch Leiomyosarkomen ähneln, wurden sie lange Zeit fehldiagnostiziert (Kindblom et al. 1998).

GIST sind erst seit 1998 eine eigenständig definierte Tumorentität, die von den interstitiellen Cajal-Zelle ausgeht. Sie besitzen eine typische Aktivierung der **KIT-Rezeptor-Tyrosinkinase** (= CD117) oder der **PDGFRA-Rezeptor-Tyrosinkinase** (Heinrich et al. 2003b). Genetische Mutationen dieser Rezeptor-Tyrosinkinase (◻ Tab. 9.1) können zum Funktionsverlust und über die konstitutive Aktivierung der Tyrosinkinase (Corless et al. 2004) zu Zellproliferation und malignem Wachstum führen (vgl. ▶ Abschn. 3.3.6). Durch eine medikamentöse Inhibition der Rezeptor-Tyrosinkinase ergeben sich neuartige, zielgerichtete Behandlungsansätze (»targeted therapy«).

Die häufigste primäre Lokalisation der Tumoren ist der Magen, gefolgt vom Dünndarm. Die anderen Bereiche des Gastrointestinaltrakts sind wesentlich seltener betroffen. Histologisch lassen sich ein Spindelzelltyp, ein epitheloider Typ und ein Mischtyp unterscheiden (◻ Tab. 9.1).

> — Voraussetzung für die Diagnose eines gastrointestinalen Stromatumors ist der immunhistochemische Nachweis von CD117, der bei ca. 85% dieser Tumoren vorliegt.
> — Bei CD117-negativen Tumoren sind molekulargenetische Mutationsanalysen für PDGFRA diagnosesichernd.

**Prognostische Bedeutung** haben Tumorgröße, Lokalisation und mitotische Aktivität. Der Mutationsstatus ist prädiktiver Faktor unter der Behandlung mit Tyrosinkinaseinhibitor, seine prognostische Bedeutung ist noch nicht abschließend geklärt (◻ Tab. 9.2).

## 9.2    Symptomatik und Diagnostik

Die **klinische Symptomatik** ist meist recht uncharakteristisch, variabel und lokalisationsabhängig (Druck- oder Fremdkörpergefühl, Schmerzen, Subileus, gastrointestinale Blutungen). Eine typische B-Symptomatik mit Inappetenz, Leistungsknick, Gewichtsabnahme und Nachtschweiß ist eher selten. Erst fortgeschrittene Tumoren sind palpabel. Kleinere Tumoren sind meist symptomfrei und oft eine Zufallsdiagnose im Rahmen einer anders indizierten Untersuchung bzw. Therapie (DeMatteo et al. 2000).

>  — **Diagnostisch** spielen radiologische (CT/PET, Sonografie) und endoskopische Verfahren (inklusive Endosonografie) die wichtigste Rolle.
> — GIST imponieren eher als gut abgrenzbare, polyzyklische Tumoren mit Verdickung der Lamina muscularis und zentralen zystischen Tumorbereichen.

Im Gegensatz zu epithelialen Malignomen, die prinzipiell zu einer Destruktion der Magen-Darm-Wandschichten führen, bleiben bei einem GIST die typischen Wandschichten lange erhalten. Die Schleimhaut des Gastrointestinaltrakts bleibt, abgesehen von Ulzerationen, die dann auch zu symptomatischen Blutungen führen können, meist unauffällig.

In der **kontrastmittelverstärkten CT** zeigen vor allem größere GIST ein Kontrastmittel-Enhancement der Randbereiche als Ausdruck einer Hypervaskularisation sowie unter Umständen zentrale Einblutungen und Nekrosen (Lau et al. 2004, Sandrasegaran et al. 2005). Die PET-CT-Untersuchung, die zusätzlich zur morphologischen Darstellung eine funktionelle, metabolische Aussage ermöglicht, hat bei GIST vor allem im Rahmen der Beurteilung des therapeutischen Ansprechens von Tyrosinkinaseinhibitoren Bedeutung erlangt. Dies ist auch deswegen bedeutsam, da sich zeigte, dass RECIST-Kriterien (Response Evaluation Criteria in Solid Tumors), die sich auf Größenveränderungen der Tumoren beziehen, bei molekularer GIST-Therapie wenig aussagekräftig sind (Van den Abbeele u. Badawi 2002).

> Die CT-Untersuchung ist für Staging und Operationsplanung die wichtigste Untersuchungsmethode und auch Basisuntersuchung der Therapiesteuerung.

Bei kleinen intraluminalen Tumoren besitzt die endoluminale Sonografie einen besonderen Stellenwert. Die Kernspintomografie hat vor allem ihre Berechtigung bei gastrointestinalen Stromatumoren des Rektums.

> Endgültige Klarheit für die Diagnose eines GIST kann nur die **histologische Untersuchung** des Gewebes mittels (Feinnadel-)Biopsie oder eine anders geartete Gewebeentnahme bringen.

**Metastasierung** Häufigster Metastasierungsort von GIST-Tumoren ist die Leber, gefolgt vom Peritoneum. Lungenmetastasen sind im Gegensatz zu den gängigen Sarkomen selten. Auch Lymphknotenmetastasen sind bei GIST eine Rarität.

**◨ Tab. 9.1** Klinische und pathohistologische Besonderheiten gastrointestinaler Stromatumoren in Abhängigkeit vom Mutationsstatus (Taniguchi et al. 1999, http://www.ncbi.nlm.nih.gov/pubmed?term=taniguchi%2C%204297)

| Mutationstyp | Häufigkeit | Histologischer Typ | Lokalisation | Klinisches Ansprechen auf Imatinib |
|---|---|---|---|---|
| *KIT* | 80–85% | hauptsächlich Spindelzelltyp | | |
| ▬ Exon 9 | 10% | | Dünndarm | mäßig |
| ▬ Exon 11 | 60–70% | | | gut |
| ▬ Exon 13 | 1% | | | gering |
| ▬ Exon 17 | 1% | | | gering |
| *PDGFRA* | 5–10% | ▬ Epitheloidtyp ▬ gemischter Spindelzell-Epitheloid-Typ | Magen | |
| ▬ Exon 12 | 1% | | | gering |
| ▬ Exon 14 | < 1% | | | unbekannt |
| ▬ Exon 18 | 6% | | | D842V kein Ansprechen; andere Mutationen |
| *Wildtyp:* keine *KIT*- oder *PDGFRA*-Mutation | 10% | Spindelzelltyp | | gering/mäßig |

**◨ Tab. 9.2** Risikobewertung gastrointestinaler Stromatumoren (Miettinen u. Lasota 2006). Beachte das meist prognostisch ungünstigere Verhalten von GIST, die sich außerhalb des Magens entwickeln

| Tumorparameter | | | Anteil Patienten mit progredienter Krankheit / Metastasierung | | | |
|---|---|---|---|---|---|---|
| Gruppe | Größe (cm) | Mitosen[a] | Magen-GIST | Jejunaler und ilealer GIST | Duodenaler GIST | Rektaler GIST |
| 1 | ≤ 2 | ≤ 5 | 0% / keine | 0% / keine | 0% / keine | 0% / keine |
| 2 | > 2, ≤ 5 | ≤ 5 | 1,9% / sehr gering | 4,3% / gering | 8,3% / gering | 8,5% / gering |
| 3a | > 5, ≤ 10 | ≤ 5 | 3,6% / gering | 24% / moderat | 34% / hoch[c] | 57% / hoch[c] |
| 3b | > 10 | ≤ 5 | 12% / moderat | 52% / hoch | | |
| 4 | ≤ 2 | > 5 | 0%[†] | 50%[b] | [d] | 54% / hoch |
| 5 | > 2, ≤ 5 | > 5 | 16% / moderat | 73% / hoch | 50% / hoch | 52% / hoch |
| 6a | > 5, ≤ 10 | > 5 | 55% / hoch | 85% / hoch | 86% / hoch | 71% / hoch[c] |
| 6b | > 10 | > 5 | 86% / hoch | 90% / hoch | | |

[a] Anzahl der Mitosen in 50 »high power fields« (HPF)
[b] sehr geringe Fallzahl
[c] Gruppen 3a/3b, 6a/6b für duodenale und rektale GIST aufgrund geringer Fallzahlen zusammengefasst
[d] keine Tumoren dieser Kategorie in die Studie einbezogen

## 9.3    Chirurgische Therapie

Die chirurgische Therapie gastrointestinaler Stromatumoren unterscheidet sich in verschiedenen Aspekten von der Vorgehensweise bei anderen Weichgewebesarkomen. Dies ist insbesondere auf das gute Ansprechen der GIST auf eine Behandlung mit Tyrosinkinaseinhibitoren zurückzuführen.

> — Die primäre Resektion ist kurativ nur indiziert, wenn keine Zweifel an der Möglichkeit einer R0-Resektion bestehen.
> — Bei allen lokal fortgeschrittenen und metastasierten GIST ist zunächst eine Vortherapie mit Tyrosinkinaseinhibitoren (z. B. Imatinib, siehe unten) indiziert.

Je nach Lokalisation und Malignitätsgrad sollte bei Dünndarm- oder Mastdarmbefall eine partielle Magen- oder Segmentresektion erfolgen. Die Indikation zu größeren En-Bloc-Resektionen ist primär zurückhaltend zu stellen, insbesondere wenn sich hiernach schwerwiegende funktionelle Störungen (z. B. Kurzdarmsyndrom) ergeben können.

**❶ Cave!**
Beim chirurgischen Eingriff ist in jedem Fall eine intraoperative Tumorruptur zu vermeiden. Dies gilt auch bezüglich einer R1- oder R2-Resektion, soweit dies in einer Notfallsituation unvermeidlich ist. Eine inkomplette makroskopische Resektion oder eine Tumorruptur kann sich aufgrund einer hierdurch bedingten intraperitonealen Sarkomatose negativ auf das Gesamtüberleben auswirken.

Allerdings kann bei Patienten mit lokal fortgeschrittenen oder metastasierten GIST, die unter einer Therapie mit Tyrosinkinaseinhibitoren einen »mixed response« zeigen, die Resektion progressiver Tumorareale sinnvoll sein. Grund dafür ist, dass ein unterschiedliches (Neu-)Mutationsspektrum einzelner GIST-Läsionen Therapieversagen und Progredienz bedingen kann (Heinrich et al. 2003a). Ähnliches gilt auch für die Exstirpation rezidivierender GIST (Mudan et al. 2000, Clary et al. 2001).

Eine besondere chirurgische Aufgabe ergibt sich bei intraabdominaler Blutung von GIST, die unter Tyrosinkinaseinhibition auftreten kann. In diesem Fall erschwert eine damit gelegentlich verbundene gleichzeitige Hyperfibrinolyse die chirurgische Therapie. Mehrmalige Revisionen unter Tamponade der Bauchhöhle können notwendig werden.

Eine standardisierte Lymphadenektomie ist bei GIST nicht erforderlich. Suspekte Lymphknoten sind jedoch gezielt zu entnehmen und histologisch zu untersuchen.

## 9.4    Medikamentöse Therapie

> ❷ GIST-Tumoren sind in der Regel einer konventionellen Chemotherapie oder Bestrahlung *nicht* zugänglich.

Neue molekulargenetische Erkenntnisse zur GIST-Pathogenese (▶ Abschn. 3.3.6) führten deshalb zum Behandlungskonzept der Inhibition der KIT-/PDGFRA-Rezeptor-Tyrosinkinasen. Dies betrifft die präoperative neoadjuvante und die postoperative adjuvante Behandlung ebenso wie die Palliativtherapie.

Die Effektivität des Tyrosinkinaseinhibitors wird stark vom Mutationstyp der Rezeptor-Tyrosinkinase mitbestimmt (◻ Tab. 9.1):

▬ Bei der am häufigsten vorliegenden Exon-11-Mutation von KIT kann im Allgemeinen von einem guten Ansprechen auf **Imatinib** ausgegangen werden.
▬ Bei Imatinib-resistentem GIST besitzt **Sunitinib** die größte Bedeutung. Dies gilt insbesondere für *c-kit*-Exon-9-Mutationen oder bei mutiertem *PDGFRA*-Gen. Sunitinib ist auch eine Behandlungsalternative für Patienten, die zwar auf Imatinib ansprechen, aber das Medikament (in seltenen Fällen) nicht vertragen.

Derzeit werden sowohl weitere KIT- und PDGFRA-Inhibitoren als auch Downstream-Inhibitoren (Blockade z. B. von mTOR) in klinischen Studien untersucht.

Bei lokal fortgeschrittenem GIST ist vor einer chirurgischen Resektion eine Vorbehandlung (in der Regel mit Imatinib, je nach Mutationsanalyse) indiziert (Bümming et al. 2003). Nach deutlicher Regression der Tumoren sind die Voraussetzungen für eine R0-Resektion günstiger und das Ausmaß des chirurgischen Eingriffs ist überschaubarer.

Unklar ist derzeit, inwieweit und wie lange eine erfolgreiche präoperative Imatinib-Therapie **nach kompletter Tumorresektion** (R0-Resektion) postoperativ fortzuführen ist. Nach **inkompletter Tumorresektion** und Ansprechen des Tumors auf Imatinib sollte die Behandlung bis zur Tumorprogression weiter fortgeführt werden. Nach bisherigen Studienberichten der EORTC und Skandinavischen Sarkomgruppe (SSG) ist bei GIST-Patienten **nach kompletter Tumorresektion** bei einem intermediären bzw. hohen Rezidivrisiko eine adjuvante Therapie mit Imatinib über 12 Monate empfehlenswert (Demetri et al. 2007, DeMatteo et al. 2009).

Patienten mit **inoperablem oder metastasiertem GIST** sollten, soweit der Mutationstyp nicht dagegen spricht, mit 400 mg/d Imatinib bis zur Tumorprogression behandelt werden. Sobald die Erkrankung unter dieser Imatinib-Therapie fortschreitet, sollte die Dosis auf 800 mg/d erhöht werden (Verweij et al. 2004). Unabhängig von der zugrunde liegenden Exonmutation lässt sich so bei bis zu 30% der

Patienten ein erneutes Ansprechen oder eine Stabilisierung der Tumorerkrankung erreichen. Als Zweitlinientherapie (ggf. auch bei initial nachgewiesener PDGFRA-Mutation oder Nicht-Exon-11-KIT-Mutation bzw. bei Mehrfachmutation) ist Sunitinib (50 mg/d) für 28 Tage, 14 Tage Pause, einsetzbar (Casali et al. 2008).

❯ **Zu unterscheiden ist eine partielle von einer multifokalen Resistenz gegenüber Tyrosinkinaseinhibitoren (z. B. Imatinib):**
 — Bei der **partiellen Resistenz** ist nur bei einzelnen Läsionen eine Größenzunahme festzustellen, während die Mehrheit der Metastasen/Tumoren stabil oder regredient sind.
 — Unter **multifokaler Resistenz** versteht man das generelle Fehlen einer therapeutischen Beeinflussbarkeit.

Dieser Befund lässt sich durch CT- oder PET-CT-Untersuchungen weiter untermauern. In diesem Fall ist vor allem bei Lebermetastasen zwischen den Möglichkeiten einer chirurgischen Resektion der progredienten Herde, einer Radiofrequenzablation oder der Aufnahme des Patienten in ein Studienprotokoll mit neuen Substanzen zu entscheiden. Eine Behandlung mit klassischen zytostatischen Substanzen oder eine Bestrahlung hat aufgrund der unbefriedigenden Ansprechraten keinen Stellenwert. In Einzelfällen kann gegebenenfalls auch bei unbeeinflussbar progredienten Lebermetastasen eine Chemoembolisation erwogen werden.

❗ **Cave!**
Das Absetzen der effektiven Tyrosinkinaseinhibition bei lokal fortgeschrittenen oder metastasierten Tumoren sollte bei vertretbarer Verträglichkeit nach Möglichkeit unterbleiben, da hier ein hohes Progressions- bzw. Rezidivrisiko droht.

Bei gegebener Operationsindikation sollten Tyrosinkinaseinhibitoren, die VEGFR inhibieren, präoperativ (ca. 2–3 Tage) abgesetzt und postoperativ möglichst frühzeitig (5. Tag postoperativ) wieder angesetzt werden. Für Imatinib selbst sind keine Stops (außer Op-Tag) notwendig.

## 9.5 Abdominale Nicht-GIST-Sarkome

❯ **Im Gegensatz zu den gastrointestinalen Stromatumoren sind andere abdominale Sarkome wesentlich seltener und teilweise sogar kasuistisch.**

Darunter sind **primäre Sarkome der Leber** am häufigsten anzutreffen. Am bekanntesten sind dabei die primären Angiosarkome, die sich zum Teil ätiologisch auf definierte externe Einflüsse (z. B. Thorotrast, Arsen, PVC) zurück-

führen lassen. Sarkome der Leber haben eine äußerst schlechte Prognose, treten häufig multilokulär und multilobär auf, sodass die erfolgversprechendste Therapieoption – die chirurgische Resektion – nicht mehr infrage kommt. Palliativ sind Chemoembolisation und Radiofrequenzablation und gegebenenfalls auch eine intraarteriellhepatische Chemoinfusion (z. B. mit Doxorubicin) möglich. Eine chirurgische Resektion ist (abgesehen von einer Notfallsituation, wie z. B. Blutung) nur sinnvoll, wenn eine komplette Resektion mit tumorfreien Rändern erreicht werden kann. Hierdurch sind in Einzelfällen Überlebenszeiten von bis zu 5 Jahren möglich. Die Leber kann vor allem bei viszeralen und retroperitonealen Sarkomen Sitz von Metastasen sein (▶ Kap. 13).

Eine weitere häufige Lokalisation intraabdominaler Sarkome ist der **Uterus**. Sarkome machen bis zu 6% der malignen Gebärmuttertumoren aus. Im Vordergrund stehen vor allem die Leiomyosarkome. Therapeutisch steht, soweit Tumorgröße und -infiltration es zulassen, die radikale Hysterektomie im Vordergrund. Nicht selten sind Uterussarkome Ausgangspunkt einer abdominalen Sarkomatose. Wie bei allen anderen diffus metastasierten Sarkomen ist die systemische Chemotherapie (▶ Kap. 18) palliative Standardtherapie der Wahl. Inwieweit alternativ eine aggressive Zytoreduktion mit anschließender hyperthermer intraperitonealer Chemoperfusion (HIPEC) eine effektive und nachhaltige Behandlungskonzeption ist, wird derzeit in Studien an größeren Zentren geprüft.

## Literatur

Bümming P, Andersson J, Meis-Kindblom JM, Klingenstierna H, Engström K, Stierner U, Wängberg B, Jansson S, Ahlman H, Kindblom LG, Nilsson B (2003) Neoadjuvant, adjuvant and palliative treatment of gastrointestinal stromal tumours (GIST) with imatinib: a centre-based study of 17 patients. Br J Cancer. 89(3):460–464

Casali PG, Jost L, Reichardt P, Schlemmer M, Blay JY; ESMO Guidelines Working Group (2008) Gastrointestinal stromal tumors: ESMO clinical recommendations for diagnosis, treatment and follow-up. Ann Oncol 19(Suppl2):ii5–38

Clary BM, DeMatteo RP, Lewis JJ, Leung D, Brennan MF (2001) Gastrointestinal stromal tumors and leiomyosarcoma of the abdomen and retroperitoneum: a clinical comparison. Ann Surg Oncol 8(4):290–299

Corless CL, Fletcher JA, Heinrich MC (2004) Biology of gastrointestinal stromal tumors. J Clin Oncol 22(18):3813–3825

DeMatteo RP, Ballman KV, Antonescu CR, Maki RG, Pisters PW, Demetri GD, Blackstein ME, Blanke CD, von Mehren M, Brennan MF, Patel S, McCarter MD, Polikoff JA, Tan BR, Owzar K; American College of Surgeons Oncology Group (ACOSOG) (2009) Intergroup Adjuvant GIST Study Team. Adjuvant imatinib mesylate after resection of localised, primary gastrointestinal stromal tumour: a randomised, double-blind, placebo-controlled trial. Lancet 373(9669):1097–1104

DeMatteo RP, Lewis JJ, Leung D, Mudan SS, Woodruff JM, Brennan MF (2000) Two hundred gastrointestinal stromal tumors: recurrence patterns and prognostic factors for survival. Ann Surg 231(1): 51–58

Demetri GD, Benjamin RS, Blanke CD, Blay JY, Casali P, Choi H, Corless CL, Debiec-Rychter M, DeMatteo RP, Ettinger DS, Fisher GA, Fletcher CD, Gronchi A, Hohenberger P, Hughes M, Joensuu H, Judson I, Le Cesne A, Maki RG, Morse M, Pappo AS, Pisters PW, Raut CP, Reichardt P, Tyler DS, Van den Abbeele AD, von Mehren M, Wayne JD, Zalcberg J; NCCN Task Force (2007) NCCN Task Force report: management of patients with gastrointestinal stromal tumor (GIST) – update of the NCCN clinical practice guidelines. J Natl Compr Cancer Netw 5(Suppl2):S1–29

Heinrich MC, Corless CL, Demetri GD, Blanke CD, von Mehren M, Joensuu H, McGreevey LS, Chen CJ, Van den Abbeele AD, Druker BJ, Kiese B, Eisenberg B, Roberts PJ, Singer S, Fletcher CD, Silberman S, Dimitrijevic S, Fletcher JA (2003a) Kinase mutations and imatinib response in patients with metastatic gastrointestinal stromal tumor. J Clin Oncol 21(23):4342–4349

Heinrich MC, Corless CL, Duensing A, McGreevey L, Chen CJ, Joseph N, Singer S, Griffith DJ, Haley A, Town A, Demetri GD, Fletcher CD, Fletcher JA (2003b) PDGFRA activating mutations In gastrointestinal stromal tumors. Science 299(5607):708–710

Kindblom LG, Remotti HE, Aldenborg F, Meis-Kindblom JM (1998) Gastrointestinal pacemaker cell tumor (GIPACT). Gastrointestinal stromal tumors show phenotypic characteristics of the interstitial cells of Cajal. Am J Pathol 152(5):1259–1269

Lau S, Tam KF, Kam CK, Lui CY, Siu CW, Lam HS, Mak KL (2004) Imaging of gastrointestinal stromal tumour (GIST). Clin Radiol 59(6):487–498

Miettinen M, Lasota J (2006) Gastrointestinal stromal tumors: pathology and prognosis at different sites. Semin Diagn Pathol 23(2): 70–83

Mudan SS, Conlon KC, Woodruff JM, Lewis JJ, Brennan MF (2000) Salvage surgery for patients with recurrent gastrointestinal sarcoma: prognostic factors to guide patient selection. Cancer 88(1): 66–74

Sandrasegaran K, Rajesh A, Rushing DA, Rydberg J, Akisik FM, Henley JD (2005) Gastrointestinal stromal tumors: CT and MRI findings. Eur Radiol 15(7):1407–1414

Taniguchi M, Nishida T, Hirota S, Isozaki K, Ito T, Nomura T, Matsuda H, Kitamura Y (1999) Effect of c-kit mutation on prognosis of gastrointestinal stromal tumors. Cancer Res 59(17):4297–4300

Van den Abbeele AD, Badawi RD (2002) Use of positron emission tomography in oncology and its potential role to assess response to imatinib mesylate therapy in gastrointestinal stromal tumors (GISTs). Eur J Cancer 38(Suppl5):S60–65

Verweij J Casali PG, Zalcberg J et al. (2004) Progression-free survival in gastrointestinal stromal tumours with high-dose imatinib: randomised trial, Lancet 364:1127–1134

# Retroperitoneale Weichgewebetumoren

*P. M. Schlag und J. T. Hartmann*

❯ Unter den retroperitonealen Tumoren stellen Weichgewebesarkome die wichtigste Gruppe.

Die Gruppe der retroperitonealen Weichgewebesarkome unterteilt sich in mehr als 30 histomorphologische Untergruppen (Fletcher et al. 2002). Wie bei Weichgewebetumoren anderer Lokalisation sind histologischer Subtyp und Malignitätsgrad (Grading) sowohl prognostisch als auch für die Indikationsstellung zur multimodalen Behandlung wichtig.

❯ Bei vergleichbarem Malignitätsgrad, histologischem Subtypen und Stadium haben Weichgewebesarkome des Retroperitoneums allgemein eine **schlechtere Prognose** als im Bereich der Extremitäten (Weiss u. Rao 1992).

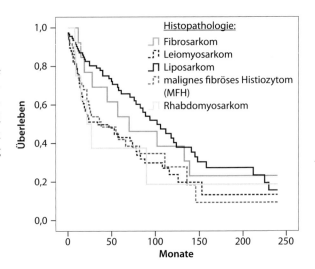

## 10.1 Klinische und morphologische Besonderheiten

❯ Liposarkome sind neben Leiomyosarkomen und Fibrosarkomen sowie peripheren malignen Nervenscheidentumoren die häufigsten retroperitonealen Weichgewebesarkome.

Beim **Liposarkom** sind zu unterscheiden (▶ Abschn. 2.2):
— Gut differenziertes Liposarkom (»well differentiated liposarcoma«, WDLS)
— Dedifferenziertes Liposarkom (DDLS)
— Myxoides/rundzelliges Liposarkom (MLS)
— Pleomorphes Liposarkom (PLS)

Die im Retroperitoneum am häufigsten anzutreffenden Liposarkome sind das gut differenzierte und das dedifferenzierte Liposarkom:
— Das **gut differenzierte Liposarkom** betrifft vor allem die Altersgruppe der 40- bis 60-jährigen und ist oft wegen des hohen Anteils an normalem Fettgewebe und weniger Lipoblasten schwer von einem atypischen Lipom zu unterscheiden. WDLS metastasieren praktisch nicht und sind nur sehr langsam progressiv. Etwa ein Viertel dedifferenzieren jedoch in Anteilen über die Jahre hinweg.
— Das **dedifferenzierte Liposarkom** wächst schneller und besitzt dann die Kapazität der Metastasierung. Da Mischformen differenzierter und dedifferenzierter Anteile in einem Liposarkom somit nicht selten sind, dies aber präoperativ meist nicht eindeutig zu klären, ist dies für die chirurgische Therapieplanung zu berücksichtigen (Lahat et al. 2008).

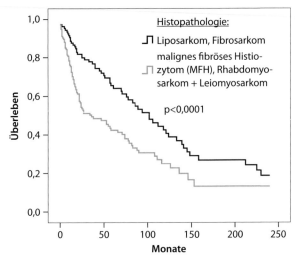

🖸 **Abb. 10.1a, b** Kaplan-Meier-Überlebenskurven in Abhängigkeit histologischer Subtypen (**a**); zusammengeführte Kaplan-Meier-Überlebenskurven von prognostisch günstigen und ungünstigen histologischen Subgruppen (**b**) (aus Perez et al. 2007: Retroperitoneal and truncal sarcomas. Ann Surg Oncol 14:1114–1122)

Das **Leiomyosarkom** ist der zweithäufigste Tumor des Retroperitoneums. Es besitzt eine hohe Neigung zur Metastasierung. Selbst bei Tumoren mit geringer Proliferation (mitotischer Index) ist mit Fernmetastasen zu rechnen, sodass eine entsprechende (präoperative) Abklärung zwingend ist. Die Prognose von Patienten mit retroperitonealem Leiomyosarkom ist mit einer 5-Jahres-Überlebensrate < 20 % sehr schlecht. Dies ergibt sich auch aus den anatomischen Besonderheiten, da ein Großteil der Leiomyosarkome ihren Ausgang von den großen retroperitonealen Gefäßen (z. B. V. cava) nimmt (Sokolich et al. 2008).

Seltener retroperitoneal anzutreffen sind **alveoläre Rhabdomyosarkome** und andere dedifferenzierte Sarkome, die früher nicht weiter klassifiziert und begrifflich als maligne fibröse Histiozytome zusammengefasst wur-

# Weichgewebetumoren des Thorax und der Thoraxwand

*E. Stoelben, C. Ludwig, A. Goßmann, P. Amini und C. Schlensak*

## 11.1   Einleitung

Die thorakalen Sarkome machen 6–7% aller Sarkome aus (Walsh et al. 2001). Sie sind gemessen an der Zahl der thorakalen Karzinome selten und erfordern daher eine hohe Aufmerksamkeit des onkologischen Thoraxchirurgen, um eine adäquate Diagnostik und radikale Therapie zu gewährleisten.

> ❶ **Cave!**
> — Insbesondere bei unter 60-Jährigen, Nierauchern und bei ungewöhnlicher radiologischer Präsentation (glatte Begrenzung, inhomogene Dichte, ungewöhnliche Tumorausbreitung) ist die Möglichkeit eines Sarkoms zu bedenken.
> — Nach thorakaler Radiotherapie (Morbus Hodgkin, Mammakarzinom; Kirova et al. 2005, Menu-Branthomme et al. 2004) und bei Neurofibromatose ist das Risiko für thorakale Sarkome erhöht.

Für die Darstellung der Therapie thorakaler Sarkome werden die Tumoren nach Lokalisation in drei Gruppen eingeteilt:
- Sarkome der Brustwand (► Abschn. 11.2)
- Intrathorakale Sarkome mit Beteiligung von Lunge, Mediastinum, Pleura und Zwerchfell (► Abschn. 11.3)
- Sarkome des Herzens und der großen Gefäße (► Abschn. 11.4)

Die Diagnostik sowie der therapeutische Zugang sind jeweils der besonderen Situation anzupassen. Die Mesotheliome der Pleura gehören zwar zu den malignen mesenchymalen Tumoren des Thorax. Als eigenständige Erkrankung mit einer umfassenden Diagnostik und multimodalen Therapie werden sie hier aber nicht dargestellt.

## 11.2   Weichgewebetumoren der Thoraxwand

### 11.2.1 Symptomatik und Diagnostik

Die Patienten klagen in erster Linie über thorakale Schmerzen durch Infiltration der Interkostalnerven. Erst an zweiter Stelle steht eine tast- oder sichtbare Raumforderung. Klinisch schwer zu erfassen sind die Tumoren der oberen Thoraxapertur, da der Schultergürtel diese Tumoren verdeckt. Bei einem Teil der Fälle liegen bewegungsabhängige Schmerzen bzw. eine Bewegungseinschränkung der Schulter vor. Dies führt zu einer langen Latenz (im Mittel 241 Tage) zwischen den ersten Beschwerden des Patienten und der endgültigen Diagnose (Walsh et al. 2001).

> ❶ **Cave!**
> Thorakale Schmerzen oder Bewegungseinschränkung der Schulter können auf einen Brustwandtumor hinweisen. Bei länger als 4 Wochen persistierenden Schmerzen und nach Ausschluss der üblichen Differenzialdiagnosen ist ein Thorax-CT indiziert.

Das **Thorax-CT mit Kontrastmittel** und dreidimensionaler Rekonstruktion erlaubt eine gute anatomische Darstellung der Brustwand und der Ausdehnung des Tumors. Für Tumoren der oberen Thoraxapertur mit Beteiligung der subklavikulären und axillären Nerven und Gefäße kann ein MRT weitere Informationen für die Planung der Resektion erbringen. Die Tumoren entwickeln sich aus dem Weichgewebe der Brustwand. Histologisch entsprechen sie dem Verteilungsmuster der Sarkome der Extremitäten.

**Differenzialdiagnostisch** sind folgende Tumoren zu berücksichtigen (Warzelhan et al. 2001):
- Peripheres Bronchialkarzinom
- Weichgewebesarkom
- Sarkom der Knochen
- Metastase eines anderweitigen Tumors
- Lokoregionäres Mammakarzinomrezidiv

Eine **histologische Sicherung** ist anzustreben, wenn ein multimodales Konzept geplant wird. Dies gilt für Bronchialkarzinome, Metastasen und Mammakarzinome. Bei isolierten, gut resektablen Tumoren ist in fast allen Fällen die primäre, vollständige Resektion indiziert. Eine Ultraschall- oder CT-gestützte Stanzbiopsie liefert in der Regel eine weiterführende Histologie.

> ❶ **Cave!**
> Eine offene oder **Exzisionsbiopsie** sollte nur durch erfahrene Chirurgen erfolgen, um eine Kontamination der Brustwand oder des Pleuraraumes zu vermeiden.

Der häufigste Tumor der Rippen ist das Chondrosarkom; es lässt sich in der Regel durch Verkalkungen und seine parasternale Lage gut identifizieren. Die Therapie stimmt mit der bei Weichteilsarkomen überein.

### 11.2.2 Chirurgische Therapie

#### Resektionsplanung

> ❯ Ziel der Operation ist die vollständige Resektion des Tumors in einer Operation. Durch die enge Beziehung von Haut, Muskulatur und Knochen (Rippen und Sternum) ist häufig eine **Vollwandresektion** notwendig.

Diese schränkt durch eine Schrumpfung des Thorax nach Resektion sowie durch eine eventuell auftretende Instabilität der Brustwand die Lungenfunktion ein. Folge ist eine restriktive Ventilationsstörung, die sich aber bei fehlender Vorerkrankung der Lunge gut kompensieren lässt. Daher ist **vor der Operation** eine Ganzkörperplethysmografie durchzuführen und das Ergebnis bei der Indikation zu berücksichtigen.

Bei der Vollwandresektion muss der Bereich der Haut und Unterhaut, der dem Tumor anliegt oder nach Biopsie kontaminiert wurde, mit exzidiert werden. Es gibt keine nachvollziehbaren Vorgaben für den Abstand zwischen Tumor und Resektionsrand. Durch Palpation wird die Ausdehnung des Tumors in der Regel unterschätzt. Die **Resektionsgrenzen** werden deshalb anhand des CT-Thorax anatomisch festgelegt (◘ Abb. 11.1):

— In kraniokaudaler Ausdehnung dienen hierzu die Rippen; mindestens eine Rippe wird über den Tumorrand hinaus reseziert.

— In dorsoventraler Ausdehnung orientiert man sich an den sagittalen Linien wie parasternaler oder vorderer und hinterer Axillarlinie.

Es wird empfohlen, niedrig maligne Tumoren mit einem Minimalabstand > 2 cm und hochmaligne Tumoren mit > 4 cm Abstand zu resezieren. Dieser Regel sind aber anatomische Grenzen gesetzt.

Der entstehende ausgedehnte Vollwanddefekt der Brustwand muss je nach Defektgröße mit Kunststoff und/ oder Muskulatur und Haut gedeckt werden.

> **Praxistipp**
>
> Es ist sinnvoll, bereits im Stadium der Planung mit einer Abteilung für plastische Chirurgie eng zu kooperieren. Dies erlaubt, die Resektionsgrenzen zu erweitern im Sinne der radikalen Resektion, ohne dass der resezierende Thoraxchirurg vom Problem der plastischen Deckung belastet wird.

**Resektion und Rekonstruktion**

Die Resektion beginnt mit der Umschneidung der Haut und Unterhaut im Bereich der Biopsie bzw. der Infiltration. Die Inzision wird senkrecht in die Tiefe vorangetrieben mit Durchtrennung der Muskulatur sowie der Rippen. Es entsteht ein zirkuläres bis quadratisches Vollwandresektat (◘ Abb. 11.2a).

Für die Rekonstruktion werden Kunststoffnetze auf den knöchernen Thorax aufgenäht. Verschiedene Netze sind verfügbar. Nichtresorbierbares, monofilamentes Material wie **Polypropylen**, das mit gleichwertigem Faden eingenäht wird, ist besonders geeignet (◘ Abb. 11.2b).

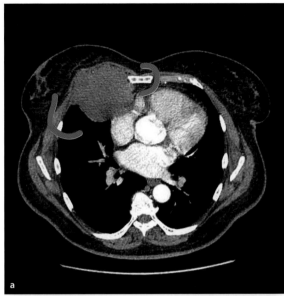

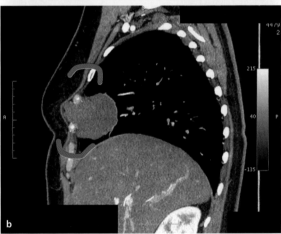

◘ **Abb. 11.1a, b** Sarkom der Brustwand parasternal rechts. Brustwandresektion mit Rippen, Sternum und Perikard. Resektionsgrenzen in horizontaler (**a**) und vertikaler Ebene (**b**)

Hierfür sprechen die gute Gewebeinkorporation, die Sekretdrainage über die vor dem Verschluss eingelegte Thoraxdrainage sowie die Infektionstauglichkeit. Letzere spielt insofern eine Rolle, da nach einer Brustwandresektion in Kombination mit einer Lungenresektion eine Parenchymfistel von mehr als 7 Tagen Dauer auftreten kann. Diese begünstigt eine Infektion des Pleuraraumes und damit des Kunststoffnetzes.

Es folgt die Deckung des Weichgewebedefekts mit Muskulatur und Haut je nach Lage und Ausdehnung des Defekts. Bei Resektionen unter dem Schultergürtel oder Resektionsflächen mit einem Durchmesser < 5 cm lässt sich der Defekt in der Regel mit Gewebe aus der Umgebung verschließen. In 50–80% der Fälle ist ein gestielter Muskel- oder Hautmuskellappen notwendig (◘ Abb. 11.2c).

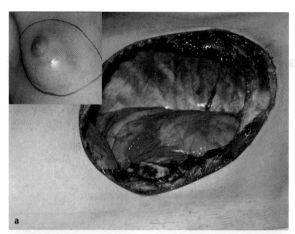

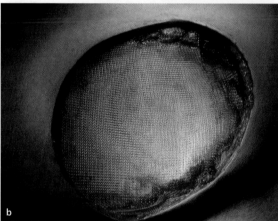

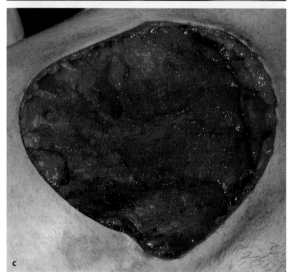

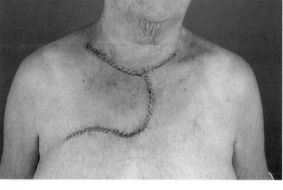

**Abb. 11.3** Zugang zur I.–III. Rippe von ventral mit Resektion des Schlüsselbeins

**Abb. 11.2a–c** Desmoid retromamillär rechts, vor und nach Vollwandexzision (**a**); Deckung mit Polypropylennetz (**b**) und mit M. latissimus dorsi (**c**)

Die wichtigsten **Muskel-** bzw. **Hautmuskellappen** (▶ Abschn. 8.2.5 u. 8.2.6) sind (Arnold u. Pairolero 1996, Skoracki u. Chang 2006, Weyant et al. 2006, Wouters et al. 2008):

- M. pectoralis, gestielt parasternal oder infraklavikulär: Ventrale Brustwand, kranialer Anteil
- M. latissimus dorsi, gestielt axillär: Ventrale und laterale Brustwand, kranialer bis kaudaler Anteil
- M. rectus abdominis, gestielt A. epigastrica superior: Ventrale Brustwand
- Die Verwendung von rigiden Materialien wie Metallstäben oder Methylmethacrylat wird regelmäßig beschrieben. Die verwendeten Materialien sollen bei ausdehnten Resektionen die Brustwand zusätzlich stabilisieren und die paradoxe Atmung reduzieren. Angeblich steigert dies die postoperative Lungenfunktion und senkt die Komplikationsrate (Weyant et al. 2006). Dieser Effekt ist jedoch nicht belegt.

**❶ Cave!**
- Alle rigiden Materialien neigen durch die ständige Atembewegung zu Ermüdungsbrüchen und Wanderung der Fragmente.

Besonders schwierig kann der **Zugang zu Tumoren auf dem Niveau der Rippen I–III** sein: Von ventral behindert das Schlüsselbein den Zugang, von dorsal das Schulterblatt mit dem M. trapezius und den Mm. rhomboidei. Von ventral gelingt eine gute Exposition durch eine Türflügelinzision mit Resektion des Schlüsselbeins (**Abb. 11.3**).

Für den **dorsalen Zugang** eignet sich die **posterolaterale Thorakotomie nach Paulson**: Nach Durchtrennung der Muskulatur zwischen Schulterblatt und Wirbelsäule kann das Schulterblatt nach lateral von der Brustwand abhoben und die dorsale Brustwand bis zur 1. Rippe dargestellt werden (**Abb. 11.4**).

Die teilweise oder vollständige **Resektion des Brustbeins** ist in **Abb. 11.2a** exemplarisch dargestellt. Zur De-

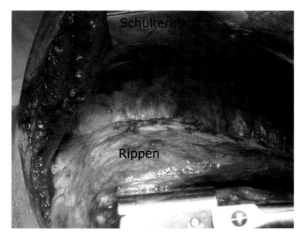

**Abb. 11.4** Zugang nach Paulson von dorsal, das Schulterblatt angehoben mit Blick auf die obere Thoraxapertur

ckung eignet sich der M. pectoralis beidseits, der jeweils parasternal, infraklavikulär und am Humeruskopf abgesetzt und in der Medianlinie adaptiert wird. Die Versorgung erfolgt über das thorakoakromiale Gefäß-Nerven-Bündel.

## Komplikationen und Prognose

Die **Letalität** nach Eingriffen an der Brustwand ohne Lungenresektion ist mit 0–3% gering. Pulmonale Komplikationen mit Sekretverhalt, Pneumonien und Atempumpenversagen stellen die häufigsten **Komplikationen** (insgesamt 25%) dar. Sie werden gefolgt von Komplikationen im Bereich der Brustwandrekonstruktion in Form von Blutungen und Wundheilungsstörungen wie Nekrosen und Infektionen (Arnold u. Pairolero 1995, Weyant et al. 2006, Wouters et al. 2008).

Eine vollständige (R0-)Resektion der Sarkome gelingt in 60–80%. In Fällen mit lokoregionären Rezidiven liegt die radikale Resektionsquote niedriger, obwohl das Ausmaß der Resektion zunimmt. Die Prognose wird im Wesentlichen von der Radikalität und der Histologie bestimmt. Nach nichtradikaler Resektion liegt die Rezidivrate bei 90%.

Chondrosarkome der Rippen sind als häufigste Knochentumoren in der Regel niedrig maligne, rezidivieren nach radikaler Resektion selten und weisen damit eine gute Prognose auf. Niedrig maligne Sarkome und Desmoide neigen zu lokoregionären Rezidiven mit einem Gesamtüberleben > 80% nach 5 Jahren. Bei hochmalignen Sarkomen wird eine 5-Jahres-Überlebensrate von 30–50% berichtet. Lokoregionäre Rezidive lassen sich erfolgreich resezieren, auch wenn die Rezidivrate erhöht ist (Abbas et al. 2004, Walsh et al. 2001, Wouters et al 2008). Bezüglich des Einsatzes der Radio- und Chemotherapie verweisen wir auf die Buchsektionen IV und V, da eigenständige Daten für die thorakalen Weichteilsarkome nicht vorliegen.

## 11.3 Weichgewebetumoren der Lunge, des Mediastinums, der Pleura und des Zwerchfells

### 11.3.1 Symptomatik und Diagnostik

Patienten mit intrathorakalen Sarkomen weisen die gleichen **Symptome** auf wie Patienten mit malignen epithelialen Tumoren: Husten, Dyspnoe, Schmerzen, Leistungs- und Appetitverlust.

Die **Diagnostik** umfasst ein Thorax-CT mit Kontrastmittel (■ Abb. 11.5a), eine Bronchoskopie sowie eine differenzierte Lungenfunktion. Zur Darstellung bestimmter Strukturen wie Zwerchfell/Leber oder Herzvorhof / zentraler Pulmonalarterie bedarf es spezieller Untersuchungen wie MRT oder Angiografie.

❶ **Cave!**
Auch die radiologische Darstellung unterscheidet Sarkome *nicht* von Karzinomen.

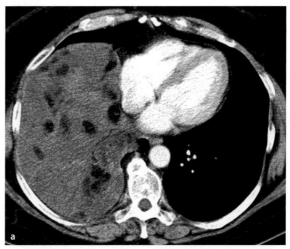

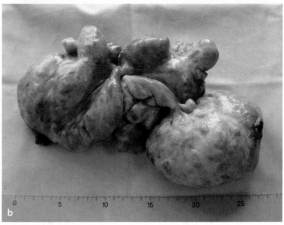

**Abb. 11.5a, b** Sarkom der rechten Lunge: CT-Thorax (**a**); Operationspräparat (**b**)

Die Tumoren neigen zu ungehindertem Wachstum über die Organgrenzen hinaus. Gleichzeitig lässt sich selbst am Resektionspräparat nicht immer sicher nachvollziehen, von welchem Organ der Tumor ausging. Durch dieses Verhalten ist mit **erweiterten Resektionen** folgender anatomischer Strukturen zu rechnen:

- Brustwand
- Zwerchfell
- Perikard
- intraperikardiale Anteile der herznahen Gefäße

> **❯** Eine histologische Sicherung ist bei größeren organüberschreitenden Tumoren anzustreben, da für das Lungenkarzinom neoadjuvante Konzepte etabliert sind.

> **❶ Cave!**
> Bei der histopathologischen Begutachtung intrathorakaler Sarkomen sind sarkomatoide Karzinome aus der Gruppe der nichtkleinzelligen Lungenkarzinome sowie Lungenmetastasen anderweitiger Sarkome auszuschließen.

Intrathorakale Sarkome stellen gemessen an der Zahl der Bronchialkarzinome Einzelfälle dar (< 0,5%). Die publizierten Serien reichen weit zurück, sodass die beschriebene Diagnostik und histologische Zuordnung den aktuellen Möglichkeiten nicht mehr entspricht. Mit Hilfe moderner histologischer Methoden lassen sich bei den intrathorakalen Sarkomen gehäuft bestimmte Subtypen nachweisen (Litzky 2008):

- Leiomyosarkom (LMS)
- Synoviales Sarkom (SS)
- Maligner peripherer Nervenscheidentumor (MPNST)
- Maligner solitärer fibröser Tumor (SFT)
- Pulmonales endotheliales Hämangioperizytom
- Primäres pulmonales Angiosarkom
- Inflammatorischer myofibroblastischer Tumor (MIT)

### 11.3.2 Chirurgische Therapie

**Resektion** Die Tumoren werden analog zu den Bronchialkarzinomen reseziert. Anatomische Resektionen von Lunge, Brustwand, Perikard und Zwerchfell sowie broncho- und angioplastische Eingriffe können notwendig sein.

**Komplikationen und Prognose** Aufgrund des teilweise ausgedehnten Tumorwachstums ist mit einer erhöhten Rate explorativer Thorakotomien (ca. 10%) und nichtradikaler Resektionen (ca. 20%) zu rechnen. Die Komplikationsrate bei Patienten, die nicht geraucht haben bzw. lungengesund sind, ist bei einer Letalität von 0–1% niedrig. Nach Resektion, eventuell mit postoperativer Radio- und/

oder Chemotherapie, werden 5-Jahres-Überlebensraten von etwa 50% berichtet (Bacha et al. 1999, Janssen et al. 1994, Petrov et al. 2003).

**Solitäre fibröse Pleuratumoren** Sie stellen eine Besonderheit dar: Sie entspringen dem subpleuralen Bindegewebe der Pleura visceralis und wachsen breitbasig oder gestielt auf der Oberfläche der Lunge. Durch immunhistologische Untersuchungen kann diese Tumorentität gut definiert werden. Es handelt sich meist um Zufallsbefunde. Bei größeren Tumoren fallen die Patienten durch einen pleuritischen Schmerz auf. Im CT findet sich ein pleuraständiger, homogener Tumor.

- **Gestielte Tumoren** lassen sich videothorakoskopisch durch eine atypische Resektion problemlos entfernen.
- **Breitbasig wachsende Tumoren** erfordern eine Thorakotomie und anatomische Resektion.

Die Prognose wird bestimmt durch die Dignität und die Wachstumsform. Rezidive treten bei malignen sessile Tumoren in 60%, bei malignen gestielten Tumoren in 14%, bei benignen sessilen Tumoren in < 8% und bei benignen gestielten Tumoren in < 2% der Fälle auf (Perrot et al. 2002).

## 11.4 Primäre maligne Weichgewebetumoren des Herzens und der großen Gefäße

### 11.4.1 Epidemiologie, Klinik und Histologie

> **❯** Primäre maligne Neoplasien des Herzens und der großen intrathorakalen Gefäße sind sehr selten.

Drei Viertel aller Tumoren des Herzens und der großen Gefäße sind gutartig (Myxom, Rhabdomyom). Die bösartigen Tumoren sind zu 75% primäre Sarkome. Aber nur 1% aller Sarkome betreffen das Herz und die großen Gefäße (Mayer et al. 2007). Die **Inzidenz** der primären Sarkome liegt bei 0,0017–0,0028% und verursacht in Nordamerika nur ca. eine von 5000 Herzoperationen (Reynen 1996).

Primäre Sarkome gibt es in allen Altersgruppen mit einer Häufung zwischen dem 30. und 50. Lebensjahr. **Histologisch** handelt es sich um (Butany et al. 2005):

- Angiosarkome (37%)
- Maligne fibröse Histiozytome (MFH; 11–24%)
- Leiomyosarkome (8–9%)
- Osteosarkome (3–9%)
- Undifferenzierte Sarkome (24%)

Die Sarkome des Herzen und der großen Gefäße werden aufgeteilt in Sarkome des rechten Herzens, Sarkome des linken Herzens und Sarkome der A. pulmonalis. Nur sehr selten ist die Aorta oder V. cava betroffen (Mayer et al. 2007). Die klinische Darstellung wird durch die Histologie, anatomische Lokalisation und Größe bestimmt.

- **Tumoren im rechten Herz** sind häufig Angiosarkome mit infiltrativem Wachstumsmuster und hoher Metastasierungstendenz. Die hämodynamische Relevanz im rechten Herz ist deutlich geringer als im linken Herz oder in der A. pulmonalis. Deswegen wird in erster Linie chemotherapeutisch behandelt und der restliche Tumor anschließend reseziert (Kodali u. Seetharaman 2006).
- **Im linken Herz** (hauptsächlich linker Vorhof) sind es meistens maligne fibröse Histiozytome mit langsamem Wachstumsmuster und später Metastasierungstendenz (Reardon et al. 1999). Tumoren im linken Herz präsentieren sich mit akutem Herzversagen durch die Behinderung des Blutstroms im linken Herz. Daher ist die Behandlung primär chirurgisch.
- Ein Patient mit einem **Sarkom der A. pulmonalis** hat schwere Atemnot, Hustenreiz und manchmal Hämoptysen.

Die Behandlung ist in allen Fällen die Resektion, wenn eine R0-Resektion möglich ist. Ansonsten kann bei extrakardialen Sarkomen die Strahlentherapie eine Alternative bieten (Reardon et al. 2006).

## 11.4.2 Diagnostik

Die Veränderungen im EKG oder im Röntgen-Thorax sind häufig (75%), aber unspezifisch. Die Etablierung der transthorakalen und transösophagealen Herzechografie hat die Diagnosestellung intrakardialer Tumoren ermöglicht. Die Darstellung der Herzklappen und die Beeinträchtigung der Funktion sind gut zu sehen.

**❗ Cave!**
Häufig wird das maligne Sarkom erst während oder sogar nach der Operation diagnostiziert!

**❯** - **Echografische Kriterien der Malignität:**
  - Tumor im Vorhof ohne Kontakt zum Septum mit breiter Basis
  - Multiple Tumoren
  - Invasion in die pulmonalen Venen
- **Thorax-CT** und **Angio-MRT** sind sehr wichtig für die anatomische Darstellung kardialer Tumoren und die Resektionsplanung.

Die Position der Positronenemissionstomografie (PET) in der Diagnostellung maligner Tumoren im Herz und in den großen Gefäßen ist zurzeit noch unklar, die Methode kann

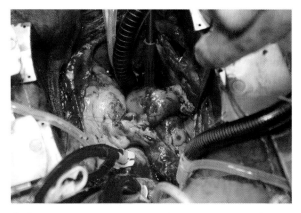

**◩ Abb. 11.6** Intraoperativer Situs, Sarkom im rechten Vorhof

aber hilfreich sein, um Fernmetastasen zu finden (Putnam et al. 1991).

## 11.4.3 Radiotherapie

**❯** Das Myokard ist sehr strahlensensibel, sodass eine wirksame Bestrahlung von Sarkomen des Herzens nicht möglich ist.

Eine effektive Strahlendosis von 60–75 Gy ist für den Herzmuskel zu toxisch: Schon nach 40 Gy tritt in 40% eine signifikante Perikarditis auf (Kodali u. Seetharaman 2006).

## 11.4.4 Chirurgische Behandlung

Die Einführung der Herz-Lungen-Maschine 1953 durch J. Gibbon ermöglichte die chirurgische Resektion primärer Sarkome der Herzens und der großen Gefäße. C. L. Crafoord führte 1954 die erste Resektion eines gutartigen Herztumors durch.

### Sarkome des rechten Herzens

**❯** Das **Angiosarkom** ist der häufigste maligne Tumor des rechten Herzens.

In 80% ist der rechte Vorhof durch einen voluminös infiltrativ wachsenden Tumor bis ins Perikard betroffen. Die Verteilung m : w ist 3 : 1. In der Regel liegt zum Zeitpunkt der Diagnosestellung schon eine Metastasierung in die Lunge vor. Oft wird die Diagnose gestellt durch die thorakoskopisch resezierten Lungenmetastasen. Ansonsten wird transvenös eine histologische Gewebeprobe gewonnen.

Ohne Resektion beträgt das 1-Jahres-Überleben trotz Chemotherapie < 10%. Sind keine Metastasen vorhanden, wird zur Verkleinerung des Tumors eine neoadjuvante Chemotherapie (Adriamycin und Ifosfamide) empfohlen. Danach kann mit Hilfe der Herz-Lungen-Maschine eine **komplette Resektion des rechten Vorhofs**, wenn nötig mit der Trikuspidalklappe und bis zu 30% des rechten Ventrikels, erfolgen. Sollte eine Kanülierung für die Herz-Lungen-Maschine wegen des Tumors nicht möglich sein, kann man die Resektion unter tiefer Hypothermie (15–16°C) und bei Herzstillstand durchführen.

Die **Rekonstruktion** erfolgt mittels bovinem Perikard oder einer Polytetrafluorethylen-(PTFE-)Membran. Bei Infiltration der V. cava superior und inferior ist die Resektion und der Ersatz durch eine Gefäßprothese ebenfalls möglich. Wegen der Aggressivität der Sarkome wird eine **adjuvante Chemotherapie** (Blackmon et al. 2008) empfohlen.

### Sarkome des linken Herzens

> Das **maligne fibröse Histiozytom** (MFH) ist das primäre Sarkom im linken Herz.

Das Wachstumsmuster ist weniger aggressiv und mit einer späteren Metastasierungstendenz verbunden. Klinisch präsentieren sich die Patienten mit einem schweren therapierefraktären linken Herzversagen. Die Diagnose wird echografisch gestellt.

> **Cave!**
> Häufig wird das maligne fibröse Histiozytom mit dem Myxom im linken Vorhof verwechselt. Dies und die Sorge, wichtige Strukturen zu beschädigen, führen oft zu inkompletten Resektionen mit hohem Rezidivrisiko (Rezidiventwicklung in 4–10 Monaten).

Reardon et al. (2006) entwickelten eine Technik der **Ex-vivo-Resektion** mit Rekonstruktion des Herzens und Reimplantation. Die komplette Explantation des Herzens ermöglicht eine bessere Visualisierung des ganzen Herzens aus jedem Winkel. Auch hier wird nach der Resektion und Rekonstruktion eine **adjuvante Chemotherapie** empfohlen. Das neoadjuvante Konzept ist wegen der hämodynamischen Situation bei Diagnosestellung hier nicht möglich.

### Sarkome der A. pulmonalis

Sarkome der A. pulmonalis sind extrem selten und meistens **Angiosarkome**. Die Patienten haben Husten, Atemnot, Hämoptysen und Thoraxschmerzen. Nicht selten werden diese Symptome mit einer Lungenembolie verwechselt. Sarkome der großen Gefäße sind in der Echografie *nicht* gut einsehbar, Thorax-CT und Angio-MRT sind Standard.

> Nur mit einer **R0-Resektion** im Rahmen einer Multimodaltherapie sind Langzeitresultate zu erwarten. In 50% ist eine Pneumonektomie der betroffenen Seite notwendig.

Die Bestrahlung von Sarkomen der großen Gefäße ist nur möglich, wenn das Herz *nicht* im Bestrahlungsfeld liegt. Die alleinige **Chemo-** oder **Radiotherapie** ermöglicht ein Überleben von lediglich einigen Wochen. Auch ohne eindeutige Datenlage wird trotz radikaler Resektion wegen des hohen Lokalrezidiv- und Fernmetastasenrisikos eine adjuvante Chemotherapie in Abhängigkeit von Grading und Subtyp (z.B. Doxorubicin und Ifosfamide) empfohlen (Reardon et al. 2006).

In der Literatur gibt es einzelne Berichte von Herztransplantationen mit Langzeitüberleben (11–33 Monate; Butany et al. 2005).

### 11.4.5 Prognose

Ohne Therapie beträgt die mittlere Überlebenszeit 9–12 Monate. Eine radikale Resektion der Tumoren ist nur in < 50% möglich (Putnam et al. 1991). In 30% liegt bereits eine Metastasierung vor, trotzdem kann eine Resektion palliativ von Bedeutung sein (Sarjeant et al. 2003). Die perioperative Letalität liegt bei 8,3% (Putnam et al. 1991).

- Nach **radikaler Resektion** (R0) mit einem multimodalen Konzept sind mittlere Überlebenszeiten von 17 bis zu 33 Monaten beschrieben worden. Geringe Patientenzahlen sind die Ursache für die unscharfe Angabe.
- Nach einer **R1-Resektion** fällt das Überleben auf 6–10 Monate (Putnam et al. 1991; Park et al. 2004; Mayer et al. 2007; Blackmon et al. 2008; Simpson et al. 2008; Bakaeen et al. 2009).

Burke et al. (1992) verglichen das 1-Jahres-Überleben mit der Anzahl der Mitosen, adjuvanter Therapie, dem Grad der Tumornekrose und der Tumorlokalisation im Herz: Nur die ersten beiden Parameter erwiesen sich als für das Überleben signifikant.

### 11.4.6 Schlussfolgerung

Sarkome des Herzens und der großen Gefäße präsentieren sich klinisch häufig mit unspezifischer Symptomatik. Deshalb und aufgrund der Seltenheit dieser Tumoren erfolgt die Diagnosestellung in vielen Fällen verspätet. Patienten werden oft erst mit fortgeschrittenen Tumorstadien zur chirurgischen Intervention vorgestellt, was das Therapieergebnis stark negativ beeinflusst. Die aggressive chirurgische Intervention ist die einzige Therapie mit Langzeitüberleben.

# Literatur

Abbas AE, Deschamps C, Cassivi SD, Nichols FC, Allen MS, Schleck CD, Paisolero PC (2004) Chest wall desmoid tumors: results of surgical intervention. Ann Thorac Surg 78:1219–1223

Arnold P, Pairolero P (1996) Chest-wall reconstruction: an account of 500 consecutive patients. Plast Reconstr Surg 98:804–810

Bacha EA, Wright CD, Grillo HC, Wain JC, Moncure A, Keel SB, Donahue DM, Mathisen DJ (1999) Surgical treatment of primary pulmonary sarcomas. Eur J Cardio-Thorac Surg 15:456–460

Bakaeen FG, Jaroszewski DE et al. (2009) Outcomes after surgical resection of cardiac sarcoma in the multimodality treatment era. J Thorac Cardiovasc Surg 137:1454–1460

Blackmon SH, Patel A et al. (2008) Management of primary cardiac sarcomas. Expert Rev Cardiovasc Ther 6:1217–1222

Burke AP, Cowan D et al. (1992) Primary sarcomas of the heart. Cancer 69:387–395

Butany J, Nair V et al. (2005) Cardiac tumours: diagnosis and management. Lancet Oncol 6:219–228

Janssen JP, Mulder JJ, Wagenaar SS, Elbers HR, van den Bosch JM (1994) Primary sarcoma of the lung: a clinical study with long-term follow-up. Ann Thorac Surg 58:1151–1155

Kirova YM, Vilcoq JR, Asselain B, Sastre-Garau X, Fourquet A (2005) Radiation-induced sarcomas after radiotherapy for breast carcinoma. Cancer 104:856–863

Kodali D, Seetharaman K (2006) Primary cardiac angiosarcoma. Sarcoma 2006:39130

Litzky LA (2008) Pulmonary sarcomatous tumors. Arch Path Lab Med 132:1104–1117

Mayer F, Aebert H et al. (2007) Primary malignant sarcomas of the heart and great vessels in adult patients – a single-center experience. Oncologist 12:1134–1142

Menu-Branthomme A, Rubino C, Shamsaldin A, Hawkins MA, Grimaud E, Dondon M, Hardiman C, Vassal G, Campbell S, Panis X, Daly-Schveitzer N, Lagrange J, Zucker J, Chavaudra J, Hartmann O, de Vathaire F (2004) Radiation Dose, chemotherapy and risk of soft tissue sarcoma after solid tumours during childhood. Int J Cancer 110:87–93

Park BJ, Bacchetta M et al. (2004) Surgical management of thoracic malignancies invading the heart or great vessels. Ann Thorac Surg 78:1024–1030

Perrot P de, Fischer S, Bründler M, Sekine Y, Keshavjee S (2002) Solitary fibrous tumors of the pleura. Ann Thorac Surg 74:285–293

Petrov DB, Vlassov VI, Kalaydijev GT, Plochev MA, Obretenov ED, Stanoev VI, Danon SE (2003) Primary pulmonary sarcomas and carcinosarcomas – postoperative results and comparative survival analysis. Eur J Cardio-Thorac Surg 23:461–466

Putnam JB Jr, Sweeney MS et al. (1991) Primary cardiac sarcomas. Ann Thorac Surg 51(6):906–910

Reardon MJ, DeFelice CA et al. (1999) Cardiac autotransplant for surgical treatment of a malignant neoplasm. Ann Thorac Surg 67(6):1793–1795

Reardon MJ, Walkes JC et al. (2006) Therapy insight: malignant primary cardiac tumors. Nat Clin Pract Cardiovasc Med 3(10):548–553

Reynen K (1996) Frequency of primary tumors of the heart. Am J Cardiol 77(1):107

Sarjeant JM, Butany J et al. (2003) Cancer of the heart: epidemiology and management of primary tumors and metastases. Am J Cardiovasc Drugs 3(6):407–421

Simpson L, Kumar SK et al. (2008) Malignant primary cardiac tumors: review of a single institution experience. Cancer 112(11):2440–2446

Skoracki RJ, Chang DW (2006) Reconstruction of the chestwall and thorax. J Surg Oncol 94(6):455–465

Walsh GL, Davis BM, Swisher SG, Vaporicyan AA, Willis-Merrinam K, Roth JA, Putnam JB (2001) A single-institutional, multidisciplinary approach to primary sarcomas involving the chest wall requiring full-thickness resections. J Thorac Cardiovasc Surg 121:48–60

Warzelhan J, Stoelben E, Imdahl A, Hasse J (2001) Results in surgery for primary and metastastic chest wall tumors. Eur J Cardio-Thorac Surg 19:584–588

Weyant MJ, Bains MS, Venkatraman E, Downey RJ, Park BJ, Flores RM, Rizk N, Rusch VW (2006) Results of chest wall resection and reconstruction with and without rigid prothesis. Ann Thorac Surg 81:279–285

Wouters MW, van Geel AN, Nieuwenhuis L, van Tinteren H, Verhoef C, van Coevorden F, Klomp HM (2008) Outcome after surgical resections of recurrent chest wall sarcomas. J Clin Oncol 26:5113–5118

# Weichgewebetumoren im Kopf-Hals-Bereich

*A. Dietz und B. Frerich*

## 12.1 Einleitung

Nach einer Definition des National Cancer Instituts fallen in den Bereich »head & neck« maligne Tumoren der Nase, Nasennebenhöhlen, Lippe, Mundhöhle, des Oropharynx, Hypopharynx und Larynx mit der angrenzenden Trachea sowie der Halsweichgewebe inklusive Schilddrüse und Speicheldrüsen. In diesem Kapitel erweitern wir den Definitionsbereich »head & neck« um die angrenzenden Lokalisationen Schädelbasis – Fronto- bzw. Rhinobasis, Laterobasis bzw. Felsenbein/Ohr – und Orbita.

> — Lediglich 10% aller Weichgewebesarkome treten in der Kopf-Hals-Region auf (Yang et al. 1993), diese machen etwa 1% der hier vorkommenden Malignome aus.
> — Bislang gibt es keine unmittelbar den Kopf-Hals-Bereich betreffende Klassifikation der sehr seltenen Tumorgruppe der Weichgewebesarkome mit ihren zahlreichen histologischen Subtypen.

Man bedient sich allgemeiner Betrachtungen, die dem Kopf-Hals-Chirurgen (HNO, MKG) die Therapieentscheidungen auf Grund der prinzipiell geforderten Radikalität sehr schwer machen. Gerade im exponierten Kopf-Hals-Bereich unter Berücksichtigung der sozialen und psychischen Folgen einer Entstellung ist die Abwägung zwischen ausreichender Radikalität und möglichst weitgehender Erhaltung von Funktion und Ästhetik schwierig. Bisherige Therapie- und Leitlinienprotokolle beantworten diese Problemstellung nicht zufriedenstellend.

> Viele generelle Betrachtungen lassen sich aus Sicht des im Kopf-Hals-Bereich tätigen Chirurgen nicht einheitlich definieren:
> — Die Empfehlung einer »radikalen Kompartimentresektion« in Analogie zu den Extremitätensarkomen ist auf den Kopf-Hals-Bereich *nicht* übertragbar (Windhager et al. 2002).
> — Bei der »weiten Resektion« stellt sich die Frage, welche Sicherheitsabstände in Anbetracht der engen Nachbarschaft zu hochrelevanten Bereichen (Orbita, Schädelbasis, gnathologisches System, Larynx etc.) zu wählen sind.

Ein anderes Dilemma: Bei den häufigen kindlichen rhabdomyosarkomartigen Tumoren (▶ Abschn. 12.7.3) fehlen bislang Richtlinien und Evidenz hinsichtlich der Indikation zur Resektion von Restbefunden nach primärer Chemotherapie. Hier wird der Begriff der »Verstümmelung« (und die unbedingte Vermeidung einer solchen) nicht eindeutig definiert und verwendet: Auch ein kleiner Eingriff kann eine »Mutilation« darstellen, wenn schwierig rekonstruierbare Strukturen (Nervverläufe, Fazialis, Gesichts-, Zungenmuskulatur) betroffen sind. Der Umfang einer bleibenden »Mutilation« ist eng an die rekonstruktiven Möglichkeiten geknüpft und kann für Anteile des Gesichtsskeletts, die sich gut oder sogar im Sinne einer Restitutio ad integrum wiederherstellen lassen, anders bewertet werden als für Resektionen z. B. im Bereich substanzieller Nervverläufe, wo mit bleibenden Veränderungen im Sinne von Entstellung oder Funktionsverlust zu rechnen ist.

> Prognostisch werden die Weichgewebesarkome der Kopf-Hals-Region und des Körperstamms deutlich ungünstiger als im Bereich der Extremitäten eingeschätzt.

Als weitere **prognostisch relevante Faktoren** werden in jüngeren Mitteilungen neben Tumorgröße und Differenzierungsgrad auch Primärtumorlokalisation, Resektionsstatus, histologischer Subtyp und Rezidivstatus mit dem Hinweis auf die notwendige Ergänzung des aktuellen AJCC-Staging-Systems diskutiert (Lahat et al. 2008a).

Die **Inzidenz** der histologischen Subtypen differiert signifikant zwischen Kindern und Erwachsenen (▶ Abschn. 12.2). Die in der Literatur diskutierte zunehmende Inzidenz wird auch als Folge verbesserter Registriersysteme, diagnostischer Instrumente und pathologischer Definitionen gewertet (Lahat et al. 2008b).

Auf Grund dieser Überlegungen sowie einer sehr spärlichen und heterogenen Datenlage, insbesondere mangelnder Phase-III-Studien, gilt:

> — Die Behandlung von Patienten mit Kopf-Hals-Tumoren sollte in **onkologischen Zentren** erfolgen.
> — Hierbei ist die enge **interdisziplinäre therapeutische Zusammenarbeit** des Kopf-Hals-Chirurgen, des Radioonkologen und des internistischen Onkologen gefordert, um maßgeschneiderte Konzepte für die individuelle Situation zu entwickeln.
> — Das **Ausmaß der chirurgischen Ablation** sollte im Vorfeld interdisziplinär besprochen und auf vertretbaren Kriterien der Resektabilität beruhen.

Die spärliche Datenlage zeigte sich auch 2008 bei der 7th International Conference on Head and Neck Cancer, einer nur alle 4 Jahre stattfindenden weltweiten Veranstaltung der American Head & Neck Society (AHNS) zu Kopf-Hals-Tumoren: Bei den weit über 1000 Beiträgen, Grundsatzreferaten und Rundtischdiskussionen fanden sich gerade 17 Posterpräsentationen mit überwiegend Falldarstellungen zu Sarkomen im Kopf-Hals-Bereich (14 Beiträge zu Weichgewebesarkomen, AHNS 2008).

Obwohl Osteosarkome im Bereich der gesamten Schädelbasis, des Gesichtsschädels und der Kalotte eine wichtige Sarkomentität darstellen, werden sie hier nicht behandelt. Das gilt auch trotz ihres Vorkommens im Kopf-Hals-Bereichs für das Kaposi-Sarkom und Sarkome mit Ursprung in Haut (z. B. Dermatofibrosarcoma protuberans), Dura mater, Gehirn, parenchymatösen oder Hohlorganen ausgeschlossen, da sie alle nicht zu den Weichgewebesarkomen zählen.

## 12.2 Lokalisation, Häufigkeit und Ätiologie

Auch im Kopf-Hals-Bereich gilt die Definition: Die heterogene Gruppe der Weichgewebesarkome umfasst alle malignen Tumoren der extraskelettalen Gewebe mesodermaler (Muskulatur, Fettgewebe, Bindegewebe, Gefäße) und neuroektodermaler (periphere Nervengewebe) Abstammung mit Ausnahme des ZNS und des retikuloendothelialen Systems (RES).

> Schätzungsweise 10–15% der Weichgewebesarkome treten im Kopf-Hals-Bereich auf (Mendenhall et al. 2005).

In einer repräsentativen Beobachtung der **Newcastle Multidisciplinary Head and Neck Clinic** wurden retrospektiv für den Zeitraum von 1985–2002 insgesamt 60 betroffene Patienten ausgewertet (Colville et al. 2005). Folgende Lokalisationen wurden (ohne Unterscheidung der Sarkomentitäten) – geordnet nach ihrer Häufigkeit – beobachtet:

| | |
|---|---|
| Gesicht/Stirn | 28% |
| Hals | 23% |
| Skalp | 12% |
| Nasopharynx | 8% |
| Antrum maxillae | 7% |
| Orbita | 7% |
| Hals/Wirbelsäule | 5% |
| Mandibula | 3% |
| Zunge | 3% |
| Intrakranial | 2% |
| Schädelknochen | 2% |

Im gleichen Kollektiv verteilen sich die Sarkome auf die in ◻ Tab. 12.1 dargestellten histopathologischen Subtypen.

Eine Auswertung der **Kollektive aus 8 US-amerikanischen Krebszentren** hat die Verteilungsmuster der Newcastle-Gruppe überwiegend bestätigt, obgleich die Seltenheit der Erkrankung eine erhebliche Unschärfe sowohl in absoluten Zahlen als auch in der histologischen Zuordnung dokumentiert (◻ Tab. 12.1). Der Anteil der hier genannten Weichgewebesarkome im **Erwachsenenalter**, zu denen *nicht* Osteosarkome, Dermatofibrosarkome, Desmoidtumoren, neuroektodermale Tumoren und Retinoblastome gezählt werden, beläuft sich auf 83% aller beobachteten Sarkome im Kopf-Hals-Bereich. Das amerika-

◻ **Tab. 12.1** Häufigkeit histopathologischer Entitäten der Weichgewebesarkome der Kopf-Hals-Region bei Erwachsenen im Newcastle-Kollektiv (Colville et al. 2005) und in US-amerikanischen Kollektiven (Mendenhall et al. 2005)

| Histopathologie | Häufigkeit (%) | |
|---|---|---|
| | 8 US-Zentren | Newcastle |
| Leiomyosarkom (LMS) | k.A. | 17 |
| maligner peripherer Nervenscheidentumor (MPNST) = malignes Schwannom | 7–49 | 17 |
| Angiosarkom | 6–20 | 14 |
| Dermatofibrosarcoma protuberans* (DFSP) | k.A. | 11 |
| Chondrosarkom (CS) | k.A. | 8 |
| Liposarkom (LS) | 2–12 | 8 |
| Rhabdomyosarkom (RMS) | k.A. | 7 |
| malignes fibröses Histiozytom (MFH) | 8–34 | 5 |
| Osteosarkom* | k.A. | 4 |
| synoviales Sarkom (SS) | 2–12 | 4 |
| Ewing-Sarkom | k.A. | 1 |
| Fibrosarkom | 3–26 | 1 |
| primitiver neuroektodermaler Tumor* (PNET) | k.A. | 1 |
| Epitheloidsarkom | 2 | k.A. |
| Desmoid* | 3–8 | k.A. |
| Retinoblastom | k.A. | 1 |

* Tumoren zählen *nicht* zu den Weichgewebesarkomen (Leitlinie: DGOOC u. BVO 2002)
k.A., keine Angaben

nische Kollektiv berücksichtigt nicht explizit Ewing-Sarkome, Chondrosarkome, Rhabdomyosarkome und Leiomyosarkome, obgleich UICC, WHO und die entsprechende Leitlinie der Deutschen Gesellschaft für Orthopädie (DGOOC u. BVO 2002) diese in die Gruppe der Weichgewebesarkome einbeziehen. Der Altersgipfel dieser Tumoren liegt bei 50–55 Jahren mit einer weiten Streuung sowie einer Bevorzugung des männlichen Geschlechts (Mendenhall et al. 2005).

Insbesondere **Chondrosarkome**, die relativ häufig im Kopf-Hals-Bereich auftreten, sind relativ gut untersucht (▶ Abschn. 12.7.1). Allein in der Leipziger Klinik wurden in den letzten 3 Jahren vier Chondrosarkome des Larynx dokumentiert. In der »American College of Surgeons' National Cancer Data Base« wurden in den Jahren 1985–1995 immerhin 400 Fälle im Kopf-Hals-Bereich gesammelt. Dies erlaubte eine weitere prognostisch relevante Subdifferenzierung:

- »Conventional type« (80,8%)
- »Myxoid type«(10,5%)
- »Mesenchymal type« (8,7%)

Die beiden letztgenannten Typen werden prognostisch ungünstiger bewertet (Koch et al. 2000).

Im **Kindes- und Jugendalter** sind die häufigsten histologischen Entitäten von Weichgewebetumoren:

- Rhabdomyosarkom (61%)
- Extraossäres Ewing-Sarkom (EES) und periphere Variante des primitiven neuroektodermalen Tumors (PNET) (8%)
- Synovialsarkom (SS) (7%)
- Neurofibrosarkom (4%)
- Fibrosarkom (ca. 3%)
- Leiomyosarkom (ca. 2%)

Im Kopf-Hals-Bereich dominieren dabei die Rhabdomyosarkome (Koscielniak u. Treuner 2008).

**Ätiologie und Pathogenese** Die Ursachen für die Entstehung von Sarkomen im Kopf-Hals-Bereich sind weitgehend ungeklärt. In der Mehrzahl der Fälle bleiben Ätiologie und Pathogenese unbekannt. Nur für wenige Tumorentitäten ist ein **Zusammenhang mit Primärerkrankungen** nachgewiesen (z. B. das gehäufte Vorkommen maligner Schwannome bei Neurofibromatose). Die Exposition mit verschiedenen Industriegiften (z. B. Asbest und Dioxin) wurde vor einigen Jahren als mögliche Ursache für Sarkome postuliert, ein sicherer Beweis ist letztlich allerdings nicht gelungen. Etwa 3% der Weichgewebesarkome im Kopf-Hals-Bereich werden auf eine **vorhergehende Strahlentherapie** in der Region zurückgeführt (Kraus et al. 1994). Zunehmend geraten genetische Alterationen im Rahmen der »Sarkomgenese« in den Vordergrund, deren Aufklärung erst am Anfang steht (▶ Kap. 3; Lahat et al. 2008b).

## 12.3    WHO-Klassifikation von Kopf-Hals-Tumoren unter besonderer Berücksichtigung der Weichgewebesarkome

■    **Nase- und Nasenebenhöhlen, Orbita**

Prinzipiell werden alle Formen der Weichgewebesarkome, wie sie in der WHO-Klassifikation von Weichgewebetumoren aufgeführt sind, angetroffen. Die WHO-Klassifikation nennt explizit: Fibrosarkom, malignes fibröses Histiozytom (MFH), Leiomyosarkom, Rhabdomyosarkom, Angiosarkom, maligner peripherer Nervenscheidentumor

(MPNST), Chondrosarkom, Ewing-Sarkom, primitiver neuroektodermaler Tumor (PNET).

■    **Nasopharynx, Schädelbasis**

Auch hier können alle Formen der Weichgewebesarkome angetroffen werden. Die WHO weist hier nicht explizit auf einzelne Subtypen hin.

■    **Hypopharynx, Larynx, Trachea, Halsweichgewebe**

Insbesondere unter Berücksichtigung der Halsweichgewebe findet man hier alle bislang aufgeführten Subtypen. Im Vordergrund stehen nach WHO: Fibrosarkom, MFH, Liposarkom, Leiomyosarkom, Rhabdomyosarkom, maligner peripherer Nervenscheidentumor, Synovialsarkom und das Chondrosarkom. Zusätzlich sollten Kaposi-Sarkome im Bereich der Larynx- und Hypopharynxschleimhäute benannt werden, die allerdings einheitlich *nicht* zu den Weichgewebesarkomen gezählt werden.

■    **Mundhöhle, Oropharynx**

Auch in dieser Region werden alle Subtypen von Weichgewebesarkomen angetroffen, die WHO-Klassifikation nennt aber keine herausragenden Typen. Auch hier werden Kaposi-Sarkome angeführt, auf die jedoch in diesem Kapitel auf Grund ihrer Nichtzugehörigkeit zu den Weichgewebesarkomen nicht eingegangen wird. Eine Besonderheit der Kieferregion sind die sehr seltenen odontogenen Sarkome, die vom Gewebe der Zahnanlagen ausgehen.

■    **Speicheldrüsen, Ohr/Felsenbein**

Im Bereich der großen Kopfspeicheldrüsen können Weichgewebesarkome auftreten, da sich auch hier bzw. in unmittelbarer Nachbarschaft sämtliche Grundgewebetypen finden. Dennoch werden in der WHO-Klassifikation keine Zuordnungen der Sarkome getroffen, und auch im Register der Speicheldrüsentumoren tauchen keine Sarkome auf. Sarkome zählen *nicht* zu den primären Speicheldrüsentumoren. Im Bereich des Felsenbeins werden in der WHO-Klassifikation keine primären Weichgewebesarkome aufgeführt.

## 12.4    Klinik und Diagnostik

Die meisten Autoren schließen embryonale Rhabdomyosarkome (▶ Abschn. 12.7.3) und extraossäre Ewing-Sarkome (▶ Abschn. 12.7.2) aus der *allgemeinen* Betrachtung der Weichgewebesarkome aus, da sie sich – auch im Kopf-Hals-Bereich – auf Grund ihrer hohen Chemosensitivität prognostisch anders darstellen. Einige Autoren schließen ferner das Angiosarkom (▶ Abschn. 12.7.4) auf Grund der deutlich schlechteren Prognose aus allgemeinen Betrachtungen aus (Ward et al. 2003).

## 12.4.1 Klinik

❯ In der Regel stellen sich Patienten mit einer schmerzlosen Geschwulst im Kopf-Hals-Bereich vor.

Willers et al. (1995) berichteten dies von 68% der Patienten mit Weichgewebesarkomen im Kopf-Hals-Bereich; zwischen erstem Bemerken und Sicherung der Diagnose vergingen im Mittel 5,5 Monate (0–35 Monate). Dijkstra et al. (1996) vom holländischen Cancer Institute sahen 95% der Patienten mit schmerzlosen Primärbefunden, die im Durchschnitt bereits 11 Monate (1–60 Monate) bestanden.

Im Vordergrund stehen die **Lokalisationen** Hals (32–53%), Gesicht (17–33%) und Skalp (14–33%), weitere sind Orbita (2–6%), Nase/Nasennebenhöhlen (4–26%), Mundhöhle (2–23%), Larynx/Pharynx (1–22%) und andere (4–18%) (Mendenhall et al. 2005).

Der maximale Tumordurchmesser ist bei über der Hälfte der Patienten < 5 cm (< 5 cm: 46–64%; > 5 cm: 15–54%) (Mendenhall et al. 2005). Etwa die Hälfte der Patienten bietet das Bild oberflächlichen Tumorwachstums ohne Infiltration tieferer Strukturen (Barker et al. 2003).

❯ Die meisten Weichgewebesarkome des Kopf-Hals-Bereichs sind nach histologischem Grading **High-Grade-Tumoren** (16–71%), 24–45% sind bei Erstdiagnose »low grade« und 15–53% »intermediate grade«.

(Bezüglich Radio- bzw. Chemotherapie ist der Begriff »intermediate grade« nicht definiert und daher nicht therapieentscheidend.)

---

**Prognoserelevante Parameter von Weichgewebesarkomen des Kopf-Hals-Bereichs:**

- Bestimmend für die Prognose sind histopathologisches Grading, histologischer Subtyp und Tumorausdehnung.
- Sowohl beim Ersttumor als auch beim Rezidiv sind das histologische Grading und die vollständige Resektion für die Prognose und therapeutische Konzeption erheblich relevanter als der jeweilige histologische Subtyp.
- Tumorgröße, vaskuläre Invasion und Eindringtiefe stehen bezüglich der prognostischen Wertigkeit deutlich hinter dem jeweiligen Grading zurück (Übersicht bei Penel et al. 2008).

---

Die Stadieneinteilung der Weichgewebesarkome im Kopf-Hals-Bereich richtet sich nach den geltenden TNM-Kriterien des American Joint Committee on Cancer (AJCC 2002; Wittekind u. Meyer 2010).

---

**Metastasierung:**

- Weichgewebesarkome zeigen eine sehr niedrige lokoregionäre Metastasierungsrate von 2–5% (Barker et al. 2003, Kraus et al. 1994).
- Die Rate der Fernmetastasen korreliert mit dem histologischen Grading und der Größe des Tumors (Brant et al. 1990).
- Die mit Abstand häufigste Lokalisation für Fernmetastasen ist die Lunge (1–2%). Sind keine Lungenmetastasen vorhanden, ist es unwahrscheinlich, dass weitere Lokalisationen wie Knochen oder Hirn befallen sind (Mendenhall et al. 2005).

---

**Symptomatik** Im Gegensatz zu äußerlich gut sichtbaren Geschwülsten können Manifestationen im oberen Aerodigestivtrakt mitunter erst spät Symptome erzeugen. Generell sollten folgende Beschwerden immer an malignomsuspekte Raumforderungen im Kopf-Hals-Bereich denken lassen: Nasenbluten, Einschränkung der Nasenluftpassage (Nasenatmungsbehinderung), Schluckbeschwerden, Kaustörungen, Artikulationsprobleme, Heiserkeit, Globusgefühl, Hörminderung, Atemnot, Riech- bzw. Sehstörungen, anfänglich indolenter Exophthalmus, Affektionen bzw. Paresen der Hirnnerven, insbesondere motorische Ausfälle im Gebiet des N. facialis und N. hypoglossus, der Einzugsgebiete des N. trigeminus und Plexus cervicalis sowie Schmerzen (lokalisiert und diffus), Leistungsknick, unklare Gewichtsabnahme, Erbrechen und B-Symptomatik (Symptomtrias aus Fieber, Nachtschweiß und Gewichtsverlust).

❯ Weichgewebesarkome im Kopf-Hals-Bereich erzeugen deutlich weniger Schmerzen, Blutungen und Allgemeinsymptome als entsprechende Karzinome.

## 12.4.2 Diagnostik

---

**Praxistipp**

In der HNO-ärztlichen Spiegeluntersuchung präsentieren sich Weichgewebesarkome im Gegensatz zu Karzinomen eher als **submukös** wachsende, oberflächlich **glatte** Raumforderungen, die allenfalls durch ihr lokal verdrängend-infiltratives Wachstum funktionelle Beschwerden erzeugen.

---

### Bildgebung

Als bildgebende Verfahren werden **CT/MRT der Kopf-Hals-Region** und das **Thorax-CT** empfohlen. Zusätzlich hat sich insbesondere im Kopf-Hals-Bereich der **B-Mode-Ultraschall** (5–7 MHz) bewährt. Hiermit gelingt eine sehr präzise Darstellung des Halslymphknotenstatus sowie eine Zuordnung größerer Metastasen bezüglich einer möglichen Infiltration wichtiger Strukturen, wie Halsgefäße, Larynx, Schilddrüse etc. Bei Hinweis auf Metastasen im Thorax-CT ist eine zusätzliche Screeningdiagnostik von Leber, Knochen, Abdomen und Gehirn zu empfehlen. Der Nutzen einer PET bzw. PET-CT ist für die Weichgewebesarkome im Kopf-Hals-Bereich bislang nur spärlich untersucht, könnte aber bei unklaren Rundherden der Lunge im Thorax-CT und zur Suche weiterer Fernmetastasen hilfreich sein. Empfohlen wird in jedem Fall initial ein komplettes Staging.

## Biopsie

> Auf der Basis der Bildgebung der suspekten Raumforderung wird eine gezielte **offene Biopsie** mit histologischer Typisierung und gegebenenfalls Bestätigung des Gradings empfohlen.

An möglichst oberflächlicher Stelle im Bereich der Primärtumorregion sollte eine **Inzisionsbiopsie** erfolgen oder eine **Exzisionsbiopsie eines vergrößerten Halslymphknotens**, ohne das Umgebungsgewebe mit Tumorgewebe zu kontaminieren. Die bioptische Schnittführung muss immer in eine prospektive sanierende Operation integriert werden!

> **! Cave!**
> Von einer Exzisionsbiopsie und einer Feinnadelbiopsie im Primärtumorbereich wird abgeraten, wenn differenzialdiagnostisch ein Weichgewebesarkom in Betracht kommt.

Der Schaden durch vorschnelles »Anoperieren« hat prognostisch deutlich negative Auswirkungen und erschwert eine nachträgliche saubere Resektion mit weiten Sicherheitsabständen (weitere Erklärungen ▶ Abschn. 12.5). Eine Feinnadelaspirationszytologie wird nicht empfohlen, da geübte Pathologen in wenigen Fällen zwar den histologischen Subtyp erkennen, ein für die Therapieentscheidung relevantes Grading jedoch nicht durchführen können. In Einzelfällen ist eine Aspirationszytologie als erste diagnostische Screeningmaßnahme zu erwägen, wird aber allein nicht ausreichen.

> Bei **isoliertem Befall der Glandula parotis bzw. Glandula submandibularis** sollte auf eine Biopsie verzichtet werden.

Da sich Weichgewebesarkome hier ausgesprochen selten manifestieren, sind die Grundprinzipien der Speicheldrüsentumorchirurgie bei pleomorphem Adenom (dem häufigstem Parotistumor) zu beachten: Der Befund ist mit genügend Sicherheitsabstand im Sinne einer **partiellen** oder **totalen Parotidektomie** bzw. **kompletten Submandibulektomie** primär zu entfernen, ohne die Pseudokapsel zu eröffnen. Nur so lässt sich eine Tumoraussaat ins umgebende Speicheldrüsengewebe verhindern (Wittekindt et al. 2007) und der Gesichtsnerv durch Vermeidung unnötiger Nachoperationen schonen (Guntinas-Lichius et al. 2006).

Im Falle eines wider alle Erwartungen diagnostizierten Weichgewebesarkoms werden dann nach definitiver Histologie weitere ergänzende operative bzw. adjuvante Maßnahmen festgelegt. Ist der Gesichtsnerv infiltriert (auch bei nicht vorbestehender klinischer Fazialisparese), sollte man nach Schnellschnittdiagnostik ein primär radikales Vorgehen mit Resektion der befallenen Fazialisäste anstreben. Insbesondere im Bereich der Glandula parotis ist die Gefahr der unkontrollierbaren Tumoraussaat bei zweizeitigem Vorgehen besonders hoch.

> Bei Tumorbefall im Bereich des oberen Aerodigestivtraktes wird eine **Panendoskopie** empfohlen.

In Intubations- oder Jetventilationsnarkose erfolgt eine endoskopische Untersuchung der Mundhöhle, des gesamten Rachenraums, des Larynx, der Speise- und Luftröhre mit bioptischer Sicherung des Primärtumors und ausreichender endoskopischer Fotodokumentation. Danach sollte eine **anatomische Zuordnung des Befundes** im Zusammenhang mit den Halsweichgeweben durchgeführt werden. Hierzu bieten sich **Dokumentationsbögen** (◻ Abb. 12.1, ◻ Abb. 12.2) an, in die der endoskopierende HNO-Arzt die Befundausdehnung exakt einzeichnen kann. Diese Dokumentationsform kann in Zusammenhang mit der Bildgebung eine wertvolle Hilfe für das anzuwendende Operationsverfahren darstellen.

> Bei Raumforderungen im Bereich von Nase/Nasennebenhöhlen, medialer Orbita und vorderer Schädelbasis ist die Biopsie im Rahmen der endoskopischen Exploration möglich.

Hierbei kommen die Techniken der endoskopischen endonasalen Nasennebenhöhlenchirurgie zur Anwendung. Ein **CT-basiertes Navigationssystem** (computerassistiertes chirurgisches [CAS-]Assistenzsystem) stellt mittlerweile ein etabliertes Verfahren zur gezielten chirurgischen Befunddetektion in dieser Region dar (ASKRA 2008, Strauss et al. 2007) (◻ Abb. 12.3).

Bei Befundlokalisation in der **Orbita** empfiehlt sich eine Biopsiegewinnung über kleine anteriore Zugänge (z. B. Lidfaltenschnitte, unterhalb der Augenbraue, ggf. in temporale Mimikfalten auslaufender Schnitt, subziliäre oder transkonjunktivale Schnittführung etc.), eventuell unter Zuhilfenahme von Lupenvergrößerung oder Operationsmikroskop. In der medialen Orbita kann bei geeigneter Lage auch endoskopisch vorgegangen werden (siehe oben).

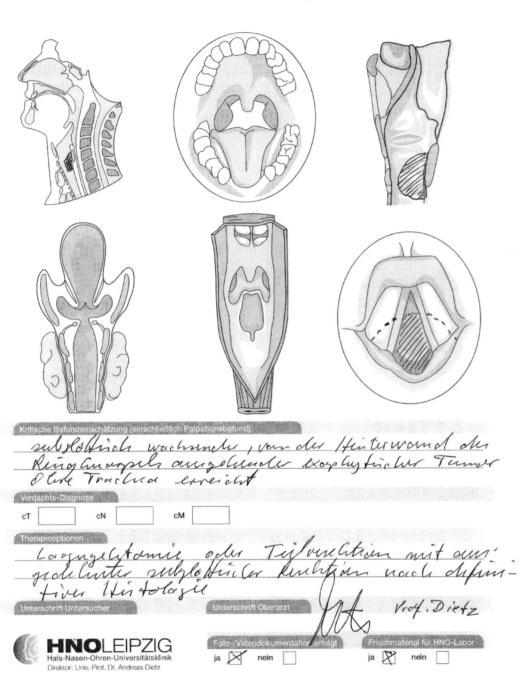

Patientenaufkleber

12. 3. 2006

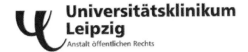
**Universitätsklinikum Leipzig**
Anstalt öffentlichen Rechts

Kritische Befundeinschätzung (einschließlich Palpationsbefund)

Verdachts-Diagnose

cT      cN      cM

Therapieoptionen

Unterschrift Untersucher          Unterschrift Oberarzt          *Prof. Dietz*

**HNO**LEIPZIG
Hals-Nasen-Ohren-Universitätsklinik
Direktor: Univ.-Prof. Dr. Andreas Dietz

Foto-/Videodokumentation erfolgt     ja ☒  nein ☐

Frischmaterial für HNO-Labor     ja ☒  nein ☐

◼ **Abb. 12.1** Leipziger Dokumentationsbogen mit subglottisch wachsendem Chondrosarkom. Die Zeichnung entstand unmittelbar nach Panendoskopie. Exophytisch wachsender, subglottischer, glatter Tumor bei 34-jähriger Patientin, der die obere Tracheahinterwand erreicht. Therapieempfehlung: Laryngektomie bzw. Teilresektion mit ausgedehnter subglottischer Resektion je nach histologischem Subtyp

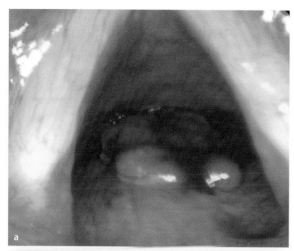

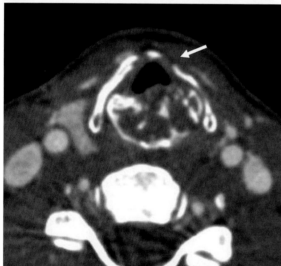

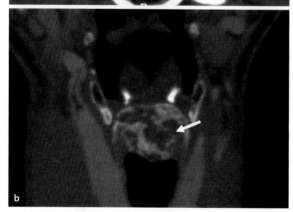

**◘ Abb. 12.2a, b**  Subglottisches Chondrosarkom.
**a** Laryngoskopie: Glatt begrenzter, exophytischer Tumor, der unterhalb der Stimmlippen von der hinteren Innenwand des Ringknorpels ausgeht und das Tracheallumen subtotal verlegt (Patientin aus ◘ Abb. 12.1 u. ◘ Abb. 12.7). Histologie: konventionelles CS, »low-grade«
**b** Die CT-Darstellungen (*oben:* axial; *unten:* koronar) sind typisch für ein CS der Ringknorpelrückwand. Der Tumor zeigt ein gekörntes Muster (Pfeil) (mit frdl. Genehmigung v. Prof. Kahn, Universitätsklinikum Leipzig)

In der Regel wird ein Malignom in der Orbita bereits in der Bildgebung als solches erkannt, sodass dann ein entsprechender Zugang gewählt werden kann. Ausgedehntere invasive Zugänge, auch knöcherne Osteotomien (laterale, subfrontale Osteotomien) sind soweit möglich bei der Probengewinnung zu vermeiden, um spätere Therapieoptionen nicht zu schmälern. Lässt sich ein High-Grade-Weichgewebesarkom im Vorfeld nicht ausschließen, müssen die Überlegungen zum Zugang für die Biopsiegewinnung davon geleitet sein, dass die Orbita im Bedarfsfall im Sinne einer Kompartimentresektion (Exenteratio) saniert werden kann unter Einbeziehung des Biopsiekanals.

## 12.5  Chirurgische Besonderheiten im Kopf-Hals-Bereich

Die operative Therapie bildet die wesentliche Säule der Behandlung der Weichgewebesarkome im Kopf-Hals-Bereich des Erwachsenen. Neben dem Differenzierungsgrad ist die Durchführung der chirurgischen Resektion der wesentliche prognostische Faktor (Penel et al. 2008). Bei kurativem Therapieansatz (lokalisierter Primärtumor, lokoregionäre resektable Halslymphknotenmetastasen und resektable Fernmetastasen), ethisch akzeptabler Operabilität und vorhandener Narkosefähigkeit ist die Operationsindikation immer gegeben.

Auch für den Kopf-Hals-Bereich gilt, dass der Tumor weit im Gesunden unter Mitnahme der Biopsienarbe »en bloc« ohne Tangierung des Tumorgewebes und der Pseudokapsel zu resezieren ist (Enneking 1983). Diese **Pseudokapsel** ist als Kompression von Normalgewebe im Bereich der Tumorfront anzusehen und suggeriert irrtümlicherweise oft eine histologisch verifizierbare Tumorgrenze:

> ❶ **Cave!**
> Tumorgewebe durchbricht regelhaft die Pseudokapsel, sodass auch außerhalb der Kapsel eine Ausbreitung des Tumors entlang von Faszien, Muskel-, bzw. Knochenoberflächen, Gefäßen und Nerven zu erwarten ist (Brennan et al. 1991).

Diese Beobachtung erzwingt die chirurgisch radikale Technik der **weiten Resektion** (»wide resection«). Verglichen mit der Extremitätenchirurgie ist sie im Kopf-Hals-Bereich deutlich schwieriger einzuhalten: Die engen anatomischen Beziehungen im Kopf-Hals-Bereich stellen gesteigerte Anforderungen, einerseits sichere Resektionsränder zu gewähren und andererseits möglichst wenig gesundes Gewebe bzw. funktionell relevante Strukturen und Organe zu beschädigen.

In der einzigen Publikation zu Resektionsrändern bei Weichgewebesarkomen im Kopf-Hals-Bereich (Bell et al. 1989) gilt die Resektion dann als komplett, wenn **alle Re-**

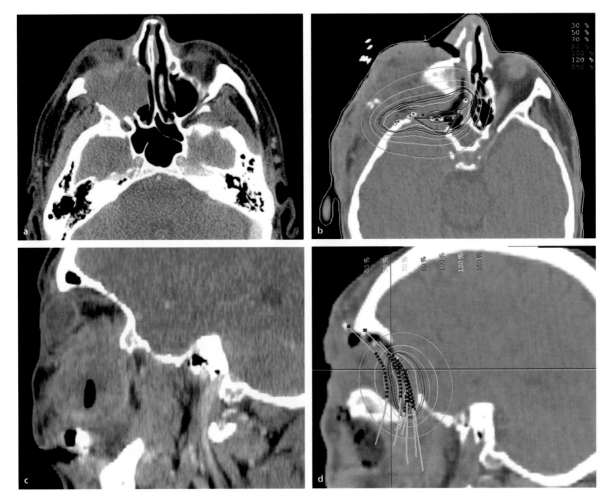

**□ Abb. 12.5a–d** Patient mit undifferenziertem Sarkom der rechten Kieferhöhle und Orbita G3.
*Oben* (**a, b**): CT-Bilder der präoperativen Situation nach 3 Zyklen Chemotherapie. Gut erkennbar ist die Nähe des Tumors zur Schädelbasis verbunden mit schwer erreichbaren weiten Sicherheitsabständen *Unten* (**c, d**): Situation nach Oberkieferresektion und Exenteratio orbitae einschließlich der involvierten Schädelbasisanteile. Rekons-truktion mit einem mikrochirurgischen osteomyokutanen Beckenkammtransplantat (Pfeil). Auf Grund der knappen Resektion Einlage von Applikatoren für HDR-BT, die die kritischen Schädelbasisbereiche abdecken. Isodosen der Bestrahlungsplanung zeigen, das dieser Bereich im Zielgebiet der HDR-BT liegt.

—  Schnittführung in der Oberlidfalte lateral, unterhalb der Augenbraue, hemi- oder bikoronar mit lateraler Osteotomie oder Osteotomie des Supraorbitalrandes
—  Transkonjunktivaler und der transkarunkulärer Zugang
—  In seltenen Fällen Oberkieferosteotomien etc. (Sterker et al. 2007)

**❶ Cave!**
In der chirurgischen Nachsorge kindlicher Patienten mit Sarkomen im Bereich Orbita und Gesichtsschädel sind die **therapiebedingten Wachstumsstörungen** zu berücksichtigen, wie sie z. B. nach Bestrahlung des wachsenden Gesichtsskeletts beschrieben wurden (Möller u. Perrier 1998).

Wenn auch die Strahlendosen heutzutage angepasst sind, ergibt sich auch hieraus Therapiebedarf in der kieferorthopädischen Chirurgie, abgesehen von den bekannten Spätfolgen der Radiotherapie im Bereich der Zähne und Mundschleimhäute.

### 12.6.7 Mundhöhle und Oropharynx

  —  Weichgewebesarkome sind im Bereich der Mundhöhle relativ selten.
—  Einheitlich ist das Grundprinzip der weiten Resektion (mindestens 10 mm Sicherheitsabstand) in allen Richtungen.

Bei bestimmten Sarkomentitäten ist die **rasche lokale Rezidivierung** trotz formaler (histopathologisch verifizierter) In-Sano-Resektion beschrieben worden (z. B. bei einem Leiomyosarkom des Mundbodens: Gülicher et al. 2005). Wie die Autoren selbst meinen, können diskontinuierliche Tumorzellresiduen nach primärer Chemotherapie, Verletzung der No-Touch-Kriterien und inadäquate Sicherheitsabstände ursächlich eine Rolle spielen.

Für das kraniofaziale Osteosarkom gilt die In-Sano-Resektion auch im Knochen bei einem Sicherheitsabstand > 5 mm die als ausreichend sicher (Jundt et al. 2006). Für die Weichgewebesarkome existieren bislang keine entsprechenden Daten. Daher muss die **Wahl des Sicherheitsabstands** eine **individuelle Entscheidung** bleiben unter Berücksichtigung des Gradings, des Wachstumsverhaltens der Sarkome (entlang Faszien), der Tumorlokalisation und -entität, des Alters und Allgemeinzustands des Patienten.

### Weichgeweberekonstruktion

Die Verfahren hängen von der Tumorlokalisation ab:
- Bei alleinigen, bis zu mittelgroßen Resektionen im Bereich des Zungenkörpers ist der Primärverschluss durch Rotation des Muskelkörpers völlig ausreichend und ergibt gute funktionelle Ergebnisse.
- Für Defekte des Mundbodens haben sich dünne, anschmiegsame Transplantate zum Schleimhautersatz bewährt, in erster Linie der **Radialislappen**, um die Umschlagfaltenfunktion für die Zungenbeweglichkeit zu erhalten. Die Haut des Radialislappens ist ausreichend belastbar und druckresistent.
- Daneben eignet sich der Radialislappen auch für Rekonstruktionen des Planum buccale, den Oropharynxbereich und den partiellen Zungenersatz. Alternativ sind je nach Defektgröße und -tiefe auch der Pektoralis-major-Lappen oder **andere Lappen** (Oberarm-, ALT-, Latissimus-dorsi-Lappen etc.) verwendbar.

### Kieferrekonstruktion

Bei Tumoren in Unterkiefernähe kann eine **Unterkieferteilresektion** erforderlich werden, gegebenenfalls auch als kontinuitätserhaltende Kastenresektion. Die Indikation zur Unterkieferteilresektion und zum Ausmaß derselben muss davon geleitet sein, ein Maximum an Sicherheit zu gewährleisten hinsichtlich einer sauberen En-Bloc-Resektion mit Einschluss des Tumors in ein »Envelope« gesunden Gewebes und strikter Berücksichtigung der No-Touch-Technik.

> ❶ **Cave!**
> - Durchbrechen Sarkome in unmittelbarer Umgebung die Kortikalis des Unterkiefers, ist eine Kontinuitätsresektion unumgänglich.
>
> ▼

- Für odontogene Sarkomen gilt grundsätzlich das Gleiche, allerdings sind auf Grund ihrer Einstufung als Low-Grade-Sarkome nur geringe Sicherheitsabstände erforderlich (▶ Abschn. 12.7.5).

Eine **funktionelle Unterkieferrekonstruktion** ist letztendlich nur mit knöchernen Transplantaten möglich. Dafür stehen freie wie auch mikrochirurgisch revaskularisierte Transplantate zur Verfügung. Freie Transplantate unterliegen einer gewissen, nicht immer kalkulierbaren Resorption, sodass beim längerstreckigen Defekt der mikrochirurgische Transfer indiziert ist.

---

**Mikrochirurgische knöcherne Transplantate**

- Entnahme aus Beckenkamm, lateralem Skapularand, Fibula
- Hohe Formkonstanz
- Im Rahmen der Primäroperation oder sekundär einsetzbar
- Auch im bestrahlten Lager zur sicheren Einheilung zu bringen, da sie auf Grund ihrer Eigendurchblutung einen Infektschutz besitzen.
- Kaufunktionelle Rehabilitation mit dentalen Implantaten, die sich in einem herausnehmbaren oder festsitzenden prothetischen Ersatz verankern lassen.

---

Offen ist die Frage, ob ein Unterkieferdefekt nach Sarkomresektion primär oder sekundär zu rekonstruieren ist:
- **Primäre knöcherne Rekonstruktion:**
  - Sie ist an die Bedingung geknüpft, dass hohe Sicherheit hinsichtlich einer In-Sano-Resektion besteht; insbesondere gilt dies für Unterkieferteilresektionen im Rahmen der Resektion von Restbefunden rhabdomyosarkomartiger Weichgewebesarkomen.
  - Eine Indikation zur frühen bzw. primären Unterkieferrekonstruktion besteht eher bei frontalen Defekten, wo die Gefahr von Plattenfreilegungen besonders groß ist, insbesondere in Zusammenhang mit postoperativer Radiatio.
- **Sekundäre knöcherne Rekonstruktion:**
  - Unter dem Gesichtspunkt absoluter Priorität der lokalen Kontrolle kann es sinnvoll sein, den Unterkieferdefekt zunächst mit einer Rekonstruktionsplatte zu überbrücken (◘ Abb. 12.6d, e), um die knöcherne Rekonstruktion **sekundär** zu einem späteren Zeitpunkt durchzuführen.
  - Da die Resektion häufig nicht im Ausmaß der prächemotherapeutischen Tumorausdehnung geführt wird, erscheint es sinnvoll, zunächst eine **provisorische Defektüberbrückung mit Rekonstruktionsplatten** vorzunehmen, um eine gegebenenfalls erforderliche Nachresektion nicht zu erschweren.

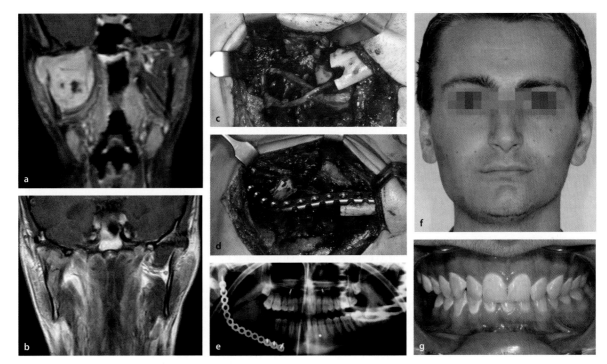

**Abb. 12.6a–g** Patient mit Rhabdomyosarkom, bei Erstdiagnose 17 Jahre alt. Ausgangs-MRT mit großem Tumor, der den aufsteigenden Unterkieferast umschließt und der Schädelbasis breit anliegt (**a**). MRT nach primärer Chemotherapie und Radiotherapie mit unklarer Restnarbe im Bereich des aufsteigenden Unterkieferastes, wobei insbesondere auch der spongiöse Knochenanteil über die gesamte Länge verändert erscheint (**b**). Deshalb wurde die Restnarbe einschließlich des aufsteigenden Unterkieferastes entfernt, der im Resektionsgebiet liegende N. lingualis (Pfeil 1) und N. alveolaris inferior (Pfeil 2) wurden auf Wunsch und in Absprache mit dem Patienten mit einem Suralistransplantat mikrochirurgisch rekonstruiert (**c**). Der Defekt wurde zunächst mit einer Rekonstruktionsplatte überbrückt (**d, e**), Patient 4 Wochen postoperativ mit gutem Konturerhalt, guter Funktion und Okklusion (**f, g**)

## Rekonstruktion kindlicher Knochendefekte

Eine sarkomtypische Indikationsfrage besteht im Zusammenhang mit der knöchernen Rekonstruktion kindlicher Knochendefekte. Hierbei empfiehlt sich die definitive Versorgung, z. B. mit mikrochirurgischen Knochentransplantaten, erst im erwachsenen Skelett. Die Weichgeweberekonstruktion ist sofort anzustreben, der knöcherne mandibuläre Defekt lässt sich zunächst mit freien Knochentransplantaten (z. B. mit Rippe) provisorisch überbrücken.

❯❯ Im wachsenden kindlichen Skelett gilt eine Versorgung mit alloplastischem Ersatz als nicht indiziert (Giroto u. Gruss 2004).

**Unterkiefer** Obwohl auch der mikrochirurgische Fibulatransfer bei Kindern beschrieben wurde (Posnick et al. 1993), hat er doch das Problem möglicher Wachstumsstörungen an der Entnahmestelle. Zudem wächst die Fibula in der Empfängerregion unter Umständen auch nicht besser mit als die freien Transplantate. Für den kindlichen Unterkieferdefekt scheint auf Grund des geringen Hebedefekts daher das **freie Rippentransplantat** den besten Kompromiss zu bieten (Eckardt 2006). Es stabilisiert den Defekt und wächst zu einem gewissen Grad auch mit. Eine definitive Korrektur kann im Erwachsenenalter durch freie Knochentransplantation erfolgen, mit einem mikrochirurgischen Knochentransplantat oder gegebenenfalls durch Distraktion, um so das Knochenvolumen herzustellen, das eine festsitzende prothetische Versorgung erlaubt.

**Oberkiefer** Oberkieferdefekte werden in der Wachstumsphase entsprechend zunächst durch eine **Obturatorprothese** (▶ Abschn. 12.6.5) versorgt, die parallel zum Wachstum vergrößert werden. Die definitive Versorgung, z. B. durch mikrochirurgische Knochentransplantation, kann dann nach Wachstumsabschluss erfolgen. Zusätzlich sind kieferorthopädische Behandlungen zur Korrektur der Gebisssituation erforderlich.

## 12.6.8 Schädelbasis

Weichgewebesarkome im Kopf-Hals-Bereich treten im Bereich der gesamten Schädelbasis in ihrem vollen histologischen Spektrum auf.

❯ Auch hier ist immer eine **primäre Histologie** anzustreben, um anschließend ein abgestimmtes
therapeutisches Gesamtkonzept durchzuführen.

Die **Biopsie** wird im Bereich der vorderen Schädelbasis
entweder transnasal, transorbital oder transfrontal mittels
minimal-invasiver, überwiegend endoskopischer Verfahren unter Zuhilfenahme eines CT-basierten Navigations-
systems oder sogar eines mechatronischen Assistenzsys-
tems entnommen (ASKRA 2008). Die im Vorfeld durchgeführten Bildgebungsstudien (CT, MRT) sind für die Planung der Biopsie unerlässlich.

Nach definitiver Histologie ist der Tumor dann mit
möglichst großem Abstand im gesunden Gewebe zu entfernen. Der **Zugang** richtet sich nach der Ausdehnung des
Tumors und ist möglichst interdisziplinär (HNO, MKG,
Neurochirurgie, Augenheilkunde) zu planen und durchzuführen:

▬ Bei Befall der Schädelbasis mit Beteiligung der frontalen Dura bzw. von Randbereichen des Frontalhirns
kommen **transkraniale**, aber auch kombinierte **trans-
nasal-transkraniale** (sub- oder transdurale) Zugänge
zum Einsatz.

▬ Neuerdings werden für umgrenzte Tumorausdeh-
nungen im Bereich der vorderen Schädelbasis auch
vierhändig von HNO und Neurochirurgie durchgeführte **rein endoskopische transnasale** Ansätze propagiert (Snyderman u. Kassam 2006).

Weichgewebesarkome der **lateralen Schädelbasis** werden
im Sinne einer möglichst radikalen Petrosektomie und
konsekutiver neurochirurgischer Resektion angrenzender
Infiltrationen des Temporallappens reseziert. Bei **Einbruch
in die Orbita** ist in der Regel die Resektion der gesamten
Orbita mitsamt Inhalt im Sinne einer Kompartimentresektion indiziert. Kritisch ist immer abzuwägen – insbesondere bei **Hirnbeteiligung** oder notwendiger umfangreicher
**Duraresektion** –, ob mittels primär chirurgischer Maßnahmen eine genügende Radikalität zu erreichen und in
der Gesamtbetrachtung zu 9rechtfertigen ist.

Ausgedehnte Knochen- und Weichgewebedefekte im
Bereich der Schädelbasis werden mittels freier Lappen-
transplantate entsprechend dem benötigten Auffüllvolu-
men sowie mittels Knocheninterponaten (»calvaria split
bone«) rekonstruiert. Falls notwendig, wird zusätzlich eine
Duraplastik durchgeführt.

❯ Bei Beteiligung des Hirnstammes, der A. carotis
interna sowie der hinteren Schädelgrube ist
in der Regel die sinnvolle Resektabilität über-
schritten.

Generell ist bei Befall der Schädelbasis eine interdiszi-
linäre Planung und Vorgehensweise in einem Schädelbasis-

team unausweichlich. Daher sollten die Behandlungen
solcher Tumoren spezialisierten Zentren mit genügend Erfahrung vorbehalten bleiben. Einen neuen Ansatz bei fortgeschrittenen Schädelbasismalignomen, also auch Weichgewebesarkomen, stellen **multimodale Therapieoptionen**
dar, die nach vorgeschalteter Induktionschemotherapie
eine Reduktion der Tumormasse (»downsizing«; im Gegensatz zu »downstaging«) anstreben, um in enger Nachbarschaft vitaler, nicht resektabler Strukturen gegebenenfalls die Resektionsgrenzen etwas »schärfer« am Tumor
ziehen zu können und mehr Platz für eine sinnvolle Resektion zu gewinnen. Gerade bei Weichgewebesarkomen gibt
es zunehmend Hinweise für den erfolgreichen individua-
lisierten Einsatz neuer Chemotherapeutika, sodass immer
ein Onkologe in die Gesamtkonzeption einzubeziehen ist.
Schipper et al. (2008) nennen dieses kombinierte Vorgehen
»targeted surgery« und unterstreichen somit das interdisziplinäre und mitunter hoch individuelle konzertierte
Vorgehen in spezialisierten, erfahrenen Zentren.

### 12.6.9 Fernmetastasen

Das Management der insgesamt sehr seltenen Fernmetastasen richtet sich primär nach den Kriterien der Resektabilität der Metastase selbst, aber auch per se des Primärtumors. Ist der Primärtumor im Kopf-Hals-Bereich nicht
sinnvoll resektabel oder handelt es sich um multiple Metastasen (überwiegend in der Lunge), relativiert sich die
chirurgische Radikalität. Generell sind solitäre Lungenmetastasen immer thoraxchirurgisch vorzustellen und bei
Möglichkeit mit relativ guter Prognose zu entfernen. Bei
Metastasen andernorts (Leber, Hirn etc.) ist analog zu verfahren. Bezüglich der chirurgischen Prozeduren und der
adjuvanten Therapiemaßnahmen wird auf die einschlä-
gigen Kapitel in diesem Buch verwiesen.

### 12.7 Besondere Entitäten der Weich-
gewebesarkome im Kopf-Hals-Bereich

### 12.7.1 Chondrosarkom

Viele Autoren zählen das Chondrosarkom (CS) zu den
Weichgewebesarkomen (Leitlinie: DGOOC u. BVO 2002).
Es tritt im Kopf-Hals-Bereich relativ häufig auf, obgleich
nur ein kleiner Anteil von 1–12% aller Chondrosarkome
diese Lokalisation betrifft.

Chondrosarkome entstammen knorpeligen oder knöchernen Strukturen, aber auch knorpel- bzw. knochen-
losen Weichgewebeanteilen nach knorpeliger Differenzierung primitiver mesenchymaler Zellen. Man unterscheidet:

- **Primäre** Chondrosarkome (ca. 90%)
- **Sekundäre** Chondrosarkome (ca. 10%) entwickeln sich aus benignen Enchondromen bzw. Osteochondromen, oft auf dem Boden multipler hereditärer Exostosen bzw. Enchondromatosen

**Histologisch** werden mehr als fünf Formen differenziert: Die häufigste Form ist das konventionelle Chondrosarkom (»not otherwise specified«, NOS). Dieses wird getrennt von den weiteren Subtypen – »uncommon clear cell«, myxoider, mesenchymaler und undifferenzierter Subtyp – betrachtet (Dorfman u. Czerniak 1998).

Etwa 80% der Chondrosarkompatienten zeigen ein auffälliges diabetisches Glukosetoleranzprofil (Huvos et al. 1987). Das Chondrosarkom ist das häufigste Sarkom im Larynx (Kozelsky et al. 1997). Low-Grade-Chondrosarkome im Kopf-Hals-Bereich stellen eine große Herausforderung für den Pathologen mit hoher praktisch-klinischer Relevanz dar: Es ist schwierig, überhaupt den malignen Charakter mit entsprechenden therapeutischen Konsequenzen eindeutig festzulegen. Daher hat sich der Begriff »**Borderline-CS**« etabliert – das in solchen Fällen festzulegende Maß der notwendigen chirurgischen Radikalität gibt beispielsweise im Bereich des Larynx weltweit Anlass für intensive Diskussionen (Tsuchiay et al. 1993).

Eine gute US-amerikanische Übersicht bietet der **National Cancer Data Base Report**, der ein Kollektiv von 400 Chondrosarkomen der Kopf-Hals-Region beschreibt (Koch et al. 2000):

- **Lokalisation:** 22% laryngotracheal, 60% primär ossär bzw. sinunasal. Die laryngotrachealen Fälle zeichnen sich durch ein höheres Alter (90,4% > 50 Jahre) und ein Überwiegen beim männlichen Geschlecht (76,6%) aus.
- **Differenzierungsgrad** (AJCC): 50,2% waren als Grad 1 (»low grade«) und 37,5% als Grad 2 (mäßig differenziert) bei 80%igem Vorherrschen des NOS-Subtyps eingruppiert worden.
- Die überwiegende **Therapie** war allein chirurgisch (59,5%). In 21,0% wurde zusätzlich bestrahlt, wobei das prinzipielle Vorgehen sich in den letzten 20 Jahren nicht geändert hat. Adjuvante Chemotherapie (Indikation derzeit unklar) kam in 6,8% der Fälle zur Anwendung. Kriterien für die adjuvante Radio- bzw. Radiochemotherapie waren R1- bzw. R2-Resektion, mesenchymaler oder myxoider Subtyp; hier zeigten sich geografische Unterschiede der Modalitätswahl. Interessanterweise offenbarten sich je nach Lokalisation Unterschiede der Therapiemodalitäten: 84% der laryngotrachealen Chondrosarkome wurden allein chirurgisch behandelt im Gegensatz zu ca. 53% der Tumoren der übrigen Kopf-Hals-Lokalisationen, die also deutlich multimodaler behandelt wurden.

Die **5-Jahres-Überlebensraten** lagen bei Low-Grade-Tumoren mit 93,2% deutlich höher als bei Higher-Grade-Tumoren (67,3%) bzw. bei primärem, wenn auch sehr seltenem Vorliegen (regional 5,6%, fern 6,7%) von lokoregionären **Metastasen** bzw. Fernmetastasen (71,0%). Die Existenz von Fernmetastasen wurde bei Low-Grade-Chondrosarkomen signifikant weniger beobachtet als bei Higher-Grade-CS (3-fach erhöht).

> **Die primäre Therapie der Chondrosarkome im Kopf-Hals-Bereich ist unumstritten die Chirurgie (Malawer et al. 1997).**

Die Mehrzahl der Autoren bei Chondrosarkomen im Kopf-Hals-Bereich, insbesondere des Larynx, spricht sich für eine weniger radikale Resektion als bei den anderen Weichgewebesarkomen aus. Dennoch ist eine **primäre R0-Resektion** anzustreben. Beispielsweise brachten Weiss und Bennet in einer Serie von 151 Fällen multiple chirurgische Prozeduren bei Chondrosarkomen des Unterkiefers mit dem Auftreten von Metastasen in Verbindung (Weiss u. Bennett 1986).

Die adjuvante selektive **Neck-Dissection** ist bei negativer Bildgebung nach Ansicht einiger Autoren insbesondere beim »Low-Grade-« und NOS-Subtyp entbehrlich (Mark et al. 1993). Bei Vorliegen anderer Subtypen (myxoid, mesenchymal) oder »Higher-than-low«-Graden ist die elektive Neck-Dissection auf Grund der aggressiveren Natur der Erkrankung prinzipiell zu empfehlen, obgleich signifikante Daten in der Literatur fehlen. Ebenso fehlen Daten zu einer möglicherweise besseren Prognose nach radikalerer Resektion bei prognostisch ungünstigeren histologischen Subtypen.

> **Insbesondere myxoide und mesenchymale Chondrosarkome im Kopf-Hals-Bereich haben therapieunabhängig eine deutlich schlechtere Prognose als NOS-Chondrosarkome.**

Interessanterweise nimmt der differenzialdiagnostisch anspruchsvolle myxoide Subtyp in Bezug auf **Rezidive** (15,5%) gegenüber der Ersterkrankung (4,4%) intraindividuell deutlich zu (Koch et al. 2000). Eine **Strahlentherapie** wird von einigen Autoren in der adjuvanten Situation empfohlen, wird aber als primäre und alleinige Option nur in Ausnahmesituationen propagiert.

Erfreulicherweise sind die **laryngotrachealen Chondrosarkome**) zu über 90% »low grade« und erscheinen überwiegend in höheren Lebensaltern. Es wird daher empfohlen, diese Entität von den übrigen Lokalisationen (insbesondere Knochen und Nasennebenhöhlen) im Kopf-Hals-Bereich zu unterscheiden.

> **Insbesondere bei Chondrosarkomen des Larynx empfiehlt sich also in der Mehrzahl der Fälle ein alleiniges chirurgisches Vorgehen.**

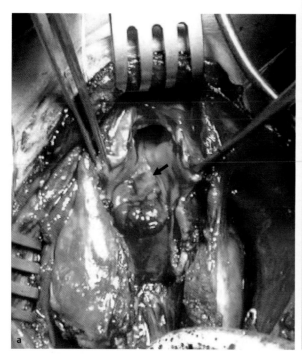

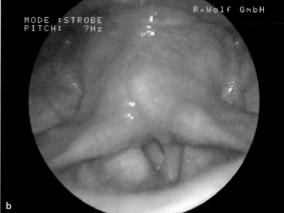

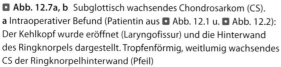

☐ **Abb. 12.7a, b**  Subglottisch wachsendes Chondrosarkom (CS).
**a** Intraoperativer Befund (Patientin aus ☐ Abb. 12.1 u. ☐ Abb. 12.2):
Der Kehlkopf wurde eröffnet (Laryngofissur) und die Hinterwand
des Ringknorpels dargestellt. Tropfenförmig, weitlumig wachsendes
CS der Ringknorpelhinterwand (Pfeil)
**b** Verlaufsergebnis nach 2 Jahren (Laryngoskopie): Kehlkopfeingang
in Respirations- (oben) und Inspirationsstellung (unten) mit geschlos-
senen Stimmlippen. Der Tumor wurde von der Ringknorpelhinterwand entfernt, eine dünne Spange zum Erhalt des N. recurrens
belassen und der obere Teil der befallenen Trachea reseziert. Die
Trachea wurde dann End-zu-End an den Ringknorpelrest anastomosiert. Die Stimmbandbeweglichkeit konnte bei geringgradiger subglottischer Narbenbildung (Pfeil) erhalten werden. Die Patientin ist
seit der Operation tracheostomafrei

Hierbei muss im Einzelfall geprüft werden, ob eine **Larynxteilresektion** (transoral laserchirurgisch oder offen) nach
den international akzeptierten Kriterien in Analogie zu
den Plattenepithelkarzinomen (Übersicht bei Dietz 2008)
möglich erscheint. Da Chondrosarkome häufiger subglottisch auftreten, bieten sich auch die **subglottischen laryngotrachealen Resektionen** an, die gute funktionelle Resultate ergeben.

Wenngleich Chondrosarkome des Larynx überwiegend als wenig maligne eingestuft werden, ist auch im Falle einer Teilresektion eine R0-Resektion anzustreben. Nach
einer Serie der Mayo-Klinik wurden bei Larynxteilresekti-
onen in 27% der Fälle nach »complete external removal«
**Lokalrezidive** beobachtet, die dann salvage-chirurgisch
mittels Laryngektomie behandelt wurden (5-Jahres-Ge-
samtüberleben: 90,1%).

Insgesamt liegt der Anteil von **kompletten Laryngek-
tomien** bei Chondrosarkomen in den USA bei 53,8%
(Koch et al. 2000). Die **Tumornachsorge** bei Chondrosarkomen im Kopf-Hals-Bereich sollte sich auf 10–15 Jahre erstrecken, obgleich die Mehrzahl der seltenen Rezidive in den ersten 5 Jahren auftreten (Malawer et al. 1997)
(☐ Abb. 12.7).

### 12.7.2 Ewing-Sarkom

Die WHO zählt das Ewing-Sarkom (EWS) als neuroektodermalen Tumor offiziell zu den Weichgewebesarkomen.

Nur maximal 4% aller Ewing-Sarkome treten im Kopf-
Hals-Bereich auf. Sie kommen seltener bei Erwachsenen
vor. Mitunter erinnert die Lokalisation im Schädelbasisbe-

reich differenzialdiagnostisch typischerweise an ein Ästhesioneuroblastom.

> — Das Ewing-Sarkom spricht außergewöhnlich gut auf eine Chemotherapie an. Im Gegensatz zu den übrigen Weichgewebesarkomen wird hier deshalb der primären Chirurgie *nicht* der Vorzug gegeben.
> — Nach der Biopsie erfolgt eine **primäre Chemotherapie und Bestrahlung** (▶ Kap. 14–18). Die Chirurgie nimmt bei bestehender residualer Tumorlast einen sekundären Platz ein (Allam et al. 1999).

### 12.7.3 Rhabdomyosarkom

> — Beim Rhabdomyosarkom (RMS) ist die Kopf-Hals-Region eine der häufigsten Lokalisationen (35%).
> — Der prognostisch günstigere **embryonale histologische Subtyp** (ERMS) wird im Kopf-Hals-Bereich am häufigsten angetroffen.
> — Rhabdomyosarkome stellen etwa die Hälfte aller kindlichen Sarkome und 15% aller kindlichen soliden Tumoren (Wiener 1994).

Im Kopf-Hals-Bereich werden 3 **Lokalisationsgruppen** unterschieden: kranial parameningeal, orbital und nonorbital/nonparameningeal. Die **Hauptlokalisation** sind die Orbita und der Nasopharynx. Die Tumoren mit oberflächlicher Lokalisation – hierzu zählen die Orbita und Lider – haben günstigere Verläufe als die parameningealen.

Für das Rhabdomyosarkom (RMS) und die anderen RMS-artigen Tumoren (EES, SS, PNET) existieren für das Kindesalter gut etablierte **multimodale Konzepte** innerhalb der bekannten Studien (Cooperative Weichteilsarkom-Studien [CWS] 1981, 1986, 1991, 1996, 2002), bei denen die systemische Chemotherapie durch Chirurgie und/oder Radiotherapie als definitive Lokaltherapie ergänzt wird. Inzwischen gibt es Therapieschemata, die nach Risikogruppen (initiales Tumorresektionsstadium, Histologie, Lokalisation, Ausdehnung) stratifiziert sind: Zusammensetzung der Medikamente, Intensität und Dauer der Anwendung sind in den einzelnen Risikogruppen sehr unterschiedlich. Durch die Stratifizierung lassen sich bei gleicher therapeutischer Sicherheit die Spätfolgen und Nebenwirkungen mildern oder minimieren (Modritz 2005). Mit kombinierter Chemo- und Lokaltherapie erreichen Patienten mit metastasierten RMS-Tumoren ereignisfreie Überlebensraten wie von Patienten mit primär lokalisierten Rhabdomyosarkomen (Carli et al. 2004, Crist et al. 2001).

Eine **primäre Tumorresektion** wird heutzutage nur noch dann angestrebt, wenn eine »onkologische radikale Tumorresektion ohne Verstümmelung zumindest sehr wahrscheinlich scheint« (Leitlinie Weichteilsarkome, Stand 5/2008: Koscielniak u. Treuner 2008). Auf die Problematik der Abgrenzung des Begriffs »Verstümmelung« wurde bereits weiter oben eingegangen. Eine initiale Resektion kommt somit nur für sehr kleine Tumoren infrage.

> — Durch die Erfolge der primären Chemotherapie liegt der **Schwerpunkt chirurgischer Maßnahmen** bei den RMS-artigen Weichgewebesarkomen neben der Gewinnung einer **Biopsie** auf der **lokalen Sanierung von Restbefunden** oder verdächtigen Restbefunden, die sich in der Bildgebung nach Chemotherapie und gegebenenfalls zusätzlicher Strahlentherapie zeigen.
> — Bislang fehlen allerdings Richtlinien und Evidenz hinsichtlich der Indikation zur Resektion von Restbefunden nach primärer Chemotherapie.

Eindeutig ist die chirurgische Indikation, wenn sich in der PET vitale Tumorresiduen zeigen. Bei negativer PET wird nach derzeitigen Protokollen ebenfalls das Entfernen der Residuen empfohlen, wobei die Indikation hier häufig am Grad der zu erwartenden »Mutilation« festgemacht wird. Auf die Problematik dieser Einschätzung ist bereits in ▶ Abschn. 12.1 hingewiesen worden, und so sind die Entscheidungen letztendlich individuell. Einzig folgender Konsens besteht:

> Bei **Lokalisation des Restbefunds in den Weichgeweben** wird nur der alterierte Bezirk entfernt (und nicht der Tumor in seinen alten Grenzen).

Bei Lokalisation des **Restbefunds im Knochen** (Gesichtsskelett) gibt es bislang keine verbindlichen Aussagen. Allerdings scheint es hier im Zusammenhang mit der Rekonstruierbarkeit knöcherner Strukturen sinnvoll zu sein, die Resektion bei Bedarf gegebenenfalls etwas weiter zu fassen. Letztendlich ist es aber immer ein individualisiertes Vorgehen, das mit Patienten und Eltern sowie den behandelnden Onkologen und Studienzentralen abgesprochen werden muss.

Uneindeutig ist die Frage des **Zeitpunkts der knöchernen Rekonstruktion**. Es ist zu berücksichtigen, dass man bei der Resektion der Restbefunde/-narben unter Umständen auch Nachresektionen erforderlich sein könnten, die durch eine primäre knöcherne Rekonstruktion erschwert oder verunmöglicht werden könnten. Daher scheint es zweckmäßig, den knöchernen Defekt zunächst mit einer Rekonstruktionsplatte zu überbrücken und eine definitive knöcherne Rekonstruktion nach 1–2 Jahren Tumorfreiheit nachzuholen, wenn immer dies möglich ist. Auf die Problematik kindlicher Knochendefekte und resultierender Wachstumsstörungen ist bereits in ▶ Abschn. 12.6.7 eingegangen worden.

### 12.7.4 Angiosarkom

 **Cave!**
Angiosarkome der Kopf-Hals-Region haben eine **extrem schlechte Prognose**, auch im Vergleich zu den anderen Weichgewebesarkomen.

In einer retrospektiven Analyse von Willers et al. (1995) liegen Überlebensrate, lokoregionale Kontrolle und Freiheit von Fernmetastasen bei Patienten mit einem Angiosarkom im Kopf-Hals-Bereich nach 5 Jahren bei 31, 24 und 42% (Vergleichswerte bei den anderen Weichgewebesarkomen: 74, 69, 83%). Am häufigsten sind Gesichts- und Kopfhaut betroffen. Einzig eine weite chirurgische Resektion in frühen Tumorstadien wahrt bislang die Aussicht auf Langzeitüberleben.

### 12.7.5 Odontogene Sarkome

 Die extrem seltenen odontogenen Sarkome sind eine Besonderheit der Kieferregion: Sie entstehen auf der Basis odontogener Gewebe und treten deshalb nur im Kiefer auf.

Das **ameloblastische Fibrosarkom** besteht aus einer gutartigen epithelialen und einer malignen ektomesenchymalen Komponente. Es entwickelt sich spontan oder auf dem Boden eines ameloblastischen Fibroms (Jundt u. Reichart 2008). Von den bislang publizierten 66 Fällen waren die meisten Patienten < 40 Jahre alt (Durchschnittsalter ca. 27 Jahre). Das Hauptproblem sind lokale Rezidive (20%), Metastasen sind selten (Kobayashi et al. 2005, Lee et al. 2005).

Das **ameloblastische Fibroodontosarkom** kommt noch seltener vor (14 publizierte Fälle). Es ähnelt dem ameloblastischen Sarkom. Im Unterschied zu diesem enthält es Anteile von Hartsubstanz im Sinne von dysplastischem Dentin und Schmelz. Die Tumoren verhalten sich wenig aggressiv und gelten als Low-Grade-Sarkome (Jundt 2007, Jundt u. Reichart 2008).

Beim ameloblastischen Fibrosarkom liegt die lokale **Rezidivrate** immerhin bei 40% (Jundt u. Reichart 2008), möglicherweise durch initiale Unterschätzung des Tumors, sodass hier ein gewisser Sicherheitsabstand erforderlich zu sein scheint. Beim ameloblastischen Fibroodontosarkom

können die Sicherheitsabstände auf Grund der Einstufung als Low-Grade-Tumor sparsamer ausgelegt werden. Allerdings sind angesichts von nur 14 Fällen in der gesamten Literatur die Daten nicht belastbar.

**Therapie** Auf Grund der Lokalisation ist bei beiden Tumoren in der Regel eine Unterkieferkontinuitätsresektion erforderlich. Eine Lymphknotenausräumung ist auf Grund der sehr niedrigen Metastasierungsrate *nicht* nötig: Bislang wurden weltweit nur zwei Fälle metastasierender odontogener Sarkome beschrieben (Jundt u. Reichart 2008). Langzeitkontrollen sind auch hier obligat.

## 12.8    Zusammenfassung

Die Weichgewebesarkome im Kopf-Hals-Bereich geben auf Grund des seltenen Vorkommens und der spärlichen Datenlage nach wie vor viele Rätsel auf. Dem HNO-/MKG-Chirurgen kommt in der Diagnostik und Behandlung der überwiegenden Zahl der Weichgewebesarkome im Kopf-Hals-Bereich die zentrale Rolle zu. Entscheidend ist, dass betroffene Patienten unverzüglich spezialisierten Zentren zugeführt und die Tumoren lediglich durch eine zurückhaltende Biopsie gesichert werden. Eine Exzisionsbiopsie ist bei Sarkomverdacht unbedingt zu vermeiden.

Bei gesicherter Histologie und Tumorausdehnung sollte interdisziplinär ein Therapiekonzept erarbeitet werden. Um die Subtypen gemeinsam besser therapierelevant unterscheiden zu können, ist die stringentere Integration dieser Patienten in multizentrische Studien sowie ihr lebenslanges Monitoring unbedingt geboten. 2008 wurde die *Studiengruppe Kopf-Hals-Tumore der Deutschen Krebsgesellschaft* gegründet, die als Zusammenschluss der AHMO, ARO und AIO die Studienaktivität zu den Kopf-Hals-Tumoren deutlich verbessern wird.

### Literatur

AHNS (2008) 7th International Conference on Head and Neck Cancer. American Head & Neck Society; Proceedings, July 19–23, 2008, San Francisco. www.headandneckcancer.org
Allam A, El-Husseiny G, Khafaga Y, Kandil A, Gray A, Ezzat A, Schultz H (1999) Ewing's Sarcoma of the Head and Neck: A Retrospective Analysis of 24 Cases. Sarcoma 3(1):11–15
Ariyan S (1979) The pectoralis major myocutaneous flap. A versatile flap for reconstruction in the head and neck. Plast Reconstr Surg 63(1):73–81
ASKRA (Arbeitsgemeinschaft für Schädelbasis- und kraniofaziale Chirurgie der Dtsch. Ges. f. HNO, Kopf- u. Halschirurgie), Bumm K, Federspil PA, Klenzner T, Majdani O, Raczkowsky J, Strauss G, Schipper J (2008) Update on computer- and mechatronic-assis-

# Fernmetastasen in Lunge und Leber

*A. Schwan, J. Rückert und P. M. Schlag*

## 13.1   Lungenmetastasen

### 13.1.1 Einleitung

> — Weichgewebesarkome neigen zu einem vorwiegend **hämatogenen** Metastasierungsmuster.
> — Die Häufigkeit der hämatogenen Metastasierung nimmt mit dem Grad der Dedifferenzierung des Primärtumors zu (Coindre et al. 2001).
> — Mit einem Anteil von über 70% stellen die **Lungen** den **Prädilektionsort** der hämatogenen Metastasierung und damit die häufigste Todesursache dar.
> — Die mittlere Überlebenszeit unbehandelter Patienten beträgt 10 Monate.
> — Bei 20% der Patienten mit einem Weichgewebesarkom liegen bereits zum Zeitpunkt der Primärdiagnose Lungenmetastasen vor; 90% der Metastasen treten in den ersten 2 Jahren nach Primärtherapie auf.

Die **lymphogene Streuung** spielt mit ca. 5% aller metastasierten Weichgewebesarkome eine untergeordnete Rolle. Ausnahmen stellen kindliche Rhabdomyosarkome, epitheloide Sarkome sowie Synovialsarkome mit lymphogenen Metastasierungsraten von jeweils 15–30% dar.

Am häufigsten lassen sich pulmonale Metastasen beim Spindelzell- und extraskelettalen Osteosarkom sowie beim Tendosynovialsarkom beobachten (Gadd et al. 1993).

Die Mehrzahl der Patienten mit Lungenmetastasen ist zum Diagnosezeitpunkt **klinisch asymptomatisch** und die **Diagnosestellung** erfolgt im Rahmen der Primärdiagnostik bzw. der Tumornachsorge.

Die **Schnittbilddiagnostik des Thorax** gehört somit sowohl im Rahmen des Primär-Staging als auch der regelmäßigen Tumornachsorge zum diagnostischen Standard. Auf Grund der Inzidenz metachroner Lungenmetastasen wird nach Abschluss der Primärtherapie eine regelmäßige Tumornachsorge mit Durchführung eines Röntgen-Thorax-Bildes im Abstand von 3–6 Monaten sowie einer halbjährlichen Thorax-CT-Kontrolle empfohlen. Da ⅔ der Rezidive innerhalb von 2 Jahren auftreten (Stojadinovic et al. 2002), wird nach Ablauf von 24 Monaten eine halbjährliche bis jährliche Röntgen-Thorax-Kontrolle mit ergänzendem Thorax-CT nur bei Metastasenverdacht als ausreichend erachtet.

### 13.1.2 Operative Strategie als Grundelement multimodaler Therapie

Als Teil eines multimodalen Therapiekonzepts kann die operative Sanierung pulmonaler Filiae das krankheitsfreie Überleben und damit die Prognose von Patienten mit Weichgewebesarkomen entscheidend beeinflussen (Schlag et al. 1988).

Zur Komplettierung des Staging bzw. Re-Staging ist bei Nachweis pulmonaler Rundherde zur eindeutigen Klassifikation formal eine **histomorphologische Diagnosesicherung** erforderlich. Da die zu wählende Strategie entscheidend von Lokalisation, Größe und Anzahl der Metastasen abhängt, gehört die **fiberoptische Bronchoskopie** zur obligaten präoperativen Diagnostik. Bei endoluminalem Tumornachweis muss eine Diagnosesicherung, je nach Lokalisation gegebenenfalls auch durch eine ergänzende starre Bronchoskopie, erfolgen. Bei peripher gelegenen Metastasen kann auch eine **CT-gesteuerte Punktion** zur Diagnosesicherung erwogen werden. Des Weiteren ist die Indikation zur präoperativen Durchführung eines **PET-CT** zum Ausschluss radiomorphologisch okkulter (multipler) Filiae großzügig zu stellen.

Je nach topografischer Lage und Anzahl der Lungenrundherde sollte mit Blick auf ein multimodales Konzept immer zuerst die Möglichkeit zur **minimal-invasiven Therapie** (videoassistierte Thoraxchirurgie, VATC) überprüft werden, da die Mehrzahl der in kurativer Intention therapierten Patienten im Verlauf von einer wiederholten chirurgischen Therapie profitiert (Weiser et al. 2000).

> ❯ — Auf Grund der begrenzten Chemosensitivität pulmonaler Sarkommetastasen stellt der chirurgische Therapieansatz die erfolgreichste kurative Therapieoption dar.
> — Metachrone singuläre Metastasen sowie differenzialdiagnostisch auf einen Zweittumor verdächtige Läsionen werden in der Regel primär reseziert.

Derzeitige **Einschlusskriterien zur chirurgischen Metastasentherapie** nach den »Clinical Practice Guidelines in Oncology« des National Comprehensive Cancer Network (NCCN) berücksichtigen:

- Prognostische Aspekte: z. B. keine extrathorakalen Metastasen mit Ausnahme von komplett resektablen Lebermetastasen
- Funktionelle Aspekte: tolerables allgemeines und funktionelles Risiko für das vorgesehene Resektionsausmaß
- Lokale Aspekte: technische Resektabilität

Anhand von Daten des Internationalen Registers von Lungenmetastasen haben Pastorino et al. (2002) eine

**◘ Tab. 13.1** Prognostische Risikostratifizierung von Patienten mit Lungenmetastasen nach dem internationalen Register von Lungenmetastasen (KFI, krankheitsfreies Intervall) nach Pastorino et al. (2002)

| Risiko-gruppe | Resekta-bilität | Risikofaktoren | Mediane Über-lebenszeit |
|---|---|---|---|
| I | resektabel | KFI ≥ 36 Monate singuläre Lungenmetastasen | 61 Monate |
| II | resektabel | KFI < 36 Monate oder multiple Lungenmetastasen | 34 Monate |
| III | resektabel | KFI < 36 Monate und multiple Lungenmetastasen | 24 Monate |
| IV | nicht resektabel | | 14 Monate |

**Prognostische Risikostratifizierung** (◘ Tab. 13.1, modif. nach Pastorino et al. 2002) unter Berücksichtigung des krankheitsfreien Intervalls, der Resektabilität der Lungenmetastasen sowie der Anzahl der Metastasen (singuläre/multiple Metastasen) vorgeschlagen: Zur Entwicklung dieses Registers wurden ab 1990 insgesamt 5206 Patienten von 1945–1991 retrospektiv sowie von 1991–1995 konsekutiv von 18 Studienzentren aus USA, Canada und Europa in die Datenbank übernommen. Der größte Anteil von Patienten wurde von 1945–1995 durch das Memorial Sloan-Kettering Cancer Center (MSKCC) rekrutiert.

❯ Das mittlere krankheitsfreie Überleben und die komplette Resektion der Lungenmetastasen werden von unterschiedlichen Autoren als entscheidende prädiktive Faktoren bestätigt (Smith et al. 2009).

Die in ◘ Tab. 13.1 dargestellten **prognostischen Faktoren** sind bei **Indikationsstellung** zur chirurgischen Metastasentherapie zu berücksichtigen:

▬ So kann eine **primäre Resektion** bei geringer Metastasenzahl und nach längerem krankheitsfreien Intervall empfohlen werden und gleichzeitig zur histologischen Sicherung dienen.

▬ Andererseits sollte bei einer prognostisch eher ungünstigen Ausgangssituation mit kurzem krankheitsfreien Intervall zunächst eine **Induktionschemotherapie** in Erwägung gezogen werden, gefolgt von einem Re-Staging. Zur weiteren Festlegung der Behandlung bei zumindest Befundkonstanz sollte sich eine operative

Therapie anschließen. Der Vorteil dieser Vorgehensweise besteht auch darin, dass die histologische Untersuchung des resezierten Metastasengewebes Rückschlüsse auf die Effektivität der eingesetzten Chemotherapie erlauben und so zur Therapieoptimierung beitragen kann.

Bei Progress der pulmonalen Filialisierung muss dagegen ein Wechsel der Zytostatikakombination diskutiert werden.

❯ ▬ Die operative Therapie syn- oder metachroner **singulärer und solitärer Lungenmetastasen** ist auch nach Ansprechen multipler Metastasen (CR oder PR) auf eine Induktionschemotherapie etablierter Bestandteil eines multimodalen Therapiekonzepts.

▬ Anhaltende Komplettremissionen durch eine **alleinige zytostatische Therapie** ohne chirurgische Metastasentherapie sind außerordentlich selten.

▬ Bei **primär inoperablen Lungenmetastasen** sollte eine präoperative Chemotherapie erwogen werden.

Die wirksamsten Zytostatika bei adulten Patienten mit Weichgewebesarkom sind **Doxorubicin** (Adriamycin) und **Ifosfamid**. In der Monotherapie können beide Substanzen Ansprechraten (CR + PR) von bis zu 30% erreichen (Schütte et al. 2009).

Neuere Erkenntnisse zur differenziellen Chemotherapiesensitivität der unterschiedlichen histopathologischen Subtypen, die Etablierung der Tyrosinkinaseinhibitoren sowie die Therapiefokussierung auf den Progressionsarrest haben neben Doxorubicin und Ifosfamid zu einer **Ausweitung des medikamentösen Therapiespektrums** geführt. Klinisch relevant sind das seit 2007 für die Zweitlinientherapie von Lipo- und Leiomyosarkomen zugelassene Trabectedin sowie Gemcitabin, gegebenenfalls in Kombination mit Docetaxel, als Therapieoption für (uterine) Leiomyosarkome und weitere Weichgewebesarkom-Subtypen. Des Weiteren besitzen die Taxane einen etablierten Stellenwert in der Therapie von Angiosarkomen.

Zur abschließenden Beurteilung des Einsatzes einer perioperativen Chemotherapie (prä- u.o. postoperativ) können keine verbindlichen Aussagen gemacht werden. Bei chemosensitiven Subtypen, insbesondere Rhabdomyosarkome, Ewing-Tumoren bzw. PNET und desmoplastische, klein- und rundzellige Tumoren (desmoplastic small round cell tumor [DSRCT]) ist die Chemotherapie in das Behandlungskonzept zwingend einzubeziehen, aber auch bei adulten high grade Sarkom-Subtypen sollte dies in klinisch kontrollierten Untersuchungen erfolgen (▶ Kap. 17 und 18).

### 13.1.3 Chirurgische Therapie

#### Indikationsstellung und funktionelle Evaluation

> Die Indikation zur Metastasenchirurgie ist im Rahmen multimodaler Therapiekonzepte von einer interdisziplinären Entscheidung abhängig zu machen.

Die **klassische Indikation** zur Metastasenchirurgie stellen solitäre Lungenmetastasen dar. Prinzipiell stellt auch eine multiple Metastasierung *keine* Kontraindikation für ein operatives Vorgehen dar, der limitierende Faktor ist die verbleibende Parenchymreserve.

Postoperativ ist eine funktionelle Einschränkung insbesondere vom Kohlenmonoxid-Transferfaktor TLCO (zwischen Alveole und Blutkörperchen ausgetauschte Gasmenge; Maß für die Sauerstoffaufnahme aus der Luft) und von der inspiratorischen Vitalkapazität (IVC) zu erwarten. Als grobe Orientierung ist eine 4- bis 5-fach atypische Keilresektion aus funktionellen Gesichtspunkten etwa mit einer Lobektomie vergleichbar.

---

**Praxistipp**

Bei bilateraler Filialisierung mit 2-zeitigem Vorgehen kann es daher zur Prophylaxe intraoperativer Komplikationen sinnvoll sein, zunächst die weniger betroffene Seite zu operieren. Beim nachfolgenden kontralateralen Eingriff steht dem Anästhesisten so mehr gesundes Lungenparenchym für die Einseitenventilation zur Verfügung.

---

Zur Einschätzung des operativen Risikos im Hinblick auf eine **chemotherapieinduzierte Kardiotoxizität** nach präoperativer Therapie ist eine echokardiografische Abklärung empfehlenswert. Unterschiedliche Manifestationsformen wie Kardiomyopathie, Myokardischämie oder Herzrhythmusstörungen können dadurch aufgedeckt werden.

Zur Abschätzung der kardiopulmonalen Leistungsfähigkeit des Patienten und damit zur **Bestimmung des Resektionsausmaßes** sind eine routinemäßig durchgeführte Ganzkörperplethysmografie sowie eine arterielle Blutgasanalyse diagnostischer Standard. Dabei sollten die FEV1-/FVC (relative Einsekundenkapazität) > 70% und der Kohlendioxid-Partialdruck $paCO_2$ < 40 mmHg betragen. Werden diese Werte nicht erreicht, ist eine ergänzende Messung der Diffusionskapazität sowie gegebenenfalls eine erweiterte präoperative Abklärung mittels Ergospirometrie erforderlich.

Im Falle einer bereits präoperativ stark beeinträchtigten Lungenfunktion oder für spezielle Fragestellungen sollte eine zusätzliche Lungenperfusionsszintigrafie/-ventilationsszintigrafie zur Einschätzung der zu erwartenden Lungenfunktion nach Parenchymresektion erfolgen.

Bei ausreichender residualer Lungenfunktion kann Patienten mit Rezidivmetastasen auch eine wiederholte operative Intervention angeboten werden, sofern keine weiteren Fernmetastasen nachgewiesen werden. Für eine Fallzahl von 86 Patienten nach Reoperation konnten Weiser et al. (2000) nach wiederholter chirurgischer Metastasentherapie in diesem Patientenkollektiv eine 5-Jahres-Überlebensrate von 36% zeigen (▶ Abschn. 13.1.5).

Seltener wird bei technisch oder funktionell inoperablen Patienten die **Indikation zur Palliativchirurgie** zur Beherrschung von Komplikationen gestellt. Hierzu gehören in erster Linie Blutungen sowie symptomatische endoluminale Tumormanifestation mit Retentionspneumonien.

Bei fortgeschrittenem Tumorstadium mit Pleuritis carcinomatosa und malignem Begleiterguss kann eine chirurgische **Ergussentlastung** mit Tumordekortikation/Pleurodese sowie gegebenenfalls palliativer Anlage eines subkutan getunnelten thorakalen Katheterverweilsystems zur dauerhaften Ergussentlastung zur Symptomlinderung beitragen.

#### Zugangswege

> Prinzipiell ist zur sicheren Entfernung aller tastbaren Rundherde mit dem Ziel der radikalen Metastasektomie ein **offenes Vorgehen** notwendig.

Der Zugangsweg sollte in Abhängigkeit von Anzahl, Größe und Lokalisation der Lungenmetastasen sowie gegebenenfalls vom Rezidivereignis gewählt werden. So können bis zu 2 kleinere (< 3 cm), solitäre, peripher lokalisierte Herde mit einem adäquaten Sicherheitsabstand auch thorakoskopisch mit einem zufriedenstellenden Ergebnis reseziert werden (Mutsaerts et al. 2001; Gossot et al. 2009). Auf Grund der geringeren Häufigkeit postoperativer Adhäsionen kann der thorakoskopische Ansatz neben Vorteilen im Hinblick auf die Lebensqualität (»quality of life«, QoL) die Durchführung von Rezidiveingriffen erleichtern (Erhunmwunsee et al. 2009).

Mit Zunahme der Operationsfrequenz pulmonaler Metastasen infolge erweiterter Indikationsstellungen haben sich auch die Meinungen über den optimalen Zugangsweg verändert bzw. werden bis heute kontrovers diskutiert:

Während initial fast ausschließlich die laterale Thorakotomie zum Einsatz kam, wurde lange Zeit die **mediane Sternotomie** mit simultaner bipulmonaler Palpation und Resektion als Standardzugang propagiert (Johnston 1983; Vogt-Moykopf et al. 1986; Pastorino et al. 1990):

— Die Vorteile dieser Methode sind die mögliche simultane Exploration beider Lungenflügel mit gegebenenfalls Detektion radiomorphologisch nicht darstellbarer

kleinster Metastasen, wodurch der Anteil kurativ therapierter Patienten gesteigert werden kann.
- Nachteile dieser Methode sind die schlechte Erreichbarkeit von Metastasen in den dorsal gelegenen Segmenten 2, 6 und 10 sowie von paraösophageal sowie dorsohilär gelegenen, pathologisch vergrößerten Lymphknoten. Eine radikale Metastasektomie von auch im CT nicht darstellbaren Herden, die palpatorisch erfasst werden können, ist mit dieser Vorgehensweise *nicht* zuverlässig möglich.

Neuere Daten deuten auf die Gleichwertigkeit des **unilateralen, lateralen Zugangs** mit Exploration und Resektion nur auf der betroffenen Seite hin (Younes et al. 2002). Dieser Zugangsweg ermöglicht eine bessere Erreichbarkeit dorsal sowie zentral gelegener Läsionen.

Vor dem Hintergrund der zunehmenden Bedeutung der systematischen Lymphadenektomie auch für sekundäre pulmonale Neubildungen (Loehe et al. 2001; Ercan et al. 2004; ▶ Abschn. Lymphknotendissektion) sowie der Palpation zur sicheren Detektion radiomorphologisch nicht darstellbarer kleinster Metastasen bleibt der kurative Einsatz videoassistierter Techniken kontrovers. Bis zum endgültigen Effektivitätsnachweis sollte die Anwendung der videoassistierte Thorakoskopie (VATS) routinemäßig nur im Rahmen von Studien stattfinden.

### Resektionstechnik

Entscheidend für den Erfolg der operativen Therapie ist die Entfernung des Tumors im Gesunden (R0-Resektion). Nach Empfehlung des Memorial Sloan-Kettering Cancer Center (Rusch 2002) beträgt der **empfohlene Sicherheitsabstand 5–10 mm**. Es gibt jedoch Hinweise dafür, dass insbesondere Sarkommetastasen in der Lunge zu perivaskulärer und peribronchialer Ausbreitung mit Bildung von Satellitenherden neigen. Um zuführende Gefäße und Bronchien zu resezieren, ist daher ein größerer Sicherheitsabstand bzw. eine **anatomische Segmentresektion** bei singulären Metastasen zu favorisieren. Die Mehrheit der resektablen Patienten präsentiert periphere Läsionen, die einer Keilresektion (Wedge-Resektion) zugänglich sind (Temple u. Brennan 2002). Unter Wahrung eines adäquaten sphärischen Sicherheitsabstands kommen hierfür prinzipiell mehrere Techniken in Betracht:
- Am häufigsten werden Parenchymresektionen mittels **linearem Anastomosenstapler** durchgeführt.
- Alternativ stellt die **atypische Klemmenresektion** nach Vorlage einer doppelläufigen Matratzennaht eine sichere Methode mit geringer Blutungsgefahr dar, kann jedoch auf Grund von offenen Pleuralippen zu stärkeren Verwachsungen führen. Wegen der begleitenden Manipulation des Gewebes (■ Abb. 13.1a) mit gegebenenfalls Bildung von Satellitenherden kann ein ausrei-

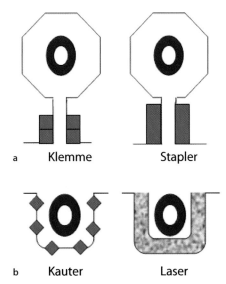

**■ Abb. 13.1a, b** Resektionsmöglichkeiten subpleuraler Metastasen und resultierende Unterschiede bezüglich des Verlusts von visceraler Pleuraoberfläche und gesundem Lungenparenchym.
**a** Bei der Klemmen- bzw. Staplerresektion wird die verbleibende Parenchymbrücke durch Nähte bzw. Klammern (jeweils blaugrau) versorgt.
**b** Parenchymsparende Techniken wie die Thermokoagulation (Verschluss durch Parenchymnaht, blaugrau) und Laserresektion (Ausbildung einer Nekrosezone mit Schrumpfung des Lungenparenchyms und Alveolenverschluss ohne Notwendigkeit eines Nahtverschlusses) sind auch bei intermediär oder zentral gelegenen Metastasen möglich

chender Sicherheitsabstand bei dieser Methode sowie bei der Keilresektion mittels linearen Anastomosenstaplern nicht immer garantiert werden.
- Als weitere Alternative können der **Elektrokauter**, mit dem das Parenchym unter Wahrung des Sicherheitsabstands halbkugelförmig um die Metastase durchtrennt und anschließend mit einer Naht versorgt wird, sowie der **Nd:YAG-Laser** zum Einsatz kommen (■ Abb. 13.1b). Der parenchymsparende Einsatz des Lasers, der eine Metastasektomie mit ca. 5 mm breitem Rand ohne Notwendigkeit einer Parenchymnaht erlaubt, hat sich vor allem bei multiplen Metastasen bewährt (Rolle et al. 2006). Als Nachteile sind jedoch der größere Zeitaufwand sowie die Notwendigkeit einer besonderen Logistik und Ausstattung zu berücksichtigen.

**Zentral gelegene Metastasen** können je nach Ausdehnung und Lage durch Laserresektionen, anatomische Segmentresektionen oder auch Lobektomien bzw. Bilobektomien reseziert werden (■ Abb. 13.2). Zum Erreichen einer kompletten Resektion können ergänzende angio- oder bronchoplastische Verfahren zum Einsatz kommen.

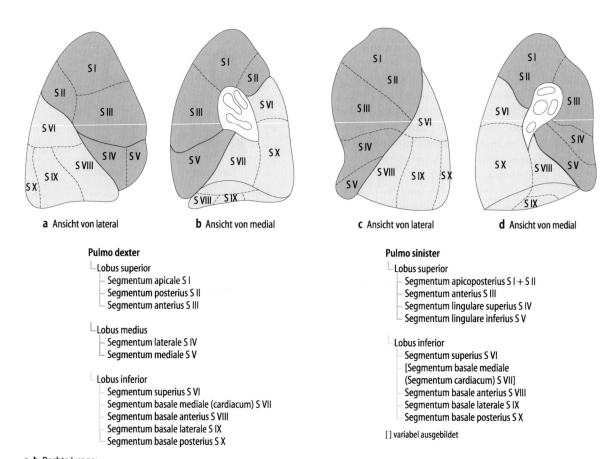

**a** Ansicht von lateral        **b** Ansicht von medial          **c** Ansicht von lateral          **d** Ansicht von medial

**Pulmo dexter**
└ Lobus superior
  ├ Segmentum apicale S I
  ├ Segmentum posterius S II
  └ Segmentum anterius S III

└ Lobus medius
  ├ Segmentum laterale S IV
  └ Segmentum mediale S V

└ Lobus inferior
  ├ Segmentum superius S VI
  ├ Segmentum basale mediale (cardiacum) S VII
  ├ Segmentum basale anterius S VIII
  ├ Segmentum basale laterale S IX
  └ Segmentum basale posterius S X

**Pulmo sinister**
└ Lobus superior
  ├ Segmentum apicoposterius S I + S II
  ├ Segmentum anterius S III
  ├ Segmentum lingulare superius S IV
  └ Segmentum lingulare inferius S V

└ Lobus inferior
  ├ Segmentum superius S VI
  │ [Segmentum basale mediale
  │ (Segmentum cardiacum) S VII]
  ├ Segmentum basale anterius S VIII
  ├ Segmentum basale laterale S IX
  └ Segmentum basale posterius S X

[ ] variabel ausgebildet

**a, b** Rechte Lunge;
**c, d** linke Lunge.

◻ **Abb. 13.2** Anatomie der Lungenlappen und -segmente (aus Tillmann 2009)

**❶ Cave!**
**Wenn möglich, sollten radikale Eingriffe im Sinne einer Pneumektomie auf Grund der hohen postoperativen Mortalität vermieden werden (Koong et al. 1999).**

## Lymphknotendissektion

Die Inzidenz intrathorakaler Lymphknotenfiliae bei Nachweis von Lungenmetastasen wird generell mit 10–15% angegeben (Loehe et al. 2001; Schirren et al. 1998; ◻ Abb. 13.3). Inwieweit dies auch für Lungenmetastasen der Weichgewebesarkome gilt, ist derzeit noch nicht ausreichend untersucht. Wahrscheinlich spielt diese analog des allgemein geringen lymphogenen Metastasierungspotenzials von Weichgewebesarkomen ohnehin eine sehr untergeordnete Rolle.

**❯❯ Der Nachweis mediastinaler Lymphknotenmetastasen deutet auf ein fortgeschrittenes Metastasierungsstadium hin und ist mit einer schlechteren Prognose verknüpft (Ercan et al. 2004).**

Dies entspricht im Wesentlichen Beobachtungen beim pulmonal metastasierten Kolonkarzinom, bei dem nach mediastinaler Lymphadenektomie in bis zu 20% Lymphknotenmetastasen entdeckt und erwartungsgemäß ebenfalls mit einer schlechten Prognose korreliert wurden (Welter et al. 2007).

Über den Stellenwert der mediastinalen Lymphknotendissektion beim Weichgewebesarkom gibt es bislang nur wenige Daten. Pfannschmidt et al. (2006) beobachteten in der Gruppe aller pulmonal metastasierten Sarkome eine überproportional häufige Streuung in die thorakalen Lymphknoten (49% beim Weichgewebesarkom verglichen mit 22,9% beim Nierenzellkarzinom und 20,3% beim kolorektalen Karzinom).

In einer retrospektiven Studie konnten Faries et al. (2004) bei 39 Patienten mit pulmonaler Metastasierung (vorwiegend Melanommetastasen) erstmals einen prognostischen Wert der Sentinel-Lymphadenektomie für diese Tumorentität dokumentieren.

Der Stellenwert der systematischen Lymphadenektomie versus thorakales Lymphknoten-Staging mittels Sentinel-Lymphadenektomie oder durch moderne technische

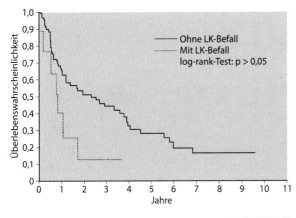

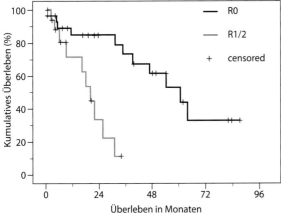

**Abb. 13.3** Überlebenswahrscheinlichkeit von Patienten nach Resektion von Lungenmetastasen eines Weichteilsarkoms in Abhängigkeit vom mediastinalen Lymphknotenbefall. Das mediane Überleben beträgt bei Patienten mit zusätzlichem Lymphknotenbefall rund 10 Monate, bei Patienten ohne Lymphknotenbefall etwa 28 Monate ($p < 0,05$) (aus Schirren et al. 1998)

Verfahren wie das PET-CT wurde für pulmonale Weichgewebesarkom-Metastasen bisher nicht untersucht und sollte in weiterführenden Studien abgeklärt werden.

Nach aktueller Datenlage kann eine systematische mediastinale und hiläre Lymphknotendissektion nur für ein exaktes chirurgisches Staging im Rahmen von klinischen Studien empfohlen werden, da ein Überlebensvorteil bislang nicht gesichert werden konnte. Der Wert einer systematischen Lymphknotendissektion bei pulmonalen Sarkommetastasen muss auf Grund der Erfahrungen bei anderen Tumorentitäten (Kolonkarzinom), insbesondere im Hinblick auf die Tumorbiologie der Weichgewebesarkome, in therapeutischer Absicht infrage gestellt werden.

> Ein Lymphknoten-Sampling im Rahmen eines lymphonodalen Staging ist dagegen prognostisch bedeutsam und derzeit zur individuellen adjuvanten Therapieplanung mit Berücksichtigung der speziellen Tumorbiologie ausreichend.

Dies entspricht nach einer Erhebung der Arbeitsgruppe für Lungenmetastasenchirurgie der Europäischen Gesellschaft für Thoraxchirurgie der etablierten Praxis in Europa für alle Tumorentitäten. Demnach führen generell 55,5% der europäischen Thoraxchirurgen ein mediastinales Lymphknoten-Sampling durch, während nur 13% eine komplette mediastinale Lymphadenektomie praktizieren. In 32,2% der Fälle wird auf jegliche Lymphknotenbiopsie verzichtet (Internullo et al. 2008).

### 13.1.4 Komplikationen und Komplikationsmanagement

> In erfahrenen thoraxchirurgischen Zentren ist die Komplikationsrate einer kurativ intendierten pulmonalen Metastasenchirurgie gering, die Mortalität liegt unter 1%.

Die Komplikationsrate wird in der Literatur mit bis zu 10% angegeben und variiert je nach Ausmaß der Parenchymresektion. Häufige Phänomene können Parenchymfisteln, Nachblutungen aus dem Lungenparenchym bzw. der Thoraxwand sowie postoperative Belüftungsstörungen in Form von Atelektasen sein. Seltenere Komplikationen sind Lungenabszesse, Pneumothorax und Pleuraempyem.

Die postoperative Therapie der **alveolären Luftleckage** (ALL) besteht prinzipiell im Sog- und Drainagemanagement, Pleurodeseverfahren sowie als Ultima Ratio in seltenen Fällen auch in der plastischen Deckung. Die prophylaktische Gabe eines Antibiotikums gegen grampositive Keime kann für die Dauer der alveolären Luftleckage empfohlen werden.

Bei Persistenz einer alveolären Luftleckage über einige Wochen am Drainagesystem ohne aktiven Sog ist die Indikation zur Pleurodese mit Eigenblut oder zur chemisch-irritativen Pleurodese (z.B. Talkum, Jod oder Doxycyclin – cave: Talkum nur bei guter Nierenfunktion!) zu empfehlen.

Erst nach Misslingen der konservativen Vorgehensweisen ist die Indikation zur **Thorakoskopie** oder **Re-Thorakotomie** gegeben. Dabei kommen Nachresektionen, Talkumpoudrage und Fibrinkleber zum Einsatz, seltener Muskel- oder Omentumplastiken bei Vorliegen größerer Resthöhlen. Postoperative Atelektasen können in der Regel durch gegebenenfalls wiederholte fiberbronchoskopische Absaugungen sowie intensivierte postoperative Atemphysiotherapie, z. B. mit Unterstützung des »intermittent positive pressure breathing« (IPPB) beherrscht werden.

### 13.1.5 Ergebnisse der Lungenmetastasen-chirurgie bei Weichgewebesarkomen

Die operative Therapie von syn- oder metachronen singu-lären Lungenmetastasen auch nach Ansprechen von mul-tiplen Metastasen auf eine präoperative Chemotherapie ist fester Bestandteil einer multimodalen Behandlung.

> — Die pulmonale Metastasenchirurgie stellt auf Grund der begrenzten Chemotherapiesensiti-vität pulmonaler Metastasen (Smith et al. 2009) derzeit den potenziell erfolgreichsten kurativen Therapieansatz dar.
> — Entscheidend für den Therapieerfolg ist die Selektion des Patientengutes.

Einzelne große retrospektive Studien zeigten 5-Jahres-Überlebensraten von 25–53% nach kompletter Metastasen-entfernung (Choong et al.1995; Pfannschmidt et al. 2009), während Smith et al. (2009) lediglich eine 5-Jahres-Gesamt-überlebensrate von 18% dokumentieren konnten. Nach Studien des Memorial Sloan-Kettering Cancer Center wird die 3-Jahres-Überlebensrate mit 20–30% angegeben (Lewis et al. 1996; Billingsley et al. 1999; Hoos et al. 2000).

---

**Wichtige prognostische Kriterien**

- Krankheitsfreies Intervall (KFI) < oder > 1 Jahr
- Vollständige Resektion (R0)
- Differenzierungsgrad des Primärtumors
- Metastasenzahl < oder > 2
- Alter des Patienten < oder > 50 Jahre

---

Nach multivariater Datenanalyse haben sich insbesondere das krankheitsfreie Intervall sowie die vollständige Re-sektion als statistisch signifikant erwiesen. Die Dauer des krankheitsfreien Intervalls kann möglicherweise als Surrogatmarker der Tumorbiologie dienen (Smith et al. 2009).

Patienten mit pulmonalen Filiae eines malignen peri-pheren Nervenscheidentumors (MPNST) oder eines Li-posarkoms haben verglichen mit allen Sarkompatienten eine schlechtere Prognose (Shimizu et al. 2008).

> Der Stellenwert einer **wiederholten Lungenme-tastasenresektion** wurde ausführlich untersucht und kann auch nach aktueller Datenlage bei se-lektierten Patienten empfohlen werden.

**Günstige prognostische Kriterien:**
- Längeres Zeitintervall zwischen Erst- und Zweitein-griff (Kandioler et al. 1998)
- Geringe Größe und Anzahl der Lungenmetastasen
- Geringer Differenzierungsgrad des Primärtumors (Weiser et al. 2000)

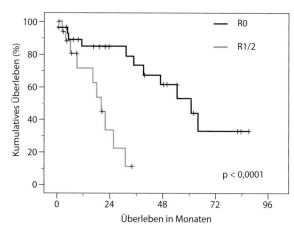

**Abb. 13.4** Überlebensraten nach chirurgischer Therapie pulmo-naler Weichgewebesarkom-Metastasen. Dargestellt sind die Überle-benswahrscheinlichkeiten in Abhängigkeit vom Resektionsstatus (modif. nach Pfannschmidt et al. 2006)

So konnte in diesem Patientengut ein Trend zu einem besse-ren Gesamtüberleben dokumentiert werden, der möglicher-weise eine weniger aggressive Tumorbiologie in der Gruppe der Langzeitüberlebenden reflektiert (Smith et al. 2009).

> Maximal ein Drittel aller betroffenen Patienten ist einer pulmonalen Metastasenchirurgie zu-gänglich (Choong et al. 1995, Stamatis 2005).

So waren in einer Studie des Memorial Sloan-Kettering Cancer Center zur Auswertung der pulmonalen Metasta-senchirurgie bei Weichgewebesarkomen lediglich 248 von 719 Patienten primär resektabel (Billingsky et al. 1999).

Durch Fortschritte im Verständnis der differenziellen Chemotherapiesensitivität verschiedener histomorpholo-gischer Subtypen (Schütte et al. 2009) können bei technisch inoperablen Lungenmetastasen, bei multiplen Metastasen oder kurzen metastasenfreien Intervallen Ansprechraten von 25–50% erzielt werden. Die anschließende operative Therapie singulärer syn- oder metachroner Lungenmetastasen ist nach Erzielung einer kompletten oder partiellen Remis-sion mit Ansprechen von multipleren Metastasen etablierter Bestandteil eines multimodalen Behandlungskonzepts.

### 13.1.6 Interventionelle Methoden

#### Radiofrequenzablation

Als Alternative zur chirurgischen Metastasentherapie bzw. als kombiniert-chirurgische Methode steht die Radiofre-quenzablation zur Verfügung, deren erfolgreicher Einsatz in aktuellen Studien dokumentiert werden konnte (Jones et al. 2010). Auch andere Autoren beschrieben in retro- und prospektiven Studien ein akzeptables Langzeitüberle-ben technisch oder funktionell inoperabler Patienten nach

Einsatz der interventionellen perkutanen Radiofrequenzablation (Ding et al. 2009, Nakamura et al. 2009). So zeigten Nakamura et al. (2009) bei 11 Patienten, die eine komplette perkutane Radiofrequenzablation sämtlicher Lungentumoren erhalten hatten, 1- und 3-Jahres-Überlebensraten von 88,9 bzw. 59,2% auf. Auch eine Kombination von Radiofrequenzablation und operativer Therapie kann bei pulmonal metastasierten Weichgewebesarkomen ein sinnvoller Therapieansatz sein (Sano et al. 2008).

### Chemoembolisation

Erste Ergebnisse deuten darauf hin, dass auch die Chemoembolisation Überlebensvorteile bringen kann. Via Punktion der V. femoralis wird eine selektive Chemoembolisation der tumorversorgenden pulmonalen Arterien durchgeführt. So konnte bei ⅓ der Patienten eine Tumorregression nach morphologischen Kriterien nachgewiesen werden (Vogl et al. 2008).

### Isolierte Lungenperfusion (ILuP)

Als kombiniert-chirurgische Methode ist zur Vollständigkeit die isolierte Lungenperfusion (ILuP) anzuführen. Einer der ersten Berichte zum klinischen Einsatz der isolierten Lungenperfusion wurde 1958 von Creech et al. veröffentlicht. Hier wurde erstmals ein prophylaktischer Einsatz der isolierten Lungenperfusion vor Radikaloperation unterschiedlicher Extremitätensarkome beschrieben und ein Überlebensvorteil dokumentiert. Trotz dieser positiven Ergebnisse folgten zunächst keine weiteren Studien.

Erst 1984 berichteten Minchin et al. von der Anwendung einer isolierten Lungenperfusion mit Doxorubicin bei 3 Patienten. Ihnen gelang bereits eine Dosiseskalation von Doxorubicin mit längeren Perfusionszeiten der Lunge ohne relevante systemische Leckage. Die Technik wurde von Johnston et al. 1995 durch eine einzelne bzw. totale isolierte Lungenperfusion bei Patienten mit inoperablen Lungenmetastasen bzw. primärem Bronchialkarzinom verfeinert.

Bis heute konnten mit den Chemotherapeutika Doxorubicin, Cisplatin und Melphalan mit oder ohne begleitende Hyperthermie insbesondere bei nichtresektablen Lungenmetastasen bzw. Rezidivmetastasen von Sarkomen in Einzelfällen gute Ergebnisse erzielt werden. So zeigen aktuelle Ergebnisse einer Phase-I-Studie zur experimentellen isolierten Lungenperfusion mit Melphalan eine Gesamt-5-Jahres-Überlebensraten von rund 55% bei akzeptabler Toxizität (Den Hengst et al. 2010). Weiterführende Ergebnisse bleiben abzuwarten.

### 13.1.7 Radiotherapie

Mit der stereotaktischen Einzeitbestrahlung steht eine lokale, nichtinvasive Behandlungsoption inoperabler Lungenmetastasen zur Verfügung, die eine hohe Bestrahlungsdosis unter Schonung des umgebenden Gewebes erreichen kann. Die besten Ergebnisse werden bei einer lokalen Applikationsdosis von ≥ 26 Gy und kleinen Tumorvolumina erzielt. Insgesamt konnte bei bis zu 25% aller Patienten ein Langzeitüberleben von ≥ 50 Monaten erzielt werden (Hof et al. 2007) (▸ Kapitel 14).

### 13.1.8 Medikamentöse Therapie und Ausblick

Auf molekularbiologischer Ebene gibt es zunehmend Hinweise auf die zentrale Stellung des IGF1-Rezeptors insbesondere bei pulmonal metastasierten Synovialsarkomen (Friedrichs et al. 2008; Xie et al. 1999) sowie die Bedeutung des therapeutischen Einsatzes von Tyrosinkinaseinhibitoren (Osuna et al. 2009; Basso et al. 2009) insbesondere bei der Behandlung gastrointestinaler Stromatumoren (GIST). Aktuelle Phase-II-Studien konnten gute Ergebnisse von Sorafenib in der Therapie des metastasierten Angiosarkoms erzielen (Maki et al. 2009). Derartige Therapieansätze sind derzeit ein zentrales Anliegen verschiedener translationaler Forschungsprojekte (Ordonez et al. 2010) (▸ Kapitel 17 und 18).

## 13.2 Lebermetastasen

### 13.2.1 Einleitung

- Trotz hoher Rezidivrate ist das Langzeitergebnis nach chirurgischer Therapie hepatischer Filiae dem einer alleinigen Chemotherapie und Chemoembolisation überlegen.
- Analog zur pulmonalen Metastasenchirurgie profitieren ausgesuchte Patientenkollektive auch von einer wiederholten chirurgischen Therapie (Lang et al. 2000).
- Etwa 10% der Patienten mit Weichgewebesarkomen präsentieren bereits zum Zeitpunkt der Erstdiagnose Fernmetastasen (Komdeur et al. 2002, Coindre et al. 2001), ein Viertel der Patienten entwickelt metachrone Metastasen im Verlauf (Stojadinovic et al. 2002).
- Primäre Lebermetastasen sind fast ausschließlich bei retroperitonealen und viszeralen Sarkomen festzustellen.

In einer Studie des Memorial Sloan-Kettering Cancer Center mit Evaluation der zwischen 1982 und 1987 vorgestellten Patienten mit Weichgewebesarkomen präsentierten 65 von 981 Patienten (7%) Lebermetastasen, der häufigste assoziierte Primärtumor war das **retroperitoneale Leiomyosarkom** (Jaques et al. 1995).

## 13.2.2 Indikation zur Leberteilresektion

Operativ-technische Fortschritte der letzten Jahre, Verbesserungen in der perioperativen Patientenversorgung sowie Weiterentwicklungen auf dem Gebiet der Leberchirurgie selbst haben die Komplikationen von Leberteilresektionen minimiert.

Dies und die Verbesserung der bildgebenden Diagnostik erlauben eine breitere Indikationsstellung zur operativen Therapie hepatisch metastasierter Weichgewebesarkome, wodurch eine 5-Jahres-Überlebensrate von knapp 50% zu erreichen ist (Rehders et al. 2009).

Es ist zu erwarten, dass die aktuelle Entwicklung multidisziplinärer onkologischer Behandlungskonzepte das chirurgische Indikationsspektrum kurativer Resektionen von Lebermetastasen erweitern wird.

- Wenn eine lokale Kontrolle des Primärtumors erreicht wird, kann auch bei resektablen **synchronen** Lebermetastasen die Indikation zur operativen Lebermetastasentherapie, gegebenenfalls in Kombination mit einer präoperativen Chemotherapie, vorliegen.
- Die Indikation zur chirurgischen Therapie **metachroner** Lebermetastasen ist immer dann gegeben, wenn ein Lokal- oder extrahepatisches Rezidiv sowie ein Zweittumor ausgeschlossen werden können.

**Unbedingt notwendige apparative Untersuchungen** vor Leberresektion sind daher:
- Sonografie und Computertomografie von Abdomen und Thorax
- PET-CT zur Umgebungsdiagnostik

**Optionale Untersuchungen** zur Optimierung des präoperativen Staging sind:
- MRT mit T1-gewichteten Sequenzen (hohe Detailauflösung) für die Darstellung normalen Lebergewebes sowie T2-gewichteten Sequenzen (hohe Kontrastauflösung) für die Detektion von Organläsionen bei diskrepantem Befund der vorausgegangenen Untersuchungen
- Staging-Laparoskopie mit laparoskopischem Ultraschall (LAPUS) zum Ausschluss weiterer intraabdominaler Metastasen (unter anderem Peritoneum, Lymphknoten oder zusätzliche Lebermetastasen) (◻ Abb. 13.5)
- Sentinel-Node-Biopsie (SNB) am Leberhilus

Als differenzialdiagnostische Besonderheit sollten bei der Neurofibromatose Typ 1 (Morbus Recklinghausen) Neurofibrome der Leber, die sich zu primären Sarkomen entwickeln können, berücksichtigt werden.

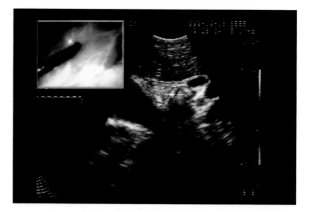

◻ **Abb. 13.5** Erweitertes Staging mittels LAPUS (laparoskopischer Ultraschall)

## 13.2.3 Risikoevaluation

❯ Eine sorgfältige Risikoabschätzung ist insbesondere bei diesem Patientenkollektiv, das meist in einem multimodalen Therapiekonzept behandelt werden soll, von besonderer Bedeutung.

Anders als bei kolorektalen Lebermetastasen, welche die Berücksichtigung von Leberparenchymschäden, z. B. in Form einer chemotherapieassoziierten Steatohepatitis (CASH, Vauthey et al. 2006) nach Applikation von Irinotecan (FOLFIRI) oder im Sinne eines »sinusoidal obstructing syndrome« (SOS, »blue liver«, Ward et al. 2008) nach oxaliplatinhaltiger Therapie (FOLFOX) erfordern, ist eine zusätzliche Leberparenchymschädigung nach First-Line-Therapie bei Weichgewebesarkom (Dox, Ifo) in der Regel weniger zu erwarten.

Im Hinblick auf die **funktionelle Operabilität** sind vielmehr potenzielle kardiale Kompromittierungen nach Applikation von Anthrazyklinen (Doxorubicin) sowie Knochenmarkdepressionen (Ifosfamid, Doxorubicin, Gemcitabin) zu berücksichtigen. Die in der Zweitlinientherapie eingesetzten Taxane (Docetaxel) sowie das seit 2007 für die Behandlung von Lipo- und Leiomyosarkomen zugelassene Trabectedin werden hepatisch metabolisiert und können zu einer Schädigung von Leberparenchym mit Herabsetzung der hepatischen Reserve führen. Die Fähigkeit zur postoperativen Leberregeneration kann dadurch gestört sein. Bei ausgedehntem Leberbefall ist hierbei die zu erwartende postoperative Leberfunktionsstörung (»small for size syndrome«) zu berücksichtigen.

Trotz unterschiedlicher beschriebener **Testmethoden**, die im Wesentlichen die hepatische Extraktionsleistung einer applizierten Substanz pro Zeiteinheit messen (Aminopyrin-Atemtest, Indocyaningrün-Retentionstest), bleibt die stark erfahrungsabhängige **klinische Einschätzung** wichtiges Element der präoperativen Risikobewertung.

Bei Verdacht auf einen zirrhotischen Umbauprozess stellt die Child-Pugh-Klassifikation unverändert eine relevante Risikostratifizierung dar.

### 13.2.4 Operative Strategie

> ❭ Prognostisch ist wie bei den pulmonalen Metastasen das Erreichen einer **R0-Resektion** entscheidend; kritisch ist dabei nicht ein klar metrisch definierter Resektionssaum, sondern die histologische Tumorfreiheit des Resektionsrandes (Loss et al. 2010).

Im Gegensatz zu dem bei Lungenmetastasen obligaten Sicherheitsabstand konnten unterschiedliche Studien für Lebermetastasen *keine* eindeutig schlechtere Prognose selbst für einen Sicherheitsabstand < 1 cm nachweisen, solange eine Resektion im Gesunden gelang.

Vor dem Hintergrund einer generalisierten Systemerkrankung mit hoher Rezidivrate muss eine sorgfältige Indikationsstellung unter Einbezug prognostischer Faktoren sowie des Operationsrisikos mit ausführlicher Funktionsdiagnostik erfolgen.

**Standardzugang** für die offene Leberresektion ist der rechtsseitige Rippenbogenrandschnitt median bis zum Xiphoid (»umgekehrtes L«), bei Bedarf mit Erweiterung subkostal nach links (»Mercedesstern-Inzision«). Bei geplanten Keilexzisionen aus den rechten inferioren Segmenten IVb; V; und VI kann ein rechtsseitiger Rippenbogenrandschnitt ausreichend sein, kleinere linksseitige Eingriffe bis zu linkslateralen Resektionen können über eine mediane Laparotomie erfolgen.

Durch obligaten **intraoperativen Ultraschall** (IOUS) können okkulte Metastasen entdeckt und intrahepatische Gefäßverläufe sowie die Resektabilität mit Abschätzung des möglichen Sicherheitsabstands zuverlässiger beurteilt werden (Oldhafer et al. 2006, Loss et al. 2010).

Weitere **Verbesserungen im Therapiemonitoring** gelangen durch den Einsatz der kontrastmittelverstärkten Sonografie (Jung et al. 2009) sowie durch die navigierte Lebermetastasenresektion (Beller et al. 2007, 2009; ❐ Abb. 13.6).

Technisch kommen prinzipiell alle Formen der Leberteilresektion infrage. Der Einsatz anatomischer Resektionsverfahren (De Matteo et al. 2000) versus atypischer Leberresektionen (Finch et al. 2007) wird in der Literatur kontrovers diskutiert:

— Befürworter **anatomischer Resektionsverfahren** (❐ Abb. 13.7) berufen sich auf den funktionellen segmentalen Aufbau der Leber sowie den daraus resultierende anatomischen Gefäßversorgung. Durch Vermeidung einer Devitalisierung von Lebergewebe wird das Risiko für infektiöse Komplikationen gesenkt, eine ausreichende biliäre Drainage des Restlebergewebes

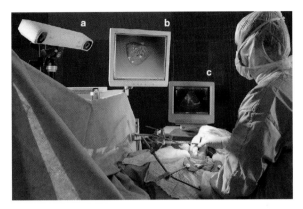

❐ **Abb. 13.6a–c** Operativer Aufbau für die navigationsgestützte Leberchirurgie: Optisches Tracking-System Polaris (**a**), Navigationsbildschirm (**b**), 3-dimensionaler, intraoperativer Ultraschall (**c**)

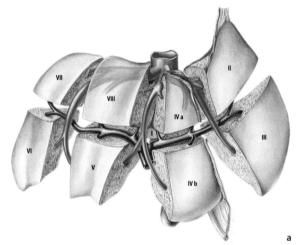

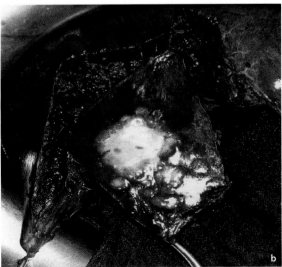

❐ **Abb. 13.7a, b** Anatomiegerechte Resektion hepatischer Metastasen
**a** Funktioneller segmentaler Aufbau der Leber (aus Tillmann 2009);
**b** Resezierte Lebermetastase

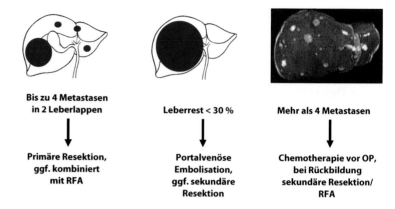

**Abb. 13.8** Therapiealgorithmus unter Berücksichtigung von Anzahl und Größe der Lebermetastasen

**Bis zu 4 Metastasen in 2 Leberlappen**

↓

**Primäre Resektion, ggf. kombiniert mit RFA**

**Leberrest < 30 %**

↓

**Portalvenöse Embolisation, ggf. sekundäre Resektion**

**Mehr als 4 Metastasen**

↓

**Chemotherapie vor OP, bei Rückbildung sekundäre Resektion/ RFA**

gewährleistet und die Restleberfunktion günstig beeinflusst. Des Weiteren können potenzielle intrasegmentale Satellitenherde bei diesem Vorgehen miterfasst werden. Aus diesen Gründen sind anatomiegerechte Resektionen zu favorisieren.

▬ **Wedge-Resektionen** können nur in Ausnahmefällen bei kleineren, peripheren Metastasen empfohlen werden.

Analog zu den kolorektalen Lebermetastasen stellt die **verbleibende Parenchymreserve** oftmals den entscheidenden limitierenden Faktor dar. Auf Grund frequenter Rezidivereignisse ist daher eine **segment- oder subsegmentorientierte Resektion** anzustreben. Je nach Anzahl, Größe und zu erwartender funktioneller Reserve kann eine Kombination unterschiedlicher Therapieansätze zum Einsatz kommen (❏ Abb. 13.8).

Da eine R0-Resektion mit einem signifikant besseren Überleben assoziiert ist, sollte bei entsprechender funktioneller Operabilität auch die Indikation zur **Hemihepatektomie** überprüft werden, insbesondere wenn das Zeitintervall bis zur Entwicklung von Lebermetastasen 2 Jahre überschreitet (DeMatteo et al. 2001; ❏ Abb. 13.9).

### Aktuelle multimodale chirurgische Konzepte

Die chirurgischen Konzepte zur Behandlung von Lebermetastasen haben sich in den letzten Jahren zunehmend erweitert.

❯ ▬ Durch den Einsatz von neoadjuvanter Chemotherapie oder interventionellen Verfahren wie Pfortaderembolisation (PVE), Radiofrequenzablation (RFA) oder Kryoablation sind die Chancen einer 2-zeitigen oder kombinierten Resektion gestiegen.
▬ Die differenzierte Indikationsstellung und die kritische Selektion der Patienten für ein multimodales chirurgisches Therapiekonzept sollten in regelmäßigen, fachübergreifenden Tumorkonferenzen stattfinden.

Analog zu den kolorektalen Lebermetastasen kann die Gruppe der primär nichtresektablen Patienten mittels »Downsizing« durch eine **neoadjuvante Chemotherapie** in das Stadium der Resektabilität überführt werden. Zu berücksichtigen sind hierbei die differenziellen Chemotherapiesensitivitäten unterschiedlicher histopathologischer Subtypen (Schütte et al. 2009) sowie entsprechende Nebenwirkungsprofile (z. B. hepatische Metabolisierung von Docetaxel) (▶ Kap. 17).

Um das zu resezierende Parenchymvolumen so klein wie möglich zu halten, besteht bei ausgedehntem Tumorbefall auch die Möglichkeit der **präoperativen portalvenösen Chemoembolisation** (Portal Vein Embolisation, PVE). Hierbei besteht das Prinzip in einer Hypertrophieinduktion des prospektiv verbleibenden Leberanteils zur Verbesserung der hepatischen Reserve. Limitationen dieser Methode bestehen bei Lebererkrankungen, welche die Regenerationsfähigkeit der Leber betreffen (Leberzirrhose, Leberfibrose, Chemotherapie), sowie anderweitigen Funktionseinschränkungen, die nach Pfortaderembolisation zu einem Leberversagen führen können.

Analog zu den Lungenmetastasen konnten Jones et al. (2010) auch für Lebermetastasen einen Stellenwert der perkutanen **Radiofrequenzablation** (RFA) zeigen. Der beschriebene Effekt besteht hauptsächlich in lokaler Tumorkontrolle bei fehlenden chirurgischen Therapieoptionen oder auch in Kombination mit anderen parenchymerhaltenden chirurgischen Eingriffen (❏ Abb. 13.9). Auf Grund einer hohen Rezidivrate werden eine engmaschige Nachsorge sowie adjuvante Therapie nach Radiofrequenzablation empfohlen (Eisele et al. 2008).

Die seltener angewandte **Kryoablation** wurde bislang überwiegend intraoperativ eingesetzt, da die verfügbaren Kryosysteme zumeist kaliberstarke Kryosonden (Durchmesser 3–5 mm) beinhalteten. Durch die zunehmende Verfügbarkeit auch dünnkalibriger Sonden kommt die perkutane Applikation verstärkt zum Einsatz und kann bis zu einem Ablationsvolumen von ca. 3 cm eingesetzt werden. Nachteil dieser Methode ist ein erhöhtes Nachblutungsrisiko in der

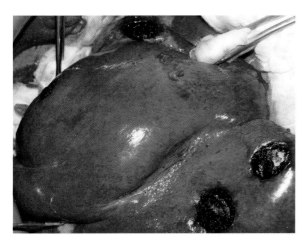

**Abb. 13.9** Kombination mit ablativen Verfahren: Intraoperativer Situs nach Radiofrequenzablation von Lebermetastasen

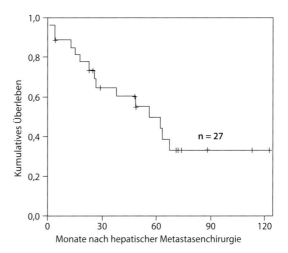

**Abb. 13.10** Kaplan-Meier-Gesamtüberlebenskurven nach hepatischer Metastasenchirurgie von 27 Patienten mit unterschiedlichen histologischen Weichgewebesarkom-Subtypen (vorwiegend Leiomyosarkom und GIST)

Auftauphase des Ablationsprozesses, da durch die Kryobehandlung keine sichere Gefäßokklusion erreicht wird.

### 13.2.5 Ergebnisse

> — Multimodale Therapiekonzepte können bei einem selektionierten Patientengut auch im Stadium der Metastasierung zu einer lang anhaltenden Krankheitsstabilisierung führen.
> — Die Überlebensraten können sich jedoch bei den einzelnen Subtypen der Weichgewebesarkome unterscheiden.
> — Onkologischer Nutzen sowie operatives Risiko sind im günstigsten Fall vergleichbar mit einer Leberteilresektion bei kolorektalen Metastasen (Verhoef et al. 2007).

Nach Studienlage wird die 5-Jahres-Überlebensrate nach kurativ intendierter Resektion von Lebermetastasen bei Weichgewebesarkom im Mittel mit 17,5% angegeben, das mediane Überleben beträgt etwa 32 Monate (Hafner et al. 1995; Jaques et al. 1995; Elias et al. 1998; Lang et al. 1999).

Wichtiges Kriterium für den Erfolg der operativen Therapie ist eine **R0-Resektion** (■ Abb. 13.10, modif. nach Rehders et al. 2009). Dies gilt auch für gegebenenfalls vorhandene extrahepatische Metastasen (Lang et al. 1999).

Überlebensdaten neuer Untersuchungen belegen bei guter Kontrolle der systemischen Grundkrankheit auch für andere Tumorentitäten einen etablierten Stellenwert der Lebermetastasenchirurgie in einem interdisziplinären, individuellen Therapiekonzept (■ Abb. 13.11, modif. nach Lehner et al. 2009). Die Überlebensraten unterscheiden sich jedoch bei den einzelnen Tumorentitäten erheblich: Für hepatisch metastasierte Leiomyosarkome beträgt die

5-Jahres-Überlebensrate 31% (Lehner et al. 2009, ■ Abb. 13.11d), vergleichbare Ergebnisse werden mit 27% von Pawlik et al. berichtet (Pawlik et al. 2006). Zum Vergleich beträgt die 5-Jahres-Überlebensrate für hepatisch metastasierte Melanome 21 bzw. 8% für hepatisch metastasierte Pankreaskarzinome (Lehner et al. 2009).

Kaum Unterschiede zeigen sich dagegen bei den prognostisch relevanten Faktoren. Insbesondere erwiesen sich das zeitliche Auftreten der Metastasen (synchron versus metachron) sowie der Residualtumorstatus als relevante prognostische Faktoren unterschiedlicher Entitäten.

Spezielle Untersuchungen zur Anwendung von Scores bei Sarkommetastasen sind noch ausstehend.

Nachdem verschiedene Autoren über erfolgreiche Ansätze einer chirurgischen Therapie simultaner Leber- und Lungenmetastasen beim kolorektalen Karzinom (Spaggiari et al. 1998; Headrick et al. 2001) berichteten, wäre zukünftig zu prüfen, ob auch Patienten mit einem **multilokulär metastasierten Weichgewebesarkom** von einem derartigen Therapieansatz profitieren können.

### 13.2.6 Nichtchirurgische Therapieoptionen und Ausblick

— Im Vergleich zur Operabilität pulmonaler Metastasen ist ein deutlich größerer Anteil von 80–90% der Patienten mit Lebermetastasen bei Diagnosestellung *nicht* resektabel (Dawood et al. 2009).
— 13–33% dieser Patienten sprechen auf eine zytostatische Mono- oder Kombinationschemotherapie an (Pazdur et al. 2009).

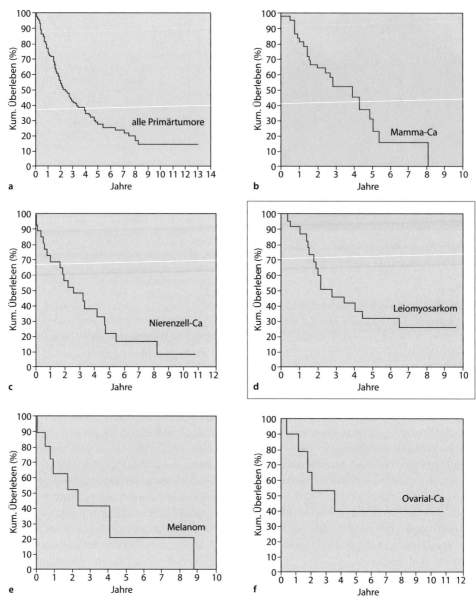

**◻ Abb. 13.11a–f** Überleben nach Resektion von Lebermetastasen unterschiedlicher Primärtumoren

Ein besseres Verständnis der bei der Sarkomgenese beteiligten Signaltransduktionswege hat in letzter Zeit zur Benennung einer Vielzahl neuer therapeutischer Ansätze geführt (z. B. Inhibition von mTOR, cyclinabhängigen Kinasen, VEGF, IGF, sowie EGF und deren Rezeptoren). Des Weiteren konnte ein Zusammenhang zwischen spezifischen chromosomalen Aberrationen (z. B. SYT-SXX-Translokation beim Synovialsarkom; ▶ Kap. 3) und dem medikamentösen Therapieansprechen beobachtet werden(Schmitt et al. 2009). Neben der differenziellen Chemosensitivität unterschiedlicher histopathologischer Subtypen gewinnt auch die immunhistochemische und molekulargenetische (z. B. CD117, *c-kit*) Ein-

ordnung zunehmende therapeutische Bedeutung (Chua et al. 2010).

> Diese Entwicklung unterstreicht die zunehmende Notwendigkeit der Generierung individueller Therapiestrategien in interdisziplinären Tumorboards auf der Basis einer molekularen Tumorsubklassifikation (»targeted therapy«).

Zur Gruppe der interventionellen Therapieoptionen werden die Radiofrequenzablation (RFA), die laserinduzierte Thermoablation (LITT) und die Kryoablation gezählt. Alle 3 Verfahren (insbesondere RFA und LITT) können perkutan, laparoskopisch oder offen chirurgisch eingesetzt werden. Sie sind mit einer chirurgischen Therapie/Resektion kombinierbar oder können auf Grund ihrer geringeren Invasivität eine Alternative bei funktioneller (Komorbiditäten, Leberzirrhose Child B und C) oder technischer Inoperabilität darstellen.

Analog zur präoperativen portalvenösen Chemoembolisation konnte für eine Gruppe von Lebermetastasen unterschiedlicher Primärtumoren gezeigt werden, dass auch eine Radioembolisation mit Yttrium-90 in Form einer **selektiven interne Radiotherapie** (SIRT) einen klinisch relevanten Stopp der Tumorprogression erzielen kann (Jiao et al. 2007). SIRT ist vorwiegend in fortgeschrittenen Tumorstadien indiziert und ermöglicht eine messbare Reduktion des Tumormetabolismus. Dieser Effekt kann im PET anschaulich durch eine Verminderung der SUV (»standardized uptake value«, Quantifizierung von Regionen mit gesteigerter FDG-Aufnahme) visualisiert werden (Wong et al. 2006).

Abschließend sind die stereotaktische Konvergenzbestrahlung/Cyberknife als neue Verfahren der Radiotherapie zu erwähnen (Herfarth et al. 2001). Ihr spezieller Einsatz bei Sarkommetastasen der Leber ist gegebenenfalls zukünftig zu klären.

## Literatur

### Lungenmetastasen
#### Zitierte Literatur

Basso U, Brunello A, Bertuzzi A, Santoro A (2009) Sorafenib is active on lung metastases from synovial sarcoma. Ann Oncol 20 (2): 386–387

Billingsley KG, Burt ME, Jara E, Ginsberg RJ, Woodruff JM, Leung DH, Brennan MF (1999) Pulmonary metastases from soft tissue sarcoma: analysis of patterns of diseases and postmetastasis survival. Ann Surg 229 (5):602–610

Choong PF, Pritchard DJ, Rock MG, Sim FH, Frassica FJ. (1995) Survival after pulmonary metastasectomy in soft tissue sarcoma. Prognostic factors in 214 patients. Acta Orthop Scand 66 (6):561–568

Creech O, Krementz ET, Ryan RF, Winblad JN (1958) Chemotherapy of cancer: regional perfusion utilizing an extracorporal circuit. Ann Surg 616–632

Den Hengst WA, Van Putte BP, Hendriks JM, Stockmann B, van Boven WJ, Weyler J, Schramel F, Van Schil P (2010) long-term survival of a phase I clinical trial of isolated lung perfusion with melphalan for resectable lung metastases. Eur J Cardiothorac Surg 38(5): 621–627

Ding JH, Chua TC, Glenn D, Morris DL (2009) Feasibility of ablation as an alternative to surgical metastasectomy in patients with unresectable sarcoma pulmonary metastases. Interact CardioVasc Thorac Surg 9 (6):1051–1053

Ercan S, Nichols FC 3rd, Trastek VF, Deschamps C, Allen MS, Miller DL, Schleck CD, Pairolero PC (2004) Prognostic significance of lymph node metastasis found during pulmonary metastasectomy for extrapulmonary carcinoma. Ann Thorac Surg 77(5):1786–1791

Erhunmwunsee L, D'Amico TA. (2009) Surgical management of pulmonary metastases. Ann Thorac Surg 88(6):2052–2060

Faries MB, Bleicher RJ, Ye X, Essner R, Morton DL. (2004) Lymphatic mapping and sentinel lymphadenectomy for primary and metastatic pulmonary malignant neoplasms. Arch Surg 139(8):870–876; discussion 876–877

Friedrichs N, Küchler J, Endl E, Koch A, Czerwitzki J, Wurst P, Metzger D, Schulte JH, Holst MI, Heukamp LC, Larsson O, Tanaka S, Kawai A, Wardelmann E, Buettner R, Pietsch T, Hartmann W. (2008) Insulin-like growth factor–1 receptor acts as a growth regulator in synovial sarcoma. J Pathol 216 (4):428–439

Gadd MA, Casper ES, Woodruff JM et al. (1993) Development and treatment of pulmonary metastases in adult patients with extremity soft tissue sarcoma. Ann Surg 218:705–712

Gossot D, Radu C, Girard P, Le Cesne A, Bonvalot S, Boudaya MS, Validire P, Magdeleinat P (2009) Resection of pulmonary metastases from sarcoma: can some patients benefit from a less invasive approach? Ann Thorac Surg 87 (1):238–243

Hof H, Hoess A, Oetzel D, Debus J, Herfarth K (2007) Stereotactic single-dose radiotherapy of lung metastases. Strahlenther Onkol 183 (12):673–678

Hoos A, Lewis JJ, Brennan MF (2000) Soft tissue sarcoma: prognostic factors and multi-modal treatment. Chirurg 71 (7):787–794

Internullo E, Cassivi SD, Van Raemdonck D, Friedel G, Treasure T (2008) ESTS Pulmonary Metastasectomy Working Group. Pulmonary metastasectomy. J Thorac Oncol 3(11):1257–1266

Johnston MR (1983) Median sternotomy for resection of pulmonary metastases. J Thorac Cardiovasc Surg 85 (4):516–522

Johnston MR, Minchen RF, dawson CA (1995) Lung perfusion with chemotherapy in patients with unresectable metastatic sarcoma to the lung or diffuse bronchioloalveolar carcinoma. J Thorac Cardiovasc Surg 110(2):368–373

Jones RL, McCall J, Adam A, O'Donnell D, Ashley S, Al-Muderis O, Thway K, Fisher C, Judson IR (2010) Radiofrequency ablation is a feasible therapeutic option in the multi modality management of sarcoma. Eur J Surg Oncol 36(5):477–482

Kandioler D, Krömer E, Tüchler H, End A, Müller MR, Wolner E, Eckersberger F.(1998) Long-term results after repeated surgical removal of pulmonary metastases. Ann Thorac Surg 65 (4):909–912

Koong HN, Pastorino U, Ginsberg RJ (1999): Is there a role for pneumonectomy in pulmonary metastases? International registry of lung metastases. Ann Thorac Surg 68 (6):2039–2043

Lewis JJ, Brennan MF (1996) Soft tissue sarcomas. Curr Probl Surg 33 (10):817–872

Loehe F, Kobinger S, Hatz RA, Helmberger T, Loehrs U, Fuerst H (2001) Value of systematic mediastinal Lymph node dissection during pulmonary metastasectomy. Ann Thorac Surg 72:225–229

Maki RG, D'Adamo DR, Keohan ML, Saulle M, Schuetze SM, Undevia SD, Livingston MB, Cooney MM, Hensley ML, Mita MM, Takimoto CH, Kraft AS, Elias AD, Brockstein B, Blachère NE, Edgar MA, Schwartz LH, Qin LX, Antonescu CR, Schwartz GK. (2009) Phase II study of sorafenib in patients with metastatic or recurrent sarcomas. J Clin Oncol 27(19):3133–3140

Minchin RF, Johnston MR, Aiken MA, Boyd MR (1984) Pharmakokinetics of doxorubicin in isolated lung of dogs and humans perfused in vivo. J Pharmacol Exp Ther 229(1):193–198

Mutsaerts EL, Zoetmulder FA, Meijer S, Baas P, Hart AA, Rutgers EJ. (2001) Outcome of thoracoscopic pulmonary metastasectomy evaluated by confirmatory thoracotomy. Ann Thorac Surg 72 (1):230–233

Nakamura T, Matsumine A, Yamakado K, Matsubara T, Takaki H, Nakatsuka A, Takeda K, Abo D, Shimizu T, Uchida A (2009) Lung radiofrequency ablation in patients with pulmonary metastases from musculoskeletal sarcomas. Cancer 115 (16):3774–3781

Ordóñez JL, Osuna D, García-Domínguez DJ, Amaral AT, Otero-Motta AP, Mackintosh C, Sevillano MV, Barbado MV, Hernández T, de Alava E (2010) The clinical relevance of molecular genetics in soft tissue sarcomas. Adv Anat Pathol 17(3):162–181

Osuna D, de Alava E (2009) Molecular pathology of sarcomas. Rev Recent Clin Trials 4 (1):12–26

Pastorino U, Valente M, Santoro A, Gasparini M, Azzarelli A, Casali P, Tavecchio L, Ravasi G (1990) Results of salvage surgery for metastatic sarcomas. Ann Oncol 1:269–273

Pastorino U (2002) History of the surgical management of pulmonary metastases and development of the International Registry. Sem in Thorac Cardiovasc Surg 14 (1):18–28

Pfannschmidt J, Klode J, Muley T, Dienemann H, Hoffmann H (2006a) Nodal involvement at the time of pulmonary metastasectomy: experiences in 245 patients. Ann Thorac Surg 81(2):448–54

Pfannschmidt J, Klode J, Muley T, Dienemann H, Hoffmann H (2006b) Pulmonary metastasectomy in patients with soft tissue sarcomas: experiences in 50 patients. Thorac Cardiovasc Surg 54(7): 489–92

Pfannschmidt J, Hoffmann H, Schneider T et al. (2009) Pulmonary metastasectomy for soft tissue sarcomas: is it justified? Recent Results Cancer Res 179:321–336

Rolle A, Pereszlenyi A, Koch R, Richard M, Baier B (2006) Is surgery for multiple lung metastases reasonable? A total of 328 consecutive patients with multiple-laser metastasectomies with a new 1318-nm Nd:YAG laser. J Thorac Cardiovasc Surg 131 (6):1236–1242

Rusch VW. (2002) Surgical techniques for pulmonary metastasectomy. Semin Thorac Cardiovasc Surg 14 (1):4–9

Sano Y, Kanazawa S, Mimura H, Gobara H, Hiraki T, Fujiwara H, Yamane M, Toyooka S, Oto T, Date H (2008) A novel strategy for treatment of metastatic pulmonary tumors: radiofrequency ablation in conjunction with surgery. J Thorac Oncol 3 (3):283–288

Schirren J, Muley T, Schneider P et al. (1998) Chirurgische Therapie der Lungenmetastasen. In: Drings P, Vogt-Moykopf I (Hrsg) Thoraxtumoren. Springer, Berlin. S 640–669

Schlag P (1988) Accomplishments of tumor surgery in tumors of soft tissue. Langenbecks Arch Chir Suppl 2:303–308

Schütte J, Hartmann JT (2009) Chemotherapieoptionen bei fortgeschrittenen, irresektablen Weichteilsarkomen des Erwachsenen. Onkologe 15:404–414

Smith R, Pak Y, Kraybill W, Kane JM (2009): Factors associated with actual long-term survival following soft tissue sarcoma pulmonary metastasectomy. EJSO 35, 356–361

Stamatis G (2005) Operative and interventional therapy of lung metastases. MMW Fortschr Med 147(1–2):25–6, 28–29

Stojadinovic A, Leung DH, Allen P, Lewis JJ, Jaques DP, Brennan MF (2002) Primary adult soft tissue sarcoma: time-dependent influence of prognostic variables. J Clin Oncol 20 (21):4344–4352

Temple LK, Brennan MF (2002) The role of pulmonary metastasectomy in soft tissue sarcoma. Semin Thorac Cardiovasc Surg 14 (1):35–44

Tillmann B (2009) Atlas der Anatomie des Menschen. Springer, Berlin

Vogl TJ, Lehnert T, Zangos S, Eichler K, Hammerstingl R, Korkusuz H, Lindemayr S (2008) Transpulmonary chemoembolization (TPCE) as a treatment for unresectable lung metastases. Eur Radiol 18 (11):2449–2455

Vogt-Moykopf I, Meyer G (1986) Surgical technique in operations on pulmonary metastases. Thorac Cardiovasc Surg 2:125–132

Welter S, Jacobs J, Krbek T, Poettgen C, Stamatis G (2007) Prognostic impact of lymph node involvement in pulmonary metastases from colorectal cancer. Eur J Cardiothorac Surg 167–172

Weiser MR, Downey RJ, Leung DH, Brennan MF (2000) Repeat Resection of pulmonary metastases in patients with soft tissue sarcoma. J Am Coll Surg 191 (2):184–190

Xie Y, Skytting B, Nilsson G, Brodin B, Larsson O (1999) Expression of insulin-like growth factor-1 receptor in synovial sarcoma: association with an aggressive phenotype. Cancer Res 59:3588–3591

Younes RN, Gross JL, Deheinzelin D (2002) Surgical resection of unilateral lung metastases: Is bilateral thoracotomy necessary? World J Surg 26, 1112–1116

**Weiterführende Literatur**

Akan B, Bichler C, Kandioler D (2009) Current role of interdisciplinary strategies in the treatment of pulmonary metastases. Memo Vol 2:31–33

Friedel G, Pastorino U, Buyse M, Ginsberg RJ, Girard P, Goldstraw P, Johnston M, McCormack P, Pass H, Putnam JB, Toomes H (1999) Resection of lung metastases: long-term results and prognostic analysis based on 5206 cases-the International Registry of Lung Metastases. Zentralbl Chir 124 (2):96–103

Schirren J, Muley T, Trainer S, Trainer C, Rick O, Vogt-Moykopf I (2006) Chirurgische Therapie von Lungenmetastasen. In: Schmoll HJ, Höffken K, Possinger K (Hrsg) Kompendium Internistische Onkologie. Springer, Berlin, S 958–993

## Lebermetastasen

Beller S, Eulenstein S, Lange T, Hünerbein M, Schlag PM (2009) Upgrade of an optical navigation system with a permanent electromagnetic position control: a first step towards »navigated control« for liver surgery. J Hepatobiliary Pancreat Surg 16(2):165–170

Beller S, Hünerbein M, Eulenstein S, Lange T, Schlag PM (2007) Feasibility of navigated resection of liver tumors using multiplanar visualization of intraoperative 3-dimensional ultrasound data. Ann Surg 246(2):288–294

Beller S, Hünerbein M, Lange T, Eulenstein S, Gebauer B, Schlag PM (2007) Image-guided surgery of liver metastases by three-dimensional ultrasound-based optoelectronic navigation. Br J Surg 94(7):866–875

Blumgart LE, Belghiti (2006) Liver resection for benign disease and for liver and biliary tumors. In: Blumgart LH, Belghiti J, Büchler M (Hrsg) Surgery of the liver, biliary tract and pancreas. 4. Aufl. Saunders, London

Chua TC, Chu F, Morris DL (2010): Outcomes of single-centre experience of hepatic resection and cryoablation of sarcoma liver metastases. Am J Clin Oncol 2010 Jul 8

Coindre JM, Terrier P, Guillou L, Le Doussal V, Collin F, Ranchère D, Sastre X, Vilain MO, Bonichon F, N'Guyen Bui B (2001) Predictive value of grade for metastasis development in the main histologic types of adult soft tissue sarcomas: a study of 1240 patients from the French Federation of Cancer Centers Sarcoma Group. Cancer 15;91(10):1914–1926

Dawood O, Mahadevan A, Goodman KA (2009) Stereotactic body radiation therapy for liver metastases. Eur J Cancer 45 (17):2947–2959

DeMatteo RP, Palese C, Jarnagin WR, Sun RL, Blumgart LH, Fong Y (2000) Anatomic segmental hepatic resection is superior to wedge resection as an oncologic operation for colorectal liver metastases. J Gastrointest Surg 4:178–184

DeMatteo RP, Shah A, Fong Y, Jarnagin WR, Blumgart LH, Brennan MF (2001) Results of hepatic resection for sarcoma metastatic to liver. Ann Surg 234 (4):540–547

Eisele RM, Schumacher G, Neuhaus P (2008) Local recurrence following hepatic radiofrequency ablation: diagnosis and treatment. Strahlenther Onkol 184 (11):598–604

Elias D, Cavalcanti de Albuquerque A, Eggenspieler P, Plaud B, Ducreux M, Spielmann M, Theodore C, Bonvalot S, Lasser P (1998) Resection of liver metastases from a noncolorectal primary: indications and results based on 147 monocentric patients. J Am Coll Surg 187(5):487–493

Finch RJ, Malik HZ, Hamady ZZ, Al-Mukhtar A, Adair R, Prasad KR, Lodge JP, Toogood GJ. Effect of type of resection on outcome of hepatic resection for colorectal metastases. Br J Surg 94(10):1242–1248

Hafner GH, Rao U, Karakousis CP (1995) Liver metastases from soft tissue sarcomas. J Surg Oncol 58 (1):12–16

Headrick JR, Miller DL, Nagorney DM, Allen MS, Deschamps C, Trastek VF, Pairolero PC (2001) Surgical treatment of hepatic and pulmonary metastases from colon cancer. Ann Thorac Surg 71 (3):975–979

Herfarth KK, Debus J, Lohr F, Bahner ML, Wannenmacher M (2001) Stereotaktische Bestrahlung von Lebermetastasen. Radiologe 41:64–68

Jaques DP, Coit DG, Casper ES, Brennan MF (1995) Hepatic metastases from soft-tissue sarcoma. Ann Surg 221(4):392–397

Jiao LR, Szyszko T, Al-Nahhas A, Tait P, Canelo R, Stamp G, Wasan H, Lowdell C, Philips R, Thillainayagam A, Bansi D, Rubello D, Limongelli P, Woo K, Habib NA (2007) Clinical and imaging experience with yttrium–90 microspheres in the management of unresectable liver tumours. Eur J Surg Oncol 597–602

Jones RL, McCall J, Adam A, O'Donnell D, Ashley S, Al-Muderis O, Thway K, Fisher C, Judson IR (2010) Radiofrequency ablation is a feasible therapeutic option in the multimodality management of sarcoma. Eur J Surg Oncol 2010 Jan 8

Jung EM, Schreyer AG, Schacherer D, Menzel C, Farkas S, Loss M, Feuerbach S, Zorger N, Fellner C (2009) New real-time image fusion technique for characterization of tumor vascularisation and tumor perfusion of liver tumors with contrast-enhanced ultrasound, spiral CT or MRI: first results. Clin Hemorheol Microcirc 43(1):57–69

Komdeur R, Hoekstra HJ, van den Berg E, Molenaar WM, Pras E, de Vries EG, van der Graaf WT (2002) Metastasis in soft tissue sarcomas: prognostic criteria and treatment perspectives. Cancer Metastasis Rev 21 (2):167–83

Lang H, Nussbaum KT, Weimann A, Raab R(1999) Liver resection for non-colorectal, non-neuroendocrine hepatic metastases. Chirurg 70 (4):439–46

Lang H, Nussbaum KT, Kaudel P, Frühauf N, Flemming P, Raab R (2000) Hepatic metastases from leiomyosarcoma: A single-center experience with 34 liver resections during a 15-year period. Ann Surg 231 (4):500–505

Lang H, Nagel E (2005) Leberchirurgie. In: Nagel E, Löhlein D (Hrsg) Pichlmayrs Chirurgische Therapie. Springer, Berlin, S 335–368

Lehner F, Ramackers W, Bektas H, Becker T, Klempnauer J (2009) Liver resection for non-colorectal, non-neuroendocrine liver metastases – is hepatic resection justified as part of the oncosurgical treatment? Zentralbl Chir 134(5):430–436

Loss M, Jung EM, Scherer MN, Farkas SA, Schlitt HJ (2010) Surgical treatment of liver metastases. Chirurg 81(6):533–541

Oldhafer KJ, Bourquain H, Stavrou GA (2006) Die Leberresektion. Zentralbl Chir 131:54–66

Pawlik TM, Vauthey JN, Abdalla EK, Pollock RE, Ellis LM, Curley SA (2006) Results of a single-center experience with resection and ablation for sarcoma metastatic to the liver. Arch Surg 141(6):537–43; discussion 543–544

Pazdur R, Wagman LD, Camphausen KA, Hoskins WJ (Hrsg) (2009) Cancer management: A multidisciplinary approach. 11. Aufl. CMP Medica, Manhasset, NY

Penel N, Grosjean J, Robin YM, Vanseymortier L, Clisant S, Adenis A (2008): Frequency of certain established risk factors in soft tissue

sarcomas in adults: a prospective descriptive study of 658 cases. Sarcoma 2008:459386

Rehders A, Peiper M, Stoecklein NH, Alexander A, Boelke E, Knoefel WT Rogiers X (2009) Hepatic Metastasectomy for Soft-Tissue Sarcomas: Is it justified? World J Surg 33:111–117

Schmitt T, Kasper B (2009) New medical treatment options and strategies to assess clinical outcome in soft-tissue sarcoma. Expert Rev Anticancer Ther 9(8):1159–1167

Shimizu K, Okita R, Uchida Y, Hihara J (2008) Long survival after resection for lung metastasis of malignant peripheral nerve sheath tumor in neurofibromatosis 1. Ann Thorac Cardiovasc Surg 14(5):322–324

Spaggiari L, Grunenwald D, Regnard JF (1998) Resection of hepatic and pulmonary metastases in patients with colorectal carcinoma. Cancer 83 (5):1049–1051

Stojadinovic A, Leung DH, Allen P, Lewis JJ, Jaques DP, Brennan MF (2002) Primary adult soft tissue sarcoma: time-dependent influence of prognostic variables. J Clin Oncol 20 (21):4344–4352

Verhoef C, Kuiken BW, IJzermans JN, de Wilt JH(2007) Partial hepatic resection for liver metastases of non-colorectal origin, is it justified? Hepatogastroenterology 54 (77):1517–1521

Wong CY, Savin M, Sherpa KM, Qing F, Campbell J, Gates VL, Lewandowski RJ, Cheng V, Thie J, Fink-Bennett D, Nagle C, Salem R (2006) Regional yttrium–90 microsphere treatment of surgically un-resectable and chemotherapy-refractory metastatic liver carcinoma. Cancer Biother Radiopharm 21 (4):305–313

# Strahlentherapie

# Prä- und postoperative Strahlentherapie

*V. Budach*

Die Strahlenbehandlung hat einen unumstrittenen Platz in der Behandlung von Weichgewebesarkomen. Sie wird prä-, intra- und postoperativ oder definitiv eingesetzt:

- Die **postoperative (adjuvante) Strahlentherapie** führt zur Verbesserung der lokalen Tumorkontrolle. Dies gilt sowohl für die perkutane Therapie wie auch für die Brachytherapie. Die lokalen Kontrollraten liegen zwischen 80–90%. Bei der postoperativen perkutanen Strahlentherapie sind Dosen von 60–66 Gy erforderlich.
- Die **präoperative (neoadjuvante) Strahlentherapie** kommt bei ausgedehnten, grenzwertig resektablen oder nichtresektablen Tumoren und bei Rezidiven zum Einsatz. Ziel einer präoperativen Bestrahlung ist die Devitalisierung des Tumors bei gleichzeitiger Tumorverkleinerung. Auch wenn die makroskopische Tumorrückbildung meist nur gering ist, kann eine deutliche Regression (> 99%) vitaler Tumorzellen erreicht werden.
- Die **primäre (definitive) Strahlentherapie** ist selten indiziert und auf Situationen beschränkt, in denen der Patient entweder als inoperabel oder nicht chemotherapiefähig eingestuft wird. Der Einsatz der primären Strahlentherapie erfordert hohe Gesamtdosen von 70–75 Gy und führt bei ca. $^1/_3$ der Patienten zu einer lokalen Tumorkontrolle.
- Eine kombinierte **neoadjuvante Radiochemotherapie** kann noch nicht als Standard angesehen werden. Der Aufwand einer präoperativen simultanen Radiochemotherapie bei malignen Weichgewebetumoren ist erheblich und erfordert eine enge interdisziplinäre Kooperation. Daher sollten diese Therapiestrategien zunächst Patienten mit primär inoperablen bzw. marginal resektablen Weichgewebesarkomen vorbehalten bleiben und in prospektiv randomisierten Studien einer präoperativen Strahlentherapie gegenübergestellt werden.

## 14.1 Rolle der Strahlenbehandlung

### 14.1.1 Postoperative (adjuvante) Strahlentherapie

Eine inadäquate Tumorresektion führt zu hohen Lokalrezidivraten von 60–90%. Die weite lokale Tumorresektion kann die Lokalrezidivraten deutlich reduzieren. Eine Reihe von Studien konnte zeigen, dass sich die Lokalrezidivraten mit adäquater Chirurgie auf unter 10% (0–28%) reduzieren lassen. Für Extremitätentumoren wird das Ziel einer lokalen Tumorkontrolle allerdings mit einer mehr oder weniger ausgeprägten Funktionseinbuße erkauft (Shieber u. Graham 1962, Collins et al. 1986).

Eine Vielzahl retrospektiver Studien hat gezeigt, dass die postoperative Strahlentherapie mit 60–66 Gy in der Lage ist, bei mikroskopischen Tumorresiduen lokale Kontrollraten zwischen 72–90% unter weitgehendem Erhalt der Funktion zu erzielen (Jebsen 2008, Pollack et al. 1998; Cheng et al. 1996). Viele Studien unterstützen die **Notwendigkeit einer In-sano-Resektion (R0)** (◘ Tab. 14.1). Es werden Lokalrezidivraten von 7–13% für tumorfreie Ränder, 23–24% für mikroskopische Residuen und 31 bzw. 77% für makroskopische Resttumoren beschrieben (Dinges et al. 1994). Alektiar et al. (2000) beschreiben eine 5-Jahres-Lokalkontrollrate bei High-Grade-Weichgewebesarkomen mit positivem Schnittrand von 74% *mit* postoperativer Strahlentherapie und 56% *ohne* Strahlentherapie.

Sadoski et al. (1993) analysierten die **Resektionsränder** von Weichgewebesarkomen und fanden bei negativen bzw. positiven Resektionsrändern einen hochsignifikanten Unterschied in der lokalen Kontrolle von 97 vs. 81%. Demgegenüber war das Ausmaß des Sicherheitssaumes der Tumorresektion in Millimetern im Gesunden unkritisch. Zagars et al. (2003) konnten bei R0-resezierten Patienten eine lokale Kontrolle nach 5 Jahren von 88%, bei positivem R-Status nur von 64% nachweisen (◘ Tab. 14.1).

> - Die Daten belegen den hohen prognostischen Stellenwert einer »In-sano-Tumorresektion« (R0) als Voraussetzung einer erfolgreichen postoperativen Strahlentherapie.
> - Das Ziel der R0-Resektion sollte durch die Wahl geeigneter Operationsverfahren garantiert werden.
> - Ist es im 1. Anlauf nicht erreichbar, muss grundsätzlich eine Nachresektion erfolgen.

Weltweit vergleicht nur eine prospektiv randomisierte Studie die **Amputation** mit einer extremitätenerhaltenden Tumorresektion und postoperativer Strahlentherapie (Rosenberg et al. 1982; Yang u. Rosenberg 1989). Die Studie wurde zu einer Zeit durchgeführt, als die guten Langzeitergebnisse der funktionserhaltenden Chirurgie mit postoperativer Strahlenbehandlung noch nicht bekannt waren und daher die Patientenakzeptanz für beide Therapiemodalitäten noch vorhanden war. Für die Studie konnten 43 Patienten rekrutiert werden, 27 für die funktionserhaltende Therapie und 16 für die Amputation. Nach einer medianen Nachbeobachtungszeit von über 9 Jahren wurden 18,5% (5/27) Rezidive nach funktionserhaltender Therapie im Vergleich zu 5,9% (1/16) nach Amputation beobachtet (p = 0,22). Die dazugehörigen krankheitsfreien bzw. Ge-

**■ Tab. 14.1** Lokale Kontrolle ausgewählter retrospektiver Analysen in Abhängigkeit vom Resektionsstatus

| Autor | n | Resektions-status | Lokale Kontrolle |
|-------|---|-------------------|------------------|
| Tepper et al 1985 | 36 | R2 | 44% |
| Abatucci et al. 1986 | 54 | R0 | 98% |
| | 23 | R1 | 56% |
| Slater et al. 1986 | 72 | R2 | 28% |
| Le Vay et al. 1993 | 200 | R0 | 88% |
| | 50 | R1 | 78% |
| Sadoski et al. 1993 | 104 | R0 | 96% |
| | 28 | R1 | 82% |
| Dinges et al. 1994 | 30 | R0 | 93% |
| | 51 | R1 | 77% |
| | 16 | R2 | 50% |
| Fein et al. 1995 | 44 | R0 (> 5mm) | 95% |
| | 18 | R1 (< 5 mm) | 70% |
| Pisters et al. 1996 | 777 | R0 | 80% |
| | 242 | R1 | 59,9% |
| Zagars et al. 2003 | 807 | R0 | 88% |
| | 182 | R1 | 64% |
| Jebsen et al. 2008 | 66 | R2 (intraläsional) | 28% |
| | 285 | R1 (marginale Resektion) | 81% |
| | 111 | R0 (weite Resektion) | 93% |

samtüberlebensraten unterschieden sich mit 63 bzw. 71% (p = 0,52) bzw. 70 und 71% (p = 0,97) nicht signifikant.

❯❯ Angesichts der guten Ergebnisse der postoperativen Strahlentherapie akzeptieren Patienten die Amputation als Therapieoption heutzutage nicht mehr. Aus ethischen Gründen sind daher randomisierte Studien mit einem Therapiearm, der die Amputation vorsieht, nicht mehr vertretbar.

Dass der Einsatz einer postoperativen Radiatio bei der Behandlung von Weichgewebesarkomen in den letzten Jahrzehnten deutlich zugenommen hat, zeigen die jüngsten Daten der Scandinavian Sarcoma Group: In 3 Zeitintervallen (1986–1991; 1992–1997 und 1998–2005) stieg der Einsatz der Strahlentherapie von 28 über 36 auf 53% (p > 0,001). Die Rate an weiten Resektionen war hingegen nahezu identisch (57 vs. 61 vs. 52%). Die Lokalrezidivrate fiel in

diesen Zeiträumen von initial 27 auf 15% (p > 0,001) signifikant ab (Jebsen 2008). Obwohl die postoperative Strahlentherapie, durch Lindberg et al. (1975) eingeführt, sich in den letzten 25 Jahren etabliert hat, fehlten bis Mitte der 1990-er Jahre prospektiv randomisierte Studien, die zweifelsfrei deren Wertigkeit bestätigten.

❯❯ Die Ergebnisse der prospektiven Studie von Yang et al. belegten 1998 eindeutig den Nutzen der postoperativen Strahlentherapie von Weichgewebesarkomen, sowohl für High- als auch für Low-Grade-Tumoren (■ Tab. 14.2).

In dieser Studie wurden 91 Patienten mit hoch- und 50 Patienten mit niedrig malignen Tumoren eingeschlossen. Von den hochmalignen Sarkomen erhielten 47 Patienten eine postoperative adjuvante Strahlen- und Chemotherapie, 44 Patienten wurden nicht bestrahlt und erhielten nur eine Chemotherapie. Im Radiotherapiearm wurde nach einer medianen Nachbeobachtung von 9,9 Jahren kein Lokalrezidiv beobachtet, im Vergleichsarm wurden 9 Lokalrezidive gesehen (p = 0,003). Das Gesamtüberleben war hingegen in beiden Therapiearmen gleich, ebenso das metastasenfreie Überleben. Ähnliche Resultate zeigten sich für die niedrig malignen Sarkome. Auch hier war ein signifikanter Unterschied in der Lokalrezidivrate (p = 0,016), nicht jedoch beim Gesamtüberleben zu sehen.

Neben diesen prospektiven Studien konnte auch in einigen retrospektiven Arbeiten zur adjuvanten Strahlentherapie von **niedrig malignen Sarkomen** ein Vorteil für die Nachbestrahlung nachgewiesen werden (Choong et al. 2001, Jebsen 2008).

❯❯ — Das Ziel einer adjuvanten Radiatio bei niedrig malignen Sarkomen besteht in erster Linie darin, ein Lokalrezidiv mit den entsprechenden Folgen einer erneuten Operation mit Beeinträchtigung der Funktionalität zu verhindern.
— Dies betrifft insbesondere sehr große und tiefliegende Tumoren, bei denen ein Lokalrezidiv möglicherweise nicht mehr funktionserhaltend operiert werden kann.
— Die lokalen Kontrollraten, die bei niedrig malignen Sarkomen nach Operation und adjuvanter Strahlentherapie erzielt werden, liegen zwischen 85 und 100% (Dinges et al. 1994, Baldini et al. 1999, Ravaud et al. 1992).

Die Diskussion, ob eine adjuvante Strahlentherapie auch bei **kleinen hochmalignen Sarkomen**, die mit ausreichendem Sicherheitssaum operiert wurden, indiziert ist (Pisters 2007), konnte durch eine NCI-Studie zugunsten der zusätzlichen Bestrahlung geklärt werden, da keine ausreichende Evidenz für die alleinige Resektion besteht (Alektiar et al. 2002).

**☐ Tab. 14.2** Resultate aus Phase-III-Studien zur lokalen Kontrolle nach Operation (Op) allein bzw. Op mit adjuvanter Strahlentherapie (RT)

| Autor(en) | n | Therapiearm | Lokale Kontrolle (%) | Bemerkung |
|---|---|---|---|---|
| Yang et al. 1998 | 91 (»high grade«) | Op | 80 | nur Extremitäten |
| | | Op + RT | 100 | |
| | 50 (»low grade«) | Op | 67 | |
| | | Op + RT | 96 | |
| Pisters et al. 1996 | 119 (»high grade«) | Op | 67 | RT: Brachytherapie; Extremitäten + Stamm |
| | | Op + RT | 90 | |
| | 45 (low grade) | Op | 77 | |
| | | Op + RT | 58 | |
| Alektiar et al. 2000 | 110 | Op | 56 | nur »high grade«, nur Extremitäten; RT: Brachytherapie |
| | | Op + RT | 76 | |
| Mollabashy et al. 2002 | 108 | Op | 95,2 | nur »low grade« |
| | | Op + RT | 98,5 | Extremitäten + Stamm |
| Jebsen et al. 2008 | 1093 | Op intraläsional | 28 | Extremitäten + Stamm |
| | | Op intraläsional + RT | 62 | |
| | | Op marginal | 74 | |
| | | Op marginal + RT | 81 | |
| | | Op weite Resektion | 87 | |
| | | Op weite Resektion + RT | 93 | |

Nach den Resultaten von Yang et al. (1998) für die perkutane Strahlentherapie und Pisters et al. (1996) für die Brachytherapie gilt die Indikation zur postoperativen Strahlentherapie nach lokaler weiter Tumorresektion als endgültig etabliert (☐ Tab. 14.2). Dabei steht die Brachytherapie hinsichtlich der lokalen Kontrolle der perkutanen Strahlentherapie nicht nach. Eine Subgruppe von Patienten, bei denen gegebenenfalls auf eine adjuvante Radiatio verzichtet werden kann, ist anhand der vorliegenden Daten aus randomisierten Studien *nicht* zu definieren, d. h. alle Patienten profitieren von der postoperativen Strahlentherapie (Evidenzlevel 1b).

❯ Auf eine postoperative Strahlentherapie kann nach radikaler Tumorresektion (Amputation bzw. Kompartimentresektion) mit ausreichendem Sicherheitssaum und nach lokal weiter Resektion von T1aG1/2-Tumoren verzichtet werden (Geer 1992).

Trotzdem wird die Indikation für eine adjuvante Strahlentherapie nach kompletter Tumorresektion immer wieder kritisch diskutiert. Dies gilt insbesondere für Patienten mit **niedrig malignen Sarkomen**, da für diese Subpopulation in Studien neben einer verbesserten lokalen Tumorkontrolle bisher **kein Überlebensgewinn nachgewiesen** werden konnte.

## 14.1.2 Präoperative Strahlentherapie

Erfahrungen mit der präoperativen Strahlentherapie von Weichgewebesarkomen liegen bisher erst in begrenztem Rahmen vor.

❯ Therapeutische Ziele bei **großen, nur marginal resektablen Tumoren:**
  — Tumorverkleinerung und damit verbesserte Resektabilität
  — Verringerung der durch die intraoperative Manipulation bedingten potenziellen Dissemination vitaler Tumorzellen durch weitgehende Tumorzellabtötung (Nekrosierung)
  — Deutliche Reduktion der Bestrahlungsvolumina bei prä- versus postoperativer Bestrahlung
  — Dadurch Reduktion der Akuttoxizität und Langzeitmorbidität für den Patienten

◼ **Tab. 14.3** Vergleich prä- und postoperativer Strahlentherapie bei Weichgewebesarkomen ([1] prospektiv randomisierte Studie)

| Autor(en) | n | Therapie | Lokale Kontrolle (%) | Über-leben (%) | Akuttoxizität (%) | Spättoxizität (%) |
|---|---|---|---|---|---|---|
| Suit u. Spiro (1994) | 176 | postop. | 86 | 80 | | |
| | 181 | präop. | 90 | 70 | | |
| Cheng et al. (1996) | | | *5 Jahre:* | | *Wundkomplik.:* | |
| | 64 | postop. | 91 | 79 | 8 | |
| | 48 | präop. | 83 | 75 | 31 | |
| Pollack et al. (1998) | | | *5 Jahre:* | | *Wundkomplik.:* | |
| | 165 | postop. | 81 (67*) | | 6 | 6,2 – kein Unterschied |
| | 128 | präop. | 82 (88*) | | 25 | |
| O'Sullivan et al. (2002)[1] | | | | | *Wundkomplik.:* | *Fibrose > 2°/Ödem/Gelenksteife (2 Jahre, Davis et al. 2005):* |
| | 93 | postop. | 92 | 67 | 17 | 48,2/23,2/23,2 |
| | 97 | präop. | 93 | 73 | 35 | 31,5/15,1/17,8 |
| Zagars et al. (2003) | 517 | | *10 Jahre:* | | | *Weichgewebe-, Osteonekrosen, Frakturen, Ödeme, Fibrosen:* |
| | | postop. | 72 | | | 9 |
| | | präop. | 83 | | | 5 |

\* große Tumoren

Besonders für die lokal fortgeschrittenen Tumorstadien wurde über eine **Verbesserung der 5-Jahres-Lokalkontrollraten** auf > 90% mit präoperativer im Vergleich zu nur ca. 75% mit postoperativer Bestrahlung berichtet, sofern eine R0-Resektion erzielt wurde. Hervorgehoben wurden auch die bereits mit 50 Gy erzielbaren hohen lokalen Resektionsraten. Cheng et al. (1996) hingegen konnte in einer vergleichenden Studie zur Rolle der prä- und postoperativen Strahlentherapie *keinen* Vorteil für die präoperative Strahlentherapie aufzeigen. Dies galt für die 5-Jahres Resultate bezüglich der lokalen Tumorkontrolle (p = 0,41), des rezidivfreien (p = 0,12) und des Gesamtüberlebens (p = 0,94). Eine prospektiv randomisierte Multicenterstudie an 190 Patienten erzielte für die prä- und postoperative Strahlentherapie die gleichen exzellenten lokalen Kontrollraten von 93% nach 5 Jahren (◼ Tab. 14.3) (O'Sullivan et al. 2002).

Barkley et al. (1988) berichtete von einer 100%igen **Resektabilität** nach konventionell fraktionierter präoperativer Bestrahlung mit 50 Gy bei 114 Patienten mit vorwiegend ausgedehnten (T2: 88,6%) bzw. hochmalignen Sarkomen (G2/3: 90,4%). Ohne zusätzlich zur Strahlentherapie eingesetzte Therapiemaßnahmen konnten die lokalen Rezidivraten auf 10% gesenkt und die 5-Jahres-

Überlebensraten (je nach Grading) auf 46–87% gesteigert werden. Bei 10 von 27 vorbestrahlten Patienten (47–52 Gy) konnten Willet et al. (1987) eine komplette **Remission** nachweisen. Eine kanadische Arbeitsgruppe stellte bei 35% der Tumoren histologisch einen Nekroseanteil > 80% fest, eine komplette Remission konnte allerdings nur bei einem von 48 Patienten erreicht werden (Hew et al. 1994).

Es stellt sich die Frage, ob die exzellenten Ergebnisse der prä- und postoperativen Strahlentherapie unterschiedliche **Akuttoxizitäten** und **Langzeitmorbiditäten** zur Folge haben: Wundheilungsstörungen traten nach präoperativer Bestrahlung signifikant häufiger als nach postoperativer auf (Cheng 1996, O'Sullivan et al. 2002, Wolfson 2005). Studien mit längerer Nachbeobachtungszeit zeigten jedoch:

❯ Radiogene Spätfolgen, die sich auf Funktionalität und Lebensqualität auswirken, sind häufiger nach postoperativer Strahlentherapie zu beobachten und korrelieren mit der eingestrahlten Gesamtdosis (Zagars et al. 2003, Davis 2005).

Die 2-Jahres-Nachbeobachtungsdaten der Studie von O'Sullivan bestätigen diese Aussage (Davis 2005): So traten im postoperativen Arm deutlich mehr Fibrosen ≥ Grad 2

(48,2 vs. 31,5%, p = 0,07) und auch tendenziell mehr chronische Ödeme (23,2 vs. 15,1%) und Gelenksteifen (23,2 vs. 17,8%) als im präoperativen Arm auf. Die Feldgröße war ebenfalls signifikant prädiktiv für einen höheren Grad an Fibrosen (p = 0,002), Gelenksteifigkeit (p = 0,006) und marginal auch Ödeme (p = 0,06).

> — Prä- und postoperative Strahlentherapie sind hinsichtlich der onkologischen Resultate gleichwertig.
> — Die präoperative Strahlentherapie kann jedoch besonders für lokal ausgedehnte bzw. anatomisch ungünstig gelegene Weichgewebesarkome, bei denen eine primäre Resektion mit ausreichendem Sicherheitssaum nicht möglich erscheint (retroperitoneale, paraspinale und Kopf-Hals-Lokalisationen), eine sinnvolle Therapieoption darzustellen und insofern empfohlen werden.
> — Die Tumorresektion sollte frühestens 4 Wochen nach der neoadjuvanten Bestrahlung erfolgen.

### 14.1.3 Radiochemotherapie

In einer Reihe kleinerer Studien zur präoperativen Radiochemotherapie konnten sehr gute Ergebnisse erzielt werden (Eilber et al. 1988, Delany et al. 2003, Young et al. 1989):

Mit einem präoperativen Chemotherapieansatz versuchten Rouesse et al. (1987), bei 37 Patienten mit ausgedehnten Weichgewebesarkomen Tumorremissionen und damit Resektabilität ohne Mutilation zu erreichen. Mit dieser Therapiemodalität wurden bei 6% komplette und bei 32% partielle Remissionen erzielt. Nach Tumorresektion (24 Patienten) und postoperativer Bestrahlung (13 Patienten) waren ⅔ aller Patienten in kompletter Remission. Die 2-Jahres-Überlebensrate betrug 80% für Patienten mit Induktion einer kompletten Remission.

Mit einer intensiven präoperativen Kombination von 35 Gy in 2 Wochen inklusive einer 72-stündigen intraarteriellen Dauerinfusion mit 90 mg Adriamycin gelang es Eilber et al. (1984), bei insgesamt 181 Patienten mit Weichgewebesarkomen der Extremitäten in einem hohen Prozentsatz partielle Remissionen zu induzieren, die nach 2 Wochen eine En-Bloc-Resektion ermöglichten. Mit diesem Vorgehen wurden Raten von 90% an funktionserhaltenden Resektionen und von nur 5% an Lokalrezidiven erzielt. Wanebo et al. (1995) konnten diese Daten bestätigen. Ein wesentliches Problem dieses Vorgehens bestand allerdings in einer **deutlich gesteigerten Komplikationsrate** (41%) mit Gewebsnekrosen nach Adriamycininfusion und vermehrten postoperativen Wundinfektionen.

Young et al. (1989) berichteten über eine intensive Radiochemotherapie lokal fortgeschrittener, inoperabler Brustwandsarkome (60 Gy + CYVADIC) bis zum Erreichen einer kompletten Remission mit anschließender autogener Knochenmarktransplantation. Bei einer medianen Nachbeobachtungszeit von 36 Monaten wurden alle 17 Patienten ohne manifeste Fernmetastasierung bei Therapiebeginn in eine komplette Remission gebracht – verglichen mit 8 von 14 Patienten mit bestehender Metastasierung bei Therapiebeginn. Dementsprechend betrugen die medianen rezidivfreien Überlebenszeiten für Patienten mit lokalisierten bzw. metastasierten Tumoren 78 bzw. 15 Monate und die rezidivfreien 4-Jahres-Kontrollraten 76 bzw. 26%.

Sauer et al. (1999) berichten über eine neoadjuvante Radiochemotherapie bei 23 Patienten mit fraglich kurativ resezierbaren Weichgewebesarkomen (16 Primär-, 7 Rezidivtumoren). Es erfolgte eine hyperfraktionierte, akzelerierte Strahlentherapie mit 2-mal 1,5–1,6 Gy/d, 5-mal wöchentlich bis zu einer Gesamtdosis von 60–64 Gy mit einer Pause in der 3. Woche (konventionelle Fraktionierung, ED 1,8 Gy bei Becken- oder retroperitonealen Tumoren). Simultan erfolgte in der 1. und 5. Woche die Gabe von Ifosfamid (Tag 1–5 bzw. 29–33) sowie von Doxorubicin (Tag 2 und 30). Bei 20 Patienten erfolgte eine R0-Resektion. Bei einer medianen Nachbeobachtungszeit von 26 Monaten betrug die lokale Kontrolle bei den R0-resezierten Patienten 100%. Es wurde lediglich von einer ausgeprägten Wundheilungsstörung berichtet.

Ein ähnlicher Ansatz wird von DeLany (2003) beschrieben: Patienten mit Grad-2/3-Sarkomen der Extremitäten > 8 cm erhielten präoperativ 3 Zyklen MAID (Mesna, Adriamycin, Ifosfamid und DTIC), intermittierend gefolgt von 2 Radiotherapiekursen zu 11-mal 2 Gy bis zu einer Gesamtdosis von 44 Gy. Die Tumorresektion erfolgte 3 Wochen nach dem letzten MAID-Zyklus. Postoperativ erhielten die Patienten 3 weitere Zyklen Chemotherapie und bei R1/2-Resektion einen Strahlentherapie-Boost von 16 Gy. Die lokale Kontrolle lag nach 5 Jahren bei 92% und das Gesamtüberleben bei 87%.

Der Aufwand einer präoperativen simultanen Radiochemotherapie bei malignen Weichgewebetumoren ist erheblich und erfordert eine enge interdisziplinäre Kooperation. Daher sollten diese Therapiestrategien zunächst Patienten mit primär inoperablen bzw. marginal resektablen Weichgewebesarkomen vorbehalten bleiben und in prospektiv randomisierten Studien einer präoperativen Strahlentherapie gegenübergestellt werden.

### 14.1.4 Definitive Strahlentherapie

> Mit einer hochdosierten Strahlentherapie (> 70 Gy) kann bei technischer bzw. internistischer Inoperabilität für einen Teil der Patienten noch eine langfristige Tumorkontrolle erzielt werden.

Kepka et al. (2005) erreichten durch eine definitive Strahlentherapie bei 112 inoperablen Patienten bei einem medianen Follow-up von 139 Monaten eine lokale 5-Jahres-Kontrolle von 45%, ein krankheitsfreies Überleben von 24% und ein Gesamtüberleben von 35%. Dabei war die lokale Kontrolle nach 5 Jahren abhängig von der Tumorgröße: Sie betrug für 5, 5–10 und > 10 cm große Tumoren 51, 45 bzw. 9%. Es zeigte sich eine klare Dosis-Wirkungs-Beziehung für Gesamtdosen < 63 bzw. ≥ 63 Gy hinsichtlich der lokalen Kontrollraten (22 vs. 60%), des krankheitsfreien Überlebens (10 vs. 36%) und des Gesamtüberlebens (14 vs. 52%).

> **Cave!**
> — Hochdosierte Strahlentherapien über 66 Gy haben allerdings eine erhöhte Rate **radiogener Spätfolgen** wie ausgeprägte Fibrosen, Lymphödeme, Knochennekrosen oder Hautulzerationen zur Folge.
> — Daher sollte die definitive Bestrahlung nur ausgewählten Patienten mit medizinischer Inoperabilität vorbehalten bleiben.

Auch eine palliative Strahlentherapie mit moderaten Gesamtdosen (50–66 Gy) kann in Einzelfällen nochmals zu vorübergehendem Stillstand des Tumorwachstums und zu einer Verbesserung der Lebensqualität des Patienten beitragen.

## 14.2 Allgemeine Grundsätze der Bestrahlungsplanung

Für eine adäquate Strahlentherapieplanung, die das Ziel einer optimalen Dosisverteilung im Tumor und der Minimierung akuter und chronischer Therapiefolgen verfolgt, werden moderne transversale Schnittbildverfahren wie die Computer- (CT) und Kernspintomografie (MRT) gefordert. Nur durch eine quantitativ hochwertige **präoperative Diagnostik** mit der Möglichkeit einer eindeutigen Zuordnung des Tumors zu konstanten anatomischen Fixpunkten (»landmarks«) kann dieses Ziel sowohl unter chirurgischen wie auch strahlentherapeutischen Aspekten erreicht werden.

Wichtige Voraussetzung einer qualitativ hochwertigen Therapieplanung ist neben prä- und postoperativem CT/MRT das Vorliegen von Operationsberichten sowie Histo-

logiebefunden einschließlich Grading und Resektionsstatus (R0, R1, R2). Wenn möglich, sollte der Chirurg das Tumorbett mit Titanclips zur Seite und Tiefe hin markieren. Standard für die moderne Bestrahlungsplanung ist heutzutage ein CT, gegebenenfalls ergänzt durch ein MRT bzw. PET-CT, und ein 3-dimensionales **Bestrahlungsplanungssystem** zur optimalen Berechnung der Dosisverteilung im Tumor und Risikoorganen (◻ Abb. 14.1 und ◻ Abb. 14.2). Zur Durchführung einer qualitativ hochwertigen bildgestützten Strahlentherapie sind Megavolt-Linearbeschleuniger unabdingbare Voraussetzung.

Grundsätzlich sollten – insbesondere bei Weichgewebesarkomen an den Extremitäten – zur Fixierung **Lagerungshilfen** wie Vakuumkissen, z. B. »Alpha-Cradle«, eingesetzt werden, um die sichere Reproduzierbarkeit der Bestrahlungsbedingungen über den gesamten Behandlungszeitraum zu gewährleisten. Dadurch sollen bei Extremitätentumoren insbesondere Rotationsfehler verhindert werden.

> — Die Bestrahlungstechnik ist so zu wählen, dass mindestens 25% und bis zu $^1/_3$ der Querschnittsfläche der Extremität aus dem Hochdosiszielvolumen (60–66 Gy) ausgespart wird, um die Gefahr schwerer **Lymphödeme** distal gelegener Körperpartien zu vermeiden.
> — Gleiches gilt auch als Richtlinie für die unvermeidbare Mitbestrahlung von **Gelenkanteilen**, die zur Minimierung von **Kontrakturen** mindestens für die Boost-Bestrahlung ab ca. 50 Gy aus dem Zielvolumen ausgeblockt werden sollten.
> — Durch **posttherapeutische Bewegungstherapie** kann der Entwicklung von Kontrakturen vorgebeugt werden.

Anatomische Grenzen, wie die Membrana interossea bzw. trennende Faszien zwischen Strecker- und Beugerkompartimenten, werden in der Regel von Weichgewebesarkomen respektiert, sodass **1 cm Sicherheitsabstand** jenseits der anatomischen Grenzstruktur ausreichend ist.

### 14.2.1 Zielvolumina und Bestrahlungstechnik

Das Zielvolumen für die postoperative Strahlenbehandlung umfasst das **klinische Zielvolumen** (»clinical target volume«, CTV) **1. und 2. Ordnung** und das **Planungszielvolumen** (PTV) (ICRU-Report 50):

— Das **CTV 1. Ordnung** umfasst als Hochrisikoregion für eine mikroskopische Tumorzellkontaminierung das ehemalige Tumorbett mit einer schmalen Gewebemanschette.

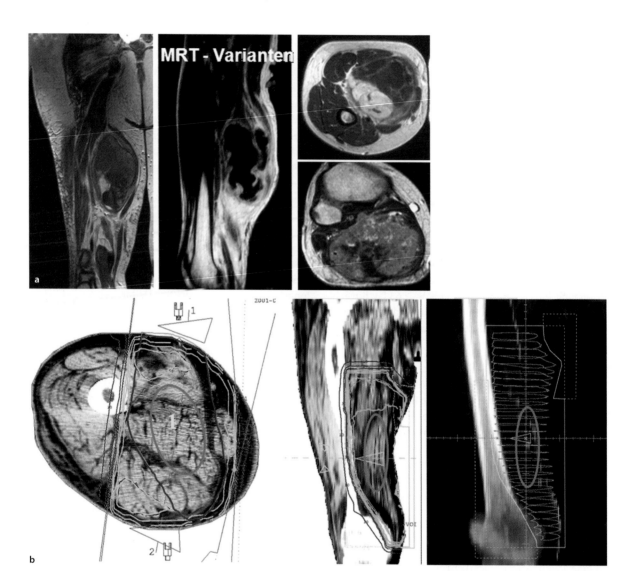

**Abb. 14.1a, b** Spindelzelliges Sarkom (G3) im Bereich des rechten dorsomedialen Oberschenkels einer 44-jährigen Patientin (aus Bamberg/Molls/Sack [Hrsg.]: Radioonkologie, Bd. 2: Klinik, 2. Aufl., Zuckschwerdt 2009);
**a** verschiedene MRT-Sequenzen sagittal und transversal;
**b** Therapie: Lokal weite Resektion, R0, postoperative Radiatio über eine CT-geplante Zweifeldertechnik (6-MeV-Photonen) mit 5-mal

2 Gy pro Woche bis 50 Gy (95% Isodose = hellgrüne Linie; Tumorbett = gelb-goldene Linie) und anschließende Boost-Bestrahlung unter Reduktion des Sicherheitssaumes um die ehemalige Tumorregion auf 2 cm und Fortführung der Fraktionierung in gleicher Bestrahlungstechnik bis 66 Gy

— Das **CTV 2. Ordnung** beinhaltet zusätzlich die Risikoregionen für Satellitenherde entlang der Muskellängsachse sowie die postoperative Narbe und Drainageöffnungen.

— Für die präoperative Bestrahlung lässt sich zusätzlich das **makroskopische Tumorvolumen** (»gross tumor volume«, GTV) definieren.

## Zielvolumina für die postoperative Bestrahlung

Nach lokal weiter Resektion von Extremitätensarkomen mit einer Normalgewebemanschette von ca. 2 cm richtet sich das klinische Zielvolumen nach der mit bildgebenden Verfahren (MRT, CT) präoperativ ermittelten Tumorausdehnung:

— Für das klinische Zielvolumen wird *in Längsrichtung* bei G1/2-Tumoren ein Sicherheitssaum von 1–2 cm und bei G3/4-Tumoren von 3–4 cm gefordert.

— *Zu den Seiten und zur Tiefe hin* ist ein Sicherheitssaum von 1 cm zum chirurgischen Tumorbett angemessen.

— Für das Planungszielvolumen kommt wegen der Lagerungsunsicherheiten noch ein Sicherheitssaum von 0,5–1 cm je nach Lagerungs- bzw. Fixierungshilfe in den 3 Raumachsen hinzu.

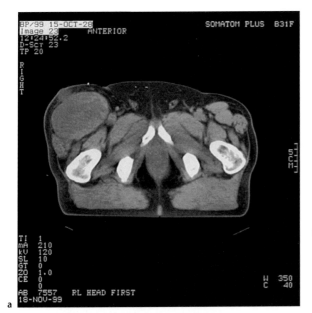

a

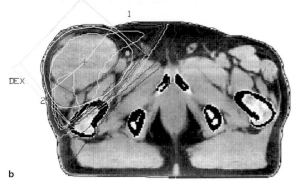

b

**⏹ Abb. 14.2a, b** Patient (72-jährig) mit malignem fibrösem Histiozytom, G3, der rechten Inguinalregion mit Biopsienarbe (aus Bamberg/Molls/Sack [Hrsg.]: Radioonkologie, Bd. 2: Klinik, 2. Aufl., Zuckschwerdt 2009);
**a** Diagnostischer Tumorbefund in der rechten Leiste;
**b** Präoperative Radiatio mit 2-mal 1,6 Gy/Tag (90% Isodose; klinisches Zielvolumen [CTV] = durchgezogene weiße Linie), 5-mal wöchentlich bis zur Gesamtdosis von 54 Gy über eine CT-geplante Zweifeldertechnik mit 9-MeV-Photonen. R0-Tumorresektion 3 Wochen nach Ende der Strahlentherapie, 90% Tumornekrose

━ Zusätzlich sind im postoperativen klinischen Zielvolumen 2. Ordnung grundsätzlich alle intraoperativ tangierten Gewebestrukturen einschließlich der Hautnarben (inklusive Drainageporten) mit einem Sicherheitsabstand von 1 cm zu erfassen.

━ Für das Zielvolumen 1. Ordnung sollte danach bei G3/4-Tumoren eine Volumenreduktion mit einem klinischen Zielvolumen von 1 cm bis zur geplanten Enddosis vorgenommen werden.

Ist die **Einbeziehung von Gelenkanteilen** in das Zielvolumen 1. Ordnung (Hochdosisbereich) nicht zu umgehen,

sollte schon im Vorfeld der Strahlentherapie mit einem Chirurgen im Rahmen der interdisziplinären Tumorkonferenz die Möglichkeit sekundärer rekonstruktiver Maßnahmen, gegebenenfalls mit Gelenkersatz, diskutiert werden.

Bei Weichgewebesarkomen, die *nicht* in durch Kompartimente präformierten Gewebestrukturen lokalisiert sind, wie subkutane Liposarkome, tendosynoviale und Epitheloidzellsarkome, muss über die im MRT bzw. CT ersichtliche Tumorausdehnung hinaus zu den Seiten ein Sicherheitsbereich von je 4–5 cm und zur Tiefe je nach Dicke der Subkutis unter Einschluss der begrenzenden muskulären Faszie von 1–2 cm gewählt werden.

**❶ Cave!**
Die Strahlentherapie von Weichgewebesarkomen an den **Händen und Füßen** hat bei spärlichem Weichgewebemantel eine erhöhte Rate radiogener Komplikationen zur Folge.

In diesen Fällen sollten in der interdisziplinären Tumorkonferenz schon primär chirurgisch-plastische Maßnahmen erwogen werden. Ist eine Bestrahlung bei sonst unumgänglicher Mutilation angezeigt, sollte sich das klinische Zielvolumen an der Ausdehnung der Kompartimente mit einem reduzierten Sicherheitssaum von allseits 1 cm mit 0,5–1,0 cm Sicherheitssaum für das Planungszielvolumen orientieren.

**❯** Eine subtil geplante Strahlentherapie kann bei Weichgewebesarkomen in der Hand- und Fußregion zu hohen lokalen Kontrollraten bei akzeptabler Morbidität führen (Kowalski u. San 1994).

Bei **nichtdefinierten Kompartimenten**, wie z. B. bei von intermuskulären Faszien ausgehenden Fibrosarkomen bzw. tendosynovialen Sarkomen der Aponeurosis palmaris/plantaris oder der Sehnenscheiden, sollte das Zielvolumen mit individuellen Sicherheitssäumen ausgestattet werden. Dies kann im Einzelfall eines tendosynovialen Sarkoms einer Strecker- bzw. Beugersehne die Einbeziehung des gesamten Sehnenscheidenfaches bedeuten.

## 14.3 Dosierung

### 14.3.1 Postoperative Strahlentherapie

**❯** Die Standardfraktionierung für die postoperative Bestrahlung beträgt 5-mal 2,0 Gy/Woche.

Bei großen Zielvolumina (Bestrahlungsfeld > 30×15 cm) kann die Einzeldosis auch auf 5-mal 1,8 Gy/Woche herabgesetzt werden. Bei hohem Malignitätsgrad (G3/4) kann – angepasst an die hohe Proliferationsrate der Tumoren –

dosisintensiviert (akzeleriert) mit 2-mal täglich 1,5–1,6 Gy bestrahlt werden. Bei G1/2-Tumoren ist in der R0-Situation eine Gesamtdosis von ca. 45–50 Gy im klinischen Zielvolumen 2. Ordnung mit Einzeldosen von wöchentlich 5-mal 1,8–2,0 Gy ausreichend. Für G2/3/4-Tumoren wird danach die Dosis kleinvolumig im Bereich des Tumorbettes (»Boost«-Bestrahlung, klinisches Zielvolumen 1. Ordnung) auf 56 (G2) bzw. 60 Gy (G3/4) erhöht. Nach R1-Resektionen wird die Dosis bei G1-Tumoren auf ca. 60 Gy und bei G2/3/4-Tumoren auf 66 Gy erhöht. Bei makroskopischen Residuen (R2) ist immer eine Nachresektion anzustreben. Falls dies nicht ohne größere Mutilation möglich ist, müssen bei G1-Tumoren mindestens 66 Gy und bei G2/3/4-Tumoren 70–72 Gy als Gesamtdosis zur Erzielung einer lokalen Kontrolle gegeben werden.

Bei fehlender histopathologischer R-Klassifikation ist für die Bestrahlungsindikation nach lokal weiter Tumorresektion generell von einem R0-Status, nach knapper Resektion (Sicherheitssaum < 2 cm) von einem R1-Status und nach »shelling-out« von einem R2-Status auszugehen.

### Akzelerierte dosisintensivierte Bestrahlung

Bei einer dosisintensivierten (akzelerierten) postoperativen Bestrahlung von G3/4-Tumoren sollte das klinische Zielvolumen 2. Ordnung 5-mal wöchentlich täglich mit 2-mal 1,5–1,6 Gy bis zu einer Gesamtdosis von 45–48 Gy bestrahlt werden. Somit wird die in diesem Zielvolumen benötigte Dosis statt in 5 Wochen schon in 3 Wochen erreicht. Bei guter Verträglichkeit (Akuttoxizität an der bestrahlten Haut < 3°) kann die Dosiserhöhung (**Boost-Bestrahlung**) auch weiter akzeleriert bis zu einer Gesamtdosis von 63–64 Gy durchgeführt werden. Bei Hautreaktionen ≥ 3° (feuchte Epitheliolysen) kann vor der Boost-Bestrahlung eine Pause von maximal 1 Woche eingelegt und die Bestrahlung bei unzureichendem Abklingen der Hautreaktionen auch konventionell mit 1,8–2,0 Gy bis zu einer Gesamtdosis von 63–64 Gy fortgeführt werden.

Eine akzelerierte Strahlentherapie wird häufig in Studien in der postoperativen Situation, z. T. in Anlehnung an die CWS-Protokolle, zur Reduktion von Spätmorbiditäten empfohlen. Dennoch fehlen bisher Level-Ib/IIa-Evidenzen zum Vorteil einer derartig fraktionierte Strahlentherapie in der adjuvanten Situation.

### 14.3.2 Präoperative Strahlentherapie

> Bei der präoperativen Bestrahlung wird mit reduziertem Sicherheitssaum bestrahlt.

Die Zielvolumina lassen sich präoperativ deutlich kleiner gestalten, da weder ein chirurgisches Tumorbett noch Narben vorhanden sind und insofern nur der in der Bildgebung sichtbare Tumor mit der potenziellen mikroskopischen Infiltrationszone zu berücksichtigen ist. Dies bedeutet bei G1/2-Tumoren allseits 2 cm und bei G3/4-Tumoren 3 cm. Das Planungszielvolumen wird, wie oben beschrieben, auf 0,5–1,0 cm gesetzt.

Die **Dosierung** beträgt bei G1/2-Tumoren 5-mal 1,8–2,0 Gy pro Woche bis 45–50 Gy und kann bei G3/4-Tumoren auch akzeleriert hyperfraktioniert mit 2-mal 1,5–1,6 Gy pro Tag bis zu einer Gesamtdosis von ca. 45–48, in Einzelfällen bei guter Hautverträglichkeit auch bis 54–56 Gy pro 3–4 Wochen erhöht werden.

Der Tumor sollte ca. 4 Wochen (G3/4-Tumoren) bis 8 Wochen (G1/2-Tumoren) nach Ende der Strahlenbehandlung reseziert werden.

Es erscheint strahlenbiologisch wenig sinnvoll und gibt bisher keine klinischen Anhaltspunkte dafür, dass bei R1/2-resezierten Weichgewebesarkomen nach präoperativer Bestrahlung durch eine weitere postoperative Bestrahlung nach 6- bis 10-wöchiger Bestrahlungspause die lokale Kontrolle nochmals verbessert werden kann.

## 14.4   Besondere Weichgewebesarkome

### 14.4.1 Retroperitoneale Weichgewebesarkome

Etwa 15% aller Weichgewebesarkome sind retroperitoneale Weichgewebesarkome. Sie können erhebliche Ausmaße erreichen, bevor sie symptomatisch werden. Therapie der Wahl ist die komplette Resektion mit ausreichendem Sicherheitssaum (▶ Kap. 10). Aufgrund der Nähe zu vitalen Organen bzw. anderen intraabdominalen Strukturen ist eine Tumorresektion nach radikalen onkologischen Kriterien nur in ca. 50% aller Fälle möglich. Resektabilität (R0/1) besteht bei ca. 40–50% der Patienten (Storm u. Mahvi 1991, Catton et al. 1994).

Die **Prognose** hängt entscheidend von der Radikalität des Eingriffs ab: So fanden McGrath et al. (1984) für partiell resezierte retroperitoneale Weichgewebesarkome nur 5-Jahres-Überlebensraten von 8% im Vergleich zu 70% nach kompletter Tumorresektion. Selbst 5 bzw. 10 Jahre nach kompletter Resektion werden immer noch lokale Rezidivraten von 72 bzw. 91% beobachtet.

> Nach Heslin et al. (1997) ist die Strahlentherapie neben der Chirurgie der einzige prognostische Faktor, der die lokale Kontrolle beeinflussen kann.

Die lokale Kontrolle liegt beim Einsatz einer **perkutanen Radiotherapie** bei ca. 50%, nach R2-Resektion lediglich bei 10–20%. Die 5-Jahres-Überlebensraten liegen bei kompletter Resektion (R0/R1) und nachfolgender Strahlenthe-

# Intraoperative Strahlentherapie

*F. Roeder, C. Leowardi und J. Weitz*

## 15.1    Einleitung

Das Therapieziel moderner onkologischer Therapiekonzepte beschränkt sich nicht mehr nur auf das Erzielen lokaler Kontrolle oder das Verlängern der Überlebenszeit, sondern beinhaltet das Erhalten einer möglichst hohen Lebensqualität für den Patienten. Gerade in der Therapie der Weichgewebesarkome haben daher in den letzten Jahrzehnten multimodale funktions- und organerhaltende Ansätze ausgedehnte radikale Operationen (z. B. Amputationen) weitgehend verdrängt. Im Rahmen dieser Therapiekonzepte können zum Funktionserhalt weniger ausgedehnte Operationen mit deutlich geringeren Sicherheitsabständen erfolgen. Um eine adäquate lokale Kontrolle zu gewährleisten, besteht die Option, diese Eingriffe mit anderen Therapiemodalitäten – vorwiegend der Radiotherapie – zu kombinieren.

Die Möglichkeiten der perkutanen Radiotherapie, entsprechend hohe Dosen zu applizieren, können dabei auf Grund der Strahlensensibilität angrenzender Organe und Strukturen limitiert sein oder selbst zu Einschränkungen des funktionellen Ergebnisses beitragen.

> ❯ Die Applikation zumindest eines Teils der Dosis in einer einzelnen Fraktion während der Operation (intraoperative Radiotherapie, IORT) kann zumindest theoretisch durch Verlagern sensibler Strukturen aus dem Bestrahlungsfeld oder durch deren Abdecken im Sinne einer **verminderten Toxizität** sowohl zum günstigeren funktionellen Ergebnis beitragen als auch durch ihre **höhere biologische Wirksamkeit** die lokale Kontrolle per se verbessern.

Da Lokalrezidive neben Fernmetastasen bei Weichgewebesarkomen eine relevante Variante des Wiederauftretens der Erkrankung darstellen und für einen wesentlichen Teil der krankheitsspezifischen Morbidität und Mortalität verantwortlich sind, ist das Erzielen langfristiger lokaler Kontrolle bei Weichgewebesarkomen von besonderer Bedeutung.

Erste Versuche zur intraoperativen Radiotherapie stammen aus einer Zeit direkt im Anschluss an die Erstbeschreibung der Röntgenstrahlen. Bereits 1907 beschrieben Comas und Prio eine der intraoperativen Radiotherapie ähnliche Technik, allerdings unter Verwendung niederenergetischer Photonenstrahlung. In der Folgezeit wurde mit höheren Orthovoltenergien experimentiert (Barth et al. 1959), bevor Mitte der 1960er Jahre erstmals an der Universität von Kyoto hochenergetische Elektronen zum Einsatz kamen. Zwischenzeitlich hat sich die Verwendung von Elektronen bzw. der Einsatz brachytherapeutischer Verfahren weitgehend durchgesetzt, obwohl Orthovoltgeräte in den letzten Jahren eine gewisse Renaissance erfahren haben.

> ❯ Die technische und personelle Ausstattung zur Durchführung intraoperativer Bestrahlungen ist sehr aufwendig.

Daher beschränkt sich die Anwendung bisher auf wenige spezialisierte Zentren vorwiegend in Europa, den USA und Japan. Nach einer Analyse zur Anwendung der IORT in Deutschland werden derzeit intraoperative Bestrahlungen in 24 Abteilungen (davon 16 Universitätskliniken) durchgeführt (Kaiser et al. 2003). Die Entwicklung kleinerer, mobiler Elektronenbeschleuniger in den letzten Jahren könnte jedoch zu einer weiteren Verbreitung dieser Technik beitragen.

## 15.2    Indikationsstellung und Dosierung

- Die intraoperative Radiotherapie sollte in der Primär- und der Rezidivsituation bei **nicht vorbestrahlten Patienten** immer im Sinne einer kleinvolumigen Dosisaufsättigung eingesetzt und mit einer perkutanen Radiotherapie kombiniert werden.
- Die **Indikationsstellung** ist somit im Wesentlichen identisch zu jener der perkutanen Radiotherapie (▶ Kap. 14).
- Insbesondere beim Vorliegen von mit erhöhtem Lokalrezidivrisiko verbundenen Faktoren sollte eine intraoperative Radiotherapie in Kombination mit einer perkutanen Strahlentherapie erwogen werden:
  - Knapper oder positiver Resektionsrand (»close margin« oder R1/2)
  - Hohes Grading (G2/3 nach FNCLCC, »high grade« nach WHO)
  - Großer Tumor (> 5 cm)
  - Tiefe Lokalisation
  - Rezidivsituation

Im Bereich der Extremitäten kann lediglich nach einer Amputation bzw. Kompartimentresektion oder allenfalls bei kleinen, niedriggradigen Tumoren (Stadium Ia) nach weiter Resektion im Gesunden (> 1 cm) auf eine Bestrahlung verzichtet werden. Im Retroperitonealraum ist in der Regel eine Resektion mit weitem Sicherheitsabstand nicht möglich, sodass hier praktisch immer die Indikation zur Radiotherapie besteht.

❱❱ ▬ Die **Dosisverschreibung** der intraoperativen Radiotherapie orientiert sich soweit möglich am intraoperativen Befund hinsichtlich des Resektionsrandes sowie an der Notwendigkeit zum Einschluss strahlensensibler Organe oder Strukturen.
  ▬ Je nach Resektionsstatus werden folgende Dosierungen empfohlen:
    ▬ »Close margin«, R1: 10–15 Gy
    ▬ R2: 15–20 Gy
  ▬ Da häufig intraoperativ keine sichere Unterscheidung zwischen »close margin« und R1-Situation möglich ist, wird die endgültige Bestrahlungsdosis meist von den zu bestrahlenden Risikostrukturen bestimmt.

Falls der Ureter oder größere periphere Nerven ins Bestrahlungsfeld eingeschlossen werden müssen, sollte eine Beschränkung der intraoperativen Dosis auf 10–12 Gy angestrebt werden. Die zusätzliche perkutane Radiotherapie kann prä- oder postoperativ durchgeführt werden und wird in der Regel eine Dosis von 45–50 Gy umfassen.

Im Gegensatz zur primären Situation hat bei vielen Patienten in der **Rezidivsituation** bereits eine Bestrahlung in der Vergangenheit stattgefunden. Auf Grund der Strahlensensibilität der umliegenden Strukturen ist daher häufig eine perkutane Radiotherapie nicht mehr möglich oder wäre mit einer inakzeptabel hohen Toxizität verbunden. In dieser Situation kann eine kleinvolumige intraoperative Radiotherapie als alleinige additive Therapie nach Resektion eingesetzt werden, um die lokale Kontrolle zu verbessern. Der Wert einer alleinigen additiven IORT in dieser Situation ist allerdings nicht durch vergleichende Studien belegt.

## 15.3 Prinzip und Technik

### 15.3.1 Prinzip

❱❱ ▬ Das Grundprinzip der intraoperativen Strahlentherapie (IORT) besteht in der einmaligen Applikation einer hohen Strahlendosis nach erfolgter Resektion auf das Tumorbett bzw. auf verbliebene Tumoranteile.
  ▬ Ziel dieser Bestrahlung ist die Dosiserhöhung im Hochrisikoareal unter maximaler Schonung des umliegenden Normalgewebes und somit die Erhöhung der lokalen Kontrolle unter Minimierung der zu erwartenden Nebenwirkungen.

Die intraoperative Strahlentherapie wird in der Regel im Sinne einer kleinvolumigen sog. **Boost-Bestrahlung** durch-

geführt und muss, von Ausnahmefällen abgesehen, zum Erzielen ausreichender Gesamtdosen mit einer moderat dosierten perkutanen Strahlentherapie kombiniert werden. Im Vergleich zum perkutanen Boost besteht eine Reihe von **Vorteilen**:
▬ Schonung angrenzender Normalgewebestrukturen durch operative Verlagerung oder Abdeckung
▬ Verringerung der Sicherheitssäume auf Grund des Fehlens intra- und interfraktioneller Organbewegung
▬ Vermeidung eines »geographical miss« durch interdisziplinäre Definition des Zielvolumens unter visueller Kontrolle
▬ Verkürzung der Gesamttherapiedauer

**Nachteilig** ist im Vergleich zur postoperativen perkutanen Therapie das Fehlen eines endgültigen histopathologischen Befundes einschließlich der Bewertung des Schnittrandes. Dies verdeutlicht die Notwendigkeit einer engen Kooperation zwischen Operateur und Radiotherapeut: Die Definition des Zielvolumens und die Verordnung der Dosis basieren maßgeblich auf der Erfahrung und der visuellen Einschätzung der Beteiligten.

❱❱ Die Festlegung des Zielvolumens erfolgt interdisziplinär zwischen behandelnden Chirurgen und Radiotherapeuten unter visueller Kontrolle.

Zur Applikation der intraoperativen Radiotherapie stehen verschiedene Techniken zur Verfügung, die im Folgenden näher erläutert werden sollen.

## Intraoperative Elektronen-Radiotherapie (IOERT)

❱❱ ▬ Unter IOERT versteht man die intraoperative Bestrahlung mittels Elektronen. Hierzu stehen prinzipiell 3 Gerätetypen zur Verfügung:
  ▬ Konventionelle Linearbeschleuniger
  ▬ Fest im OP installierte spezialisierte Elektronenbeschleuniger (❑ Abb. 15.1)
  ▬ Mobile spezialisierte Elektronenbeschleuniger

Die Verwendung eines **konventionellen Linearbeschleunigers**, der in der sonstigen Betriebszeit zur perkutanen Strahlentherapie genutzt wird, macht einen **intraoperativen Patiententransport** vom OP-Saal in den Bestrahlungsraum erforderlich. Da dieser Transport die Sterilität des OP-Gebietes gefährdet und mit erheblichem Aufwand verbunden ist, ist diese Variante heute weitgehend verlassen worden.

Im Gegensatz hierzu findet die Bestrahlung bei den beiden **spezialisierten Geräten im OP-Saal** selbst statt:
▬ Vorteile der **fest installierten Beschleuniger** sind bisher der Einsatz höherer Energien, ein breiteres Angebot an Applikatoren sowie die hohe Stabilität der Geräte.

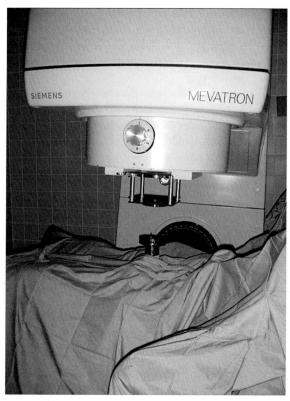

**Abb. 15.1** Spezialisierter, fest im OP installierter Elektronenbeschleuniger in Heidelberg (Mevatron; mit freundlicher Genehmigung der Fa. Siemens)

- **Mobile Linearbeschleuniger** ermöglichen (zumindest theoretisch) den Einsatz der IOERT in verschiedenen OP-Sälen eines Zentrums und ggf. sogar in mehreren Zentren. Auf Grund des zwar deutlich geringeren, aber prinzipiell weiterhin notwendigen baulichen Strahlenschutzes sind diese Möglichkeiten jedoch zumindest in Deutschland zurzeit nur eingeschränkt nutzbar.

### Ablauf

> Wichtigste Voraussetzung für die erfolgreiche Anwendung der intraoperativen Radiotherapie ist die enge Kooperation zwischen behandelndem Chirurgen und Radiotherapeuten.

Nach erfolgter Tumorresektion oder -freilegung findet zunächst die gemeinsame Festlegung des Zielvolumens statt. Strahlensensible Organe oder Strukturen, die nicht direkt befallen sind, können entweder operativ aus dem geplanten Strahlenfeld verlagert oder mittels Blei abgedeckt werden. Zur Begrenzung des Zielvolumens wird ein **Applikator** (»Tubus«) in den Situs eingebracht und fixiert. Applikatoren bestehen aus Metall oder Kunststoff und stehen in verschiedenen Größen (5–14 cm) und Formen zur Verfügung:

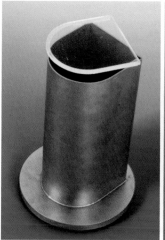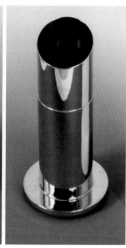

**Abb. 15.2** Applikatoren für die IOERT: Hufeisenapplikator (*links*), angeschrägter Rundapplikator (*rechts*)

- Am häufigsten werden **Rundapplikatoren** mit geradem oder angeschrägtem Ende verwendet (Abb. 15.2 *rechts*).
- Eine besondere Applikatorform, die in Heidelberg vorwiegend bei Weichgewebesarkomen der Extremitäten zum Einsatz kommt, ist der sog. **Hufeisen-** oder **D-Applikator**; im Gegensatz zum Rundapplikator weist dieser eine gerade Seite auf (Abb. 15.2 *links*).

Die gerade Feldseite ermöglicht bei den häufig zwar schmalen, aber langen Zielvolumina der Extremitäten das Aneinandersetzen zweier Applikatoren ohne Feldüberschneidung. Nach Positionierung und Fixierung des Applikators müssen Applikatorachse und Strahlachse des Linearbeschleunigers exakt in Übereinstimmung gebracht werden. Dies kann entweder durch **feste mechanische Ankopplung** erfolgen (»hard-docking«) oder **kontaktfrei mittels Laserzielsystem** (ohne direkten Kontakt zwischen Applikator und Bestrahlungsgerät; »air-docking«). Die räumliche Trennung zwischen Gerät und Applikator beim Air-Docking erschwert zwar geringfügig die Positionierung, stellt jedoch die Sterilität des Operationssitus in hohem Maße sicher und reduziert das Risiko unbeabsichtigter Applikatorbewegungen durch den Kopplungsvorgang.

Die eigentliche **Strahljustierung** erfolgt entweder über den in allen Raumrichtungen beweglichen Strahlerkopf (mobile Geräte) oder durch Kombination von Strahlerkopfbewegung mit Kippung, Drehung und Verschiebung des Operationstisches (fest installierte Beschleuniger).

Während der Bestrahlung selbst verlässt das gesamte Personal den Bestrahlungsraum. Patient und Narkosegeräte werden über Video- und Audioanlagen überwacht. Die Bestrahlung selbst nimmt auf Grund der hohen Dosisleistungen der verwendeten Geräte nur etwa 2–3 min in

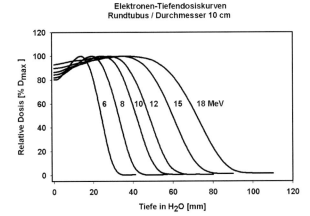

Elektronen-Tiefendosiskurven
Rundtubus / Durchmesser 10 cm

**◘ Abb. 15.3** Tiefendosiskurven (TDK) für verschiedene Elektronenenergien in Wasser

Die Dosisverschreibung erfolgt im Gegensatz zur perkutanen Therapie üblicherweise auf die 90%-Isodose, d. h. den Gewebebereich, der von 90% der Maximaldosis umschlossen wird. Mit den zur Verfügung stehenden Elektronenenergien von 4–18 MeV ist somit die Erfassung von Gewebetiefen bis zu 6 cm sicher möglich. Die Ansammlung von Flüssigkeit im Bestrahlungsfeld kann die Eindringtiefe ins Gewebe verringern und sollte vermieden werden.

**Praxistipp**

Als Faustregel zur Sicherstellung einer ausreichenden Zielvolumenabdeckung kann die Tiefe der 80–90%-Isodose (sog. therapeutische Tiefe) abgeschätzt werden gemäß der Formel:
Energie (in MeV) : 3 = therapeutische Tiefe (in cm).

Anspruch und kann im Notfall jederzeit unterbrochen werden.

Nach der Bestrahlung wird der Applikator entfernt und die Operation zu Ende geführt.

**Praxistipp**

Falls eine postoperative Dosisaufsättigung mittels perkutaner Radiotherapie geplant ist, sollte das bestrahlte Areal durch Titanclips markiert werden, um die nachfolgende Bestrahlungsplanung zu erleichtern.

### Zielvolumendefinition und Dosisverteilung

Zur intraoperativen Radiotherapie werden Elektronen verschiedener Energien verwendet. Diese unterscheiden sich in ihrer Tiefendosis- und Dosisquerverteilung deutlich von Photonen (◘ Abb. 16.1). Der **Tiefendosisverlauf** ist gekennzeichnet durch einen kurzen initialen Aufbaueffekt, gefolgt von einer Art »Plateau« und einem relativ steilen Dosisabfall zur Tiefe hin. Je höher die Elektronenenergie gewählt wird, desto weiter verschiebt sich das Plateau in die Tiefe des Gewebes (◘ Abb. 15.3).

Diese Eigenschaft ermöglicht eine relativ präzise Steuerung der Eindringtiefe durch die Wahl der Elektronenenergie mit guter Schonung der tiefer liegenden Strukturen.

Die **Dosisquerverteilung** zeigt einen je nach Tubusdurchmesser und Energie mehr oder weniger homogenen, zentralen Bereich mit nachfolgend relativ steilem Abfall zur Seite hin. Somit ist auch die Schonung seitlich gelegener tiefer Gewebestrukturen sichergestellt.

> — Der therapeutische Dosisbereich fällt etwas kleiner als der Durchmesser des verwendeten Applikators aus: Zur sicheren Zielvolumenabdeckung sollte der Tubus etwa 0,5–1 cm größer gewählt werden als das zu bestrahlende Areal (◘ Abb. 15.4).
> — Unregelmäßige geformte Oberflächen sowie Gewebeinhomogenitäten (z. B. Knochen) können die individuelle Dosisverteilung merklich beeinflussen.

### Strahlenbiologische Betrachtung und Dosiskonzept

> Aus strahlenbiologischer Sicht liegt die Besonderheit der intraoperativen Radiotherapie in der Applikation einer hohen Einzeldosis.

Hohe Einzeldosen zeichnen sich durch deutlich höhere biologische Effekte verglichen mit fraktionierten Bestrahlungen der gleichen Gesamtdosis aus, da Erholungsvorgänge im Gewebe zwischen den einzelnen Bestrahlungen natur-

**◘ Abb. 15.4** Dosisverteilung eines geraden Rundapplikators mit 10 cm Durchmesser in Wasser bei Bestrahlung mit 6-MeV-Elektronen

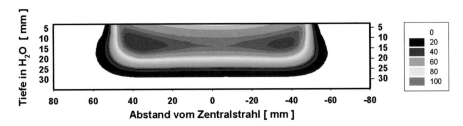

gemäß keine Rolle spielen können. Die jeweilige relative biologische Wirkungszunahme ist jedoch stark abhängig vom betrachteten Effekt und vom bestrahlten Gewebe.

Zum Vergleich der biologischen Effektivität unterschiedlicher Fraktionierungskonzepte werden daher sog. **Isoeffektmodelle** herangezogen. Als Standard wird heute das **linear-quadratische Modell** angesehen. Es ermöglicht, den biologischen Effekt einer erhöhten Einzeldosis anhand eines gewebe- und effektspezifischen Faktors (Alpha-/Beta-Wert) in Relation zum biologischen Effekt einer Bestrahlung mit einer konventionellen Fraktionierung zu setzen. Auf Basis dieser Annahmen sind die heute üblichen intraoperativen Dosen von 10–15 Gy in etwa äquivalent zur Applikation von 25–45 Gy in konventioneller Fraktionierung (Krempien et al. 2006). In Kombination mit einer moderat dosierten perkutanen Bestrahlung von 40–50 Gy sind somit Gesamtdosen > 70 Gy erreichbar, die denen einer konventionell fraktionierten Radiotherapie entsprechen.

Neben den Unsicherheiten der verfügbaren strahlenbiologischen Modelle für hohe Einzeldosen (das linear-quadratische Modell gilt streng genommen nur für fraktionierte Bestrahlungen) ist jedoch hierbei zu berücksichtigen, dass sich zunehmend auch Hinweise für qualitative Unterschiede der Gewebereaktionen nach hochdosierter einmaliger Bestrahlung im Vergleich zur fraktionierten Bestrahlung finden: Klinisch wie strahlenbiologisch gesichert erscheint die Tatsache, dass bei Erhöhung der Einzeldosis insbesondere verzögerte Reaktionen an sog. spät reagierenden Geweben (z. B. Muskeln, Nerven, Gefäße) im Vergleich zur Tumorkontrolle überproportional zunehmen. Dieser theoretische Nachteil der intraoperativen Radiotherapie wird jedoch durch die Beschränkung des Zielvolumens auf makroskopisch sichtbaren Tumor bzw. Hochrisikobereiche für mikroskopischen Befall ausgeglichen, da das Risiko für das Auftreten von Spättoxizitäten nach Bestrahlung stark mit dem bestrahlten Volumen korreliert.

### High-Dose-Rate- oder HDR-Brachytherapie

Auch brachytherapeutische Verfahren können zur intraoperativen Radiotherapie genutzt werden.

> Bei der Brachy- oder Kurzdistanztherapie werden nach Tumordarstellung bzw. -resektion Hohlkatheter in den OP-Situs eingebracht, die man anschließend mit umschlossenen Strahlern bestückt.

Rein intraoperative Verfahren sind von »perioperativen Verfahren« klar zu unterscheiden:

- Bei »perioperativen Verfahren« erfolgt lediglich die Platzierung der Applikatoren während der Operation, die eigentliche Bestrahlung wird postoperativ vorgenommen.
- Bei der reinen intraoperativen Bestrahlung kommt in der Regel die sog. **HDR-Flab-Technik** zum Einsatz:

Hierzu wird eine biegsame Kunststoffplatte (Flab), die in regelmäßigen Abständen mit streng parallel angeordneten Hohlkathetern bestückt ist, in den OP-Situs eingebracht und an die zu bestrahlende Oberfläche anmodelliert. Nach Verbindung der Katheter mit einem in der Brachytherapie üblichen Afterloading-Gerät (Nachladesystem) verlässt das gesamte Personal den Raum. Per Fernsteuerung wird nun eine schrittbewegte radioaktive Quelle (**Iridium-192**) in die Katheter eingebracht. Hierbei handelt es sich um einen **Gamma-Strahler** mit 320 keV mittlerer Photonenenergie, der sich durch einen steilen Dosisabfall zur Tiefe hin auszeichnet. Die gewünschte Dosisverteilung ergibt sich aus den vorher berechneten Aufenthaltsorten und der jeweiligen Aufenthaltsdauer der Quelle. Nach Applikation der gesamten Dosis wird die Quelle automatisch in den Tresor des Afterloading-Gerätes zurückgefahren und der Applikator kann entfernt werden.

**Vorteilhaft** im Vergleich zur intraoperativen Radiotherapie mit Elektronen erscheinen die Möglichkeit der individuellen Zielvolumenkonfiguration sowie die homogenere Bestrahlung unregelmäßig geformter Oberflächen durch Anmodellierung des Flab. **Nachteilig** sind die geringere Eindringtiefe auf Grund des steilen Dosisabfalls (kaum Dosis unterhalb 1 cm) sowie die deutlich längere Bestrahlungszeit (30–40 min). Die strahlenbiologischen Konzepte und die verwendeten Gesamtdosen unterscheiden sich trotz der unterschiedlichen Strahlenart auf Grund der zeitlich ähnlichen Dosisapplikation nur wenig von der intraoperativen Radiotherapie mit Elektronen.

## 15.4    Onkologische Ergebnisse

Die Therapiekonzepte der Weichgewebesarkome sind in den letzten Jahrzehnten einem deutlichen Wandel unterlegen: Stand früher die radikale Chirurgie (z. B. unter Einsatz der Amputation beim Extremitätensarkom) im Vordergrund, stellen heute organ- und funktionserhaltende, multimodale Konzepte den Standard dar. Die zusätzliche Strahlentherapie verbessert hierbei die lokale Kontrolle im Vergleich zur alleinigen funktionserhaltenden operativen Sanierung deutlich, insbesondere wenn keine Resektion weit im Gesunden möglich ist (Jebsen et al. 2008). Hierfür werden jedoch auf Grund der relativen geringen Strahlensensibilität der Weichgewebesarkome selbst zur Kontrolle mikroskopischer Residuen hohe Dosen in der Größenordnung von 60–70 Gy benötigt. Die Applikation dieser Dosen wird durch umliegende strahlensensible Organe und Strukturen limitiert, die für den angestrebten Funktionserhalt maßgeblich sind.

> ■ Durch den Einsatz der intraoperativen Radiotherapie ist eine bessere Schonung strahlensensibler Strukturen prinzipiell möglich, sie kann jedoch auf Grund der eingeschränkten therapeutischen Breite hoher Einzeldosen eine perkutane Radiotherapie nicht ersetzen.
> ■ Deshalb wird die intraoperative Radiotherapie bis auf wenige Ausnahmen immer in Kombination mit einer dosisreduzierten prä- oder postoperativen perkutanen Radiotherapie eingesetzt.

Bei der Betrachtung und Bewertung der klinischen Ergebnisse sind einige Besonderheiten zu beachten:

■ Auf Grund der geringen Verbreitung dieser Methode existieren, verglichen mit der perkutanen Radiotherapie, kaum prospektive oder randomisierte Studien zum Einsatz der IORT. Die meisten Daten liegen in Form unkontrollierter, retrospektiver Erhebungen mit zum Teil nur geringen Fallzahlen oder kurzer Nachbeobachtungszeit vor.

■ Wegen der relativen Seltenheit dieser Erkrankungen handelt es sich meist um inhomogene Kollektive, die Tumoren unterschiedlicher Histologie, Größe, Grading und Resektionsstatus bei Patienten sowohl in der Primär- als auch in der Rezidivsituation beinhalten.

Diese Gründe erschweren den Vergleich der vorhandenen Daten mit den Ergebnissen anderer Therapiekonzepte ohne IORT. Der Einsatz der intraoperativen Radiotherapie erfolgt jedoch (ähnlich wie bei der perkutanen Radiotherapie vor ihrer Etablierung) in der Regel eher bei Patienten mit prognostischen ungünstigen Faktoren.

In den folgenden Abschnitten werden nun die klinisch-onkologischen Ergebnisse der Behandlung von Weichgewebesarkomen unter Einsatz der IORT dargestellt. Da die Lokalisation hierbei eine nicht unerhebliche Rolle spielt, werden Sarkome der Extremitäten und des Retroperitoneums getrennt betrachtet.

## 15.4.1 Retroperitoneale Sarkome

Retroperitoneale Sarkome unterscheiden sich in vielerlei Hinsicht deutlich von Sarkomen anderer Lokalisationen (Ballo et al. 2007). Auf Grund ihres langsamen, symptomlosen Wachstums erreichen sie häufig enorme Volumina und werden erst bei Infiltration oder Verdrängung von Nachbarorganen entdeckt. Die daraus resultierenden Einschränkungen sowohl der chirurgischen als auch der strahlentherapeutischen Möglichkeiten führen zu einer deutlich geringeren Rate an makroskopisch kompletten

Resektionen (ca. 50–70%) verbunden mit einer deutlich schlechteren lokoregionären Kontrolle und einem verringerten Überleben im Vergleich zu Sarkomen anderer Lokalisationen (Ballo et al. 2007).

> ■ Ein großer Anteil der Patienten mit einem retroperitonealen Sarkom verstirbt an einem Lokalrezidiv ohne nachgewiesene Fernmetastasen (Lewis et al. 1998).
> ■ Bei alleiniger Operation erleiden selbst nach makroskopisch kompletter Resektion bis zu 80% der Patienten innerhalb von 5 Jahren ein lokoregionäres Rezidiv (Stoeckle et al. 2001).

Daher erscheint die **Notwendigkeit einer adjuvanten Therapie** z. B. in Form einer perkutanen Radiotherapie offensichtlich. Der Vorteil einer zusätzlichen Radiotherapie bezüglich der lokalen Kontrolle konnte in mehreren Serien gezeigt werden (Catton et al. 1994, Stoeckle et al. 2001). Die Erfahrungen aus dem Bereich der Extremitätensarkome zeigen jedoch die Notwendigkeit hoher Dosen (60–70 Gy) und ausgedehnter Felder zur Kontrolle residualer Tumorzellen. Die wenigen zur perkutanen Dosiseskalation vorliegenden Daten scheinen dies zu bestätigen: Tepper et al. (1984) beschrieben eine lokale Kontrollrate von 83% bei Dosen > 60 Gy gegenüber 33% bei Dosen < 50 Gy; Fein et al. (1995) zeigten eine Erhöhung der lokalen Kontrollrate von 62 auf 75% für Dosen oberhalb von 55 Gy.

Die Applikation solcher Dosen mittels perkutaner Radiotherapie ist im Retroperitonealraum jedoch selbst unter Verwendung modernster Radiotherapietechniken (IMRT, Tomotherapie) häufig mit einer inakzeptabel hohen Toxizität auf Grund der Nähe und Strahlensensibilität der angrenzenden Organe verbunden. Die Möglichkeit der selektiven Schonung dieser Organe und Strukturen durch intraoperative Elektronentherapie oder Brachytherapie bildet die Rationale für deren Einsatz.

Die **Kombination von intraoperativer und moderat dosierter perkutaner Radiotherapie** wurde bereits Anfang der 1990er Jahre in einer prospektiven, randomisierten **NCI-Studie** (Sindelar et al. 1993) mit alleiniger postoperativer perkutaner Bestrahlung verglichen: Hierbei wurden 35 Patienten nach makroskopisch kompletter Resektion zwischen 20 Gy IOERT und 35–40 Gy External Beam Radiotherapy (EBRT) und alleiniger EBRT mit 50–55 Gy randomisiert. Nach 8-jähriger medianer Nachbeobachtungszeit zeigte sich mit 60 vs. 20% ein deutlicher Vorteil bezüglich der lokalen Kontrolle für den Kombinationsarm, allerdings *kein* Überlebensvorteil.

Weitere vergleichende, allerdings retrospektive Studien liefern uneinheitliche Ergebnisse:

■ Gieschen et al. (2001) berichten über 29 Patienten des Massachusetts General Hospital (MGH) in Boston, die

nach präoperativer EBRT mit 45 Gy und makroskopisch kompletter Resektion entweder mit 10–20 Gy
IORT behandelt oder keiner weiteren Therapie zugeführt wurden. Auch hier zeigte sich ein klarer Trend zu
einer verbesserten 5-Jahres-Lokalkontrollrate für den
Kombinationsarm (83%) verglichen mit dem alleinigen
perkutanen Radiotherapiearm (61%). Im Gegensatz
zur NCI-Studie fand sich hier jedoch zusätzlich ein signifikanter 5-Jahres-Überlebensvorteil für den Kombinationsarm (74 vs. 30%).

— Eine erneute Auswertung des MGH-Kollektivs mit einer größeren Patientenzahl durch Pierie et al. (2006)
konnte diesen Überlebensvorteil bestätigen: Für die 62
Patienten, bei denen eine makroskopisch komplette
Resektion erzielt wurde, zeigte sich ein 5-Jahres-Über-
leben von 77% im Kombinationsarm gegenüber 45%
für die alleinige perkutane Radiotherapie. In der multi-
faktoriellen Analyse war die Kombination von IOERT
und EBRT ein unabhängiger prognostischer Faktor
hinsichtlich lokaler Kontrolle und Gesamtüberleben.

— Im Gegensatz hierzu konnten Ballo et al. (2007) bei 82
Patienten nach makroskopisch kompletter Resektion
*keinen* signifikanten Vorteil zugunsten einer Kombination von IOERT und EBRT verglichen mit alleiniger
EBRT beweisen. Es wurde in dieser Studie jedoch deutlich, dass trotz intraoperativer Radiotherapie der Resektionsstatus weiterhin von Bedeutung ist. Die 5-Jah-
res-Lokalkontrollrate lag bei 62% nach kompletter
Resektion verglichen mit 33% bei mikroskopischen
Residuen.

Diese Ergebnisse werden von weiteren großen retrospektiven Single-Center-Studien untermauert:

— Petersen et al. (2002) berichten über 87 Patienten der
Mayo-Klinik, die mit 45 Gy präoperativer EBRT und
15 Gy IOERT nach maximaler Resektion behandelt
wurden. Die 5-Jahres-Lokalkontrolle betrug 100%
nach R0-Resektion, 60% nach R1-Resektion und 41%
nach R2-Resektion.

— Ein Update des Mayo-Kollektivs unter Einschluss auch
postoperativ bestrahlter Patienten bestätigte diese Ergebnisse im Wesentlichen: Je nach Resektionsstatus
fanden sich 5-Jahres-Lokalkontrollraten von 82% für
R0-, 69% für R1- und 39% für R2-Resektionen (Petersen et al. 2008).

— Krempien et al. (2006) berichten über die Heidelberger
Ergebnisse mit 15 Gy IOERT und 45 Gy postoperativer
EBRT in einem Hochrisikokollektiv. Hier zeigte sich
eine 5-Jahres-Lokalkontrollrate von 72% innerhalb der
IOERT-Felder und 40% bezogen auf den gesamten Ab-
dominalraum. Der einzige Faktor mit signifikantem
Einfluss auf das Gesamtüberleben war das Vorliegen
einer kompletten Resektion.

— Auf Grund der hohen Rezidivwahrscheinlichkeit
besteht selbst nach kompletter Resektion die
dringende Notwendigkeit für eine adäquate adjuvante Therapie.

— Nur eine hochdosierte prä- oder postoperative
perkutane Radiotherapie verbessert die lokale
Kontrolle jedoch nachhaltig. Wegen der Nähe der
umliegenden Normalgewebestrukturen und ihrer
Strahlensensibilität ist die perkutane Applikation
solcher Dosen mit einer inakzeptabel hohen Toxizität verbunden.

— Die Kombination aus intraoperativer Radiotherapie (10–15 Gy) und moderat dosierter perkutaner
Radiotherapie (40–50 Gy) kann diese Limitationen
überwinden.

— Bei der überwiegenden Mehrzahl der Patienten
wird nach makroskopisch kompletter Resektion
durch kombinierte intraoperative Radiotherapie
und moderat dosierte perkutane Bestrahlung
eine langfristige lokale Kontrolle erreicht: Insgesamt ergeben sich 5-Jahres-Lokalkontrollraten
von 40–83% und 5-Jahres-Überlebensraten von
45–77% (◘ Tab. 15.1).

— Diese Ergebnisse sind vor dem Hintergrund der
oft prognostisch ungünstigen Patientenkollektive
als hervorragend zu bewerten.

— Bei makroskopisch inkompletter Resektion ist die
Prognose allerdings trotz Kombination von intraoperativer und perkutaner Bestrahlung weiterhin
ungünstig und eine langfristige lokale Kontrolle
ist nur bei einem kleinen Anteil der Patienten erzielbar.

Die große Spannweite der 5-Jahres-Raten lässt sich durch
die inhomogenen Patientenkollektive, die unterschiedlichen Behandlungs- und Dosiskonzepte und die uneinheitliche Definition der lokalen Kontrolle erklären. Im
eigenen Vorgehen wird zunehmend eine präoperative
Strahlentherapie mit der IORT kombiniert, da die Zielvolumendefinition in der präoperativen Situation exakter
durchführbar ist. Eine alleinige intraoperative Radiotherapie sollte Ausnahmefällen wie beispielsweise Lokalrezidiven in bereits vorbestrahlten Arealen vorbehalten
bleiben.

## 15.4.2 Extremitätensarkome

Im Gegensatz zu retroperitonealen Sarkomen stellt sich die
Situation bei Extremitätensarkomen grundlegend anders
dar:

◾ **Tab. 15.1** Ausgewählte Serien zur IORT retroperitonealer Sarkome

| Erstautor | Jahr | n | f/u | MCR (%) | EBRT (%) | EBRT-Dosis (Gy) | IORT-Dosis (Gy) | 5-J-LC (%) | 5-J-OS (%) |
|---|---|---|---|---|---|---|---|---|---|
| Sindelar | 1993 | 15 | 96 | 100 | 100 | 35–40 | 20 | 60* | 45# |
|  |  | 20 | 96 | 100 | 100 | 50–55 | keine | 20* | 52# |
| Alektiar | 2000 | 32 | 33 | 94 | 78 | 45–50 | 12–15 (HDR) | 62 | 45 |
| Gieschen | 2001 | 16 | 38 | 100 | 100 | 45 | 10–20 | 83 | 74 |
|  |  | 13 | 38 | 100 | 100 | 45 | keine | 61 | 30 |
| Petersen | 2002 | 87 | 42 | 83 | 89 | 45 | 15 | 59 | 47 |
| Bobin | 2003 | 24 | 53 | 92 | 92 | 45–50 | 15 | 50* | 56 |
| Pierie | 2006 | 14 | 27 | 100 | 100 | 40–50 | 10–20 | k.A. | 77 |
|  |  | 27 | 27 | 100 | 100 | 40–50 | keine | k.A. | 45 |
| Krempien | 2006 | 67 | 30 | 82 | 67 | 45 | 15 | 40^ | 64 |
| Dziewirski | 2006 | 46 | 20 | 100 | 53 | 50 | 20 (HDR) | 51 | 55 |
| Ballo | 2007 | 18 | 47 | 100 | 100 | 50 | 15 | 51 | k.A. |
|  |  | 63 | 47 | 100 | 100 | 50 | keine | 46 | k.A. |
| Petersen | 2008 | 231 | k.A. | 89 | 93 | k.A. | 12,5 | 71 | 50 |

n        Patientenzahl
f/u      mediane Nachbeobachtungszeit (Monate)
MCR      Anteil makroskopisch kompletter Resektionen
EBRT     perkutane Radiotherapie
IORT     intraoperative Radiotherapie (IOERT oder HDR)
5-J-LC (Local Control)        aktuarische 5-Jahres-Lokalkontrollrate
5-J-OS (Overall Survival)    aktuarisches 5-Jahres-Gesamtüberleben
k.A.     keine Angabe
*        nichtaktuarisch
#        median in Monaten
^        intraabdominale Kontrolle

❯ — Beim Extremitätensarkom ist die vollständige Resektion zwar praktisch immer möglich, jedoch häufig nur um den Preis eines mutilierenden Eingriffs.
 — In randomisierten Studien (Rosenberg et al. 1982) erwies sich ein **extremitätenerhaltender operativer Ansatz kombiniert mit adjuvanter Radiotherapie** bezüglich des Überlebens einer Amputation als gleichwertig. Seitdem gilt diese Kombination als Standard.

In der Regel sind jedoch hohe Dosen in der Größenordnung von 60–70 Gy notwendig, um eine adäquate lokale Kontrolle sicherzustellen. Die Applikation dieser Dosen auf die großzügig gewählten Zielvolumina kann mit nicht unerheblichen **chronischen Toxizitäten** einhergehen: Hierzu zählen insbesondere Fibrosen, chronisches Lymphödem und Frakturen – deren Auftretenswahrscheinlichkeit steigt mit zunehmender Dosis und mit zunehmendem Bestrahlungsvolumen an und kann zu merklichen Funktionseinschränkungen der erhaltenen Extremität führen.

Die Notwendigkeit dieser großvolumigen Bestrahlungsfelder erscheint vor dem Hintergrund zumindest diskutabel, dass auch mit alleiniger Brachytherapie, die lediglich deutlich kleinere Bestrahlungsvolumen abdeckt (Pisters et al. 1996), durchaus akzeptable Ergebnisse erzielt werden können. Selbst unter der Annahme der Notwendigkeit großzügiger Feldgrenzen ist die **Kombination eines kleinvolumigen intraoperativen Boosts mit großvolumiger, moderat dosierter perkutaner Radiotherapie** hinsichtlich der Toxizität zumindest theoretisch vorteilhaft.

Die abschließende Bewertung dieses Konzepts wird jedoch durch das Fehlen randomisierter Studien erschwert und kann sich lediglich auf meist retrospektive, unkontrollierte Single-Center-Studien stützen:

Eine der größten Serien stammt aus Heidelberg (Oertel et al. 2006): 153 Patienten mit entweder primären oder bereits rezidivierten Tumoren wurden mit 15 Gy IOERT und 45 Gy postoperativer Radiotherapie behandelt. Die aktuarischen 5-Jahres-Raten bezüglich Gesamtüberleben und lokaler Kontrolle lagen bei den primär nichtmetastasierten Patienten bei jeweils 83%. Signifikant negative prognostische Faktoren hinsichtlich der lokalen Kontrolle waren lediglich makroskopischer Tumorrest und IOERT-Dosen < 15 Gy. In 90% wurde ein langfristiger Extremitätenerhalt erzielt, davon in 86% ohne funktionelle Einschränkung im täglichen Leben. Die Akut- und Spättoxizitäten waren mit 23% bzw. 17% vergleichsweise niedrig.

Ähnliche Ergebnisse erzielten Azinovic et al. (2003) in einem vergleichbaren, aber deutlich kleineren Patientenkollektiv. Bei praktisch identischem Therapiekonzept ergaben sich 5-Jahres-Lokalkontrollraten von 88 bzw. 57% nach R0- bzw. R1-Resektionen. Ein langfristiger Extremitätenerhalt war bei 88% der Patienten möglich, die Toxizität war ebenfalls gering.

Auch die **Integration der IOERT in ein multimodales Konzept** mit präoperativer Radio- oder Radiochemotherapie ist möglich:

So berichten Callister et al. (2008) über 48 Patienten, die mit präoperativer Radio- oder Radiochemotherapie (mediane Dosis 50,4 Gy) behandelt wurden, gefolgt von Operation und IOERT (10–15 Gy). Die aktuarische 3-Jahres-Lokalkontrollrate lag bei 83%.

Edmonson et al. (2002) konnten eine lokale Kontrolle von 90% nach einem medianen Follow-up von 6 Jahren bei 39 Patienten mit High-Grade-Sarkomen der Extremitäten zeigen, die mit neoadjuvanter Chemo- und Radiotherapie gefolgt von Operation mit intraoperativer Strahlentherapie behandelt worden waren.

Für die Behandlung mittels **Brachytherapie** liegen ähnliche Ergebnisse vor:

So konnten Andrews et al. (2004) einen Vorteil hinsichtlich der 5-Jahres-Lokalkontrollrate für die Kombination von perkutaner Radiotherapie und einem Brachytherapie-Boost (90%) gegenüber alleiniger perkutaner Therapie (83%) zeigen.

Eine Studie zur Anwendung intraoperativer Brachytherapie und perkutaner Radiotherapie von Llacer et al. (2006) ergab eine 5-Jahres-Lokalkontrollrate von ebenfalls 90%, obwohl R0-Resektionen nur in etwa 50% der Fälle dieses Kollektivs erreicht wurden.

Eine moderne onkologische Therapie wird heute nicht nur am optimalen onkologischen Ergebnis, sondern auch am Organ- bzw. Funktionserhalt gemessen.

Kombinierte Therapieansätze haben die alleinige radikale Chirurgie bei der Behandlung der Extremitätensarkome weitgehend verdrängt.

Die Kombination aus nichtmutilierender Chirurgie mit einer intraoperativen und moderat dosierten perkutanen Radiotherapie liefert – insbesondere im Hinblick auf die oft prognostisch ungünstigen Patientenkollektive – exzellente onkologische Ergebnisse und stellt in hohem Maße den Erhalt der betroffenen Extremität mit guter Funktion sicher.

- Insgesamt beträgt die gemittelte 5-Jahres-Lokalkontrollrate 80–90% und die 5-Jahres-Überlebensrate 64–83% ( Tab. 15.2).
- Lediglich bei makroskopischem Resttumor sinkt die lokale Kontrolle trotz intraoperativer Radiotherapie deutlich ab.
- Ein langfristiger Extremitätenerhalt gelingt durch Kombination von nichtmutilierender Operation, intraoperativer, moderat dosierter perkutaner Radiotherapie bei etwa 90% der Patienten, davon bei ca. 80% mit guter oder sehr guter Funktionalität.

## 15.5    Komplikationen

### 15.5.1 Akute Komplikationen

> Im Gegensatz zur perkutanen Radiotherapie zeichnet sich die intraoperative Radiotherapie durch das weitgehende Fehlen typischer strahlenbedingter Akutnebenwirkungen aus.

Dies hängt damit zusammen, dass die sog. früh reagierenden Strukturen wie z. B. Haut und Schleimhäute, deren Reaktion für einen großen Teil der akuten Toxizität der perkutanen Therapie verantwortlich sind, im Rahmen intraoperativer Bestrahlungen aus dem Zielvolumen verlagert werden und somit nicht exponiert sind. Akute Haut- oder Schleimhautnebenwirkungen, die im Rahmen multimodaler Konzepte unter Einschluss einer intraoperativen Bestrahlung auftreten, sind somit in der Regel entweder durch den chirurgischen Eingriff selbst oder durch den perkutanen Teil der Therapie bedingt.

Verbleibende akute Nebenwirkungen, die zumindest teilweise der intraoperativen Bestrahlung zugeschrieben werden könnten, sind vor allem typische **perioperative Komplikationen** wie:

# Partikeltherapie

*J. Debus*

## 16.1 Einleitung

### 16.1.1 Konventionelle Strahlentherapie

Die interdisziplinäre Therapie von Sarkomen besteht in der Regel aus einer chirurgischen Resektion, einer systemischen Chemotherapie sowie einer lokalen Strahlentherapie. Die Strahlentherapie kann in diesen multimodalen Therapiekonzepten entweder **neoadjuvant (präoperativ)**, **adjuvant oder additiv (postoperativ)** oder als **primäre lokale Therapieform** eingesetzt werden. Die Therapieentscheidung wird je nach Größe, Lage, Ausdehnung und histologischer Klassifizierung des Tumors sowie den verfügbaren chirurgischen und systemischen Therapiemöglichkeiten gefällt.

Der Einsatz der prä- oder postoperativen Strahlentherapie ermöglicht die Umsetzung konservativer und organerhaltender chirurgischer Resektionen mit hohen lokalen Kontrollraten. Strander et al. haben in einer systematischen Übersichtsarbeit den Einsatz der adjuvanten Strahlentherapie an 4579 Patienten analysiert: Die lokale Kontrolle mit konservativer, organerhaltender Operation gefolgt von einer Strahlentherapie mit Gesamtdosen von 60–66 Gy konnte bei Patienten mit R0- oder R1-Resektion eine lokale Kontrollrate von 90% erreichen (2). Bei makroskopischen Resttumoren nach Teilresektion oder bei Inoperabilität sind jedoch wesentlich höhere Strahlendosen > 70 Gy notwendig (3, 4).

> ❯ Die **Strahlenempfindlichkeit** von Sarkomen hängt stark von ihrer histopathologischen Subklassifizierung ab. Generell sind Weichgewebesarkome diesbezüglich mit epithelialen Tumoren vergleichbar (1).

**Ewing-Sarkome** zählen z. B. zu den strahlenempfindlichen Tumoren, was sie deutlich von anderen Sarkomen, insbesondere von Osteosarkomen, unterscheidet. Patienten mit inoperablen oder nur teilresezierbaren Ewing-Sarkomen sollten mit einer lokalen Dosis von 55,8 Gy in Kombination mit einer Chemotherapie behandelt werden (5).

Von Knorpel oder Knochen ausgehende Sarkome, wie z.B. **Chordome, Chondrosarkome oder Osteosarkome**, müssen zum Erlangen einer langfristigen hohen lokalen Kontrolle nach einer makroskopisch kompletten Resektion mit Gesamtdosen ≥ 66 Gy behandelt werden. Bei Vorliegen von Resttumoren sind Gesamtdosen ≥ 70 Gy anzustreben. Gerade für Chordome ist diese lineare Dosis-Wirkungs-Beziehung gezeigt worden mit Gesamtdosen ≥ 75 Gy als optimalen Therapiedosen (6–8).

Insgesamt sind daher zum Erreichen einer hohen und langfristigen lokalen Kontrolle von Sarkomen, insbesondere bei inkomplett resezierten Tumoren, hohe Strahlendosen notwendig. Die Applikation dieser notwendigen Gesamtdosen ist mit konventionellen Techniken der Strahlentherapie jedoch oft nur mit hohen Risiken für therapiebedingte Nebenwirkungen möglich, da die Tumoren in direkter Nachbarschaft zu **strahlenempfindlichen neuralen Risikoorganen** liegen:

- Tumoren der Schädelbasis liegen z. B. direkt neben Strukturen des Sehsystems – Sehnerven, Chiasma opticum und Sehbahn –, sowie neben dem Hirnstamm.
- Bei spinalen Tumoren ist die Dosisapplikation durch die geringe Strahlentoleranz des Rückenmarks und der Cauda equina limitiert.

Aber auch **nichtneurale strahlenempfindliche Strukturen**, wie Nieren, Lunge, Herz, Ösophagus oder der untere Gastrointestinaltrakt sind durch eine Strahlentoleranz gekennzeichnet, die deutlich unterhalb der für eine lokale Kontrolle von Sarkomen notwendigen Dosen liegt. Dies ist insbesondere bei retroperitoneal gelegenen Tumoren in der Vergangenheit limitierend für eine effektive Strahlentherapie gewesen.

Mittels moderner Methoden der Präzisionsstrahlentherapie mit Photonen, wie der **fraktionierten stereotaktischen Strahlentherapie** (FSRT) und der **intensitätsmodulierten Radiotherapie** (IMRT) ist es über die letzten Jahrzehnte möglich geworden, steile Dosisgradienten zum gesunden, tumorbenachbarten Gewebe zu erreichen. Damit waren ohne erhöhtes Risiko für therapiebedingte Nebenwirkungen höhere Tumordosen applizierbar und die lokalen Kontrollraten steigerbar. Gerade für komplexe Zielvolumina hat die IMRT hier entscheidend zur Verbesserung der Therapieergebnisse beigetragen (9).

Trotz dieser modernen Techniken der Photonentherapie ist es oft nicht möglich, ausreichend hohe Gesamtdosen zu applizieren, ohne das Risiko für Nebenwirkungen gleichzeitig inakzeptabel zu erhöhen.

### 16.1.2 Strahlentherapie mit geladenen Partikeln – physikalische und biologische Vorteile

Beim Einsatz von Ionenstrahlen werden deren physikalische und biologische Charakteristika zur Therapieoptimierung genutzt. Die Partikeltherapie mit geladenen Teilchen bietet als Protonen- oder Kohlenstoffionentherapie 2 entscheidende Vorteile gegenüber Photonen:

- **Photonen** geben im Gewebe mehr oder weniger kontinuierlich ihre Energie ab: Sie durchdringen das Normalgewebe im Eintrittskanal sowie den Tumor und verlassen den Körper auf der gegenüberliegenden Seite in abgeschwächter Form.

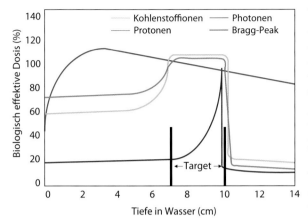

**◼ Abb. 16.1** Tiefendosiskurve (TDK) von Photonen und Ionen (Protonen und Kohlenstoffionen). Ionenstrahlen zeichnen sich durch ein invertiertes Dosisprofil aus, mit niedrigen Dosen im Eingangskanal des Strahles, und einer hohen lokalen Dosisdeposition, dem sog. Bragg-Peak, nach dem die Dosis wieder steil abfällt. Damit ist eine präzise Dosisdeposition bei gleichzeitiger Normalgewebeschonung möglich

- Im Gegensatz dazu zeichnen sich **Ionenstrahlen** durch ein »invertiertes Dosisprofil« aus (◼ Abb. 16.1):
  - Im Eingangskanal des Strahles werden sehr geringe Dosen im Gewebe deponiert.
  - Das energieabhängige Dosismaximum des Ionenstrahls kann genau innerhalb des definierten Behandlungsvolumens erreicht werden. Diese steilen Dosisspitzen, an denen der maximale Energietransfer ins Gewebe stattfindet, werden **Bragg-Peak** genannt (nach dem britischen Physiker und Nobelpreisträger William Henry Bragg).
  - Direkt danach fällt die Dosis steil ab.
- **Protonen** unterscheiden sich im Hochdosisbereich *hinsichtlich der Dosisverteilung* wenig gegenüber modernen Photonentechniken wie IMRT und FSRT. Sie unterscheiden sich jedoch deutlich insbesondere durch eine Reduktion der integralen Dosis auf das gesunde Gewebe und erreichen durch ihre physikalischen Charakteristika einen steilen Dosisgradienten um das definierte Zielvolumen. Damit ist es möglich, auch in unmittelbarer Nähe zu Risikoorganen Tumoren mit einer hohen Gesamtdosis zu behandeln, während das gesunde Gewebe geschont werden kann.

❯ Die Ionenstrahltherapie ermöglicht, das Normalgewebe vor und hinter dem definierten Tumorvolumen zu schonen. Mit der Wahl der passenden Energie des Strahles kann der Bragg-Peak direkt in den Tumor platziert werden. Auf diese Weise lassen sich Tumoren auch in größeren Tiefen exakt und präzise behandeln.

Wie in der konventionellen Strahlentherapie auch muss der Ionenstrahl an das individuelle Bestrahlungsvolumen angepasst werden. Die meisten Anlagen, die weltweit Patienten mit Protonen oder Kohlenstoffionen behandeln, verwenden hierzu die **passive Strahlformung**: Der Strahl wird durch mechanische Hilfsmittel wie Kollimatoren, Modulatoren und Kompensatoren an die jeweilige Anatomie des Tumors und des gesundes Gewebes angepasst (10).

Für die Strahlapplikationen lässt sich jedoch noch eine weitere physikalische Eigenschaften der Ionenstrahlen nutzen, die Ablenkbarkeit durch Magneten: Durch eine optimierte Anordnung von horizontalen und vertikalen Magneten kann der Ionenstrahl aktiv präzise in verschiedene Richtungen abgelenkt werden. Die Kombination aus dieser magnetischen Ablenkung sowie der Variationsmöglichkeit der Strahlenergie ermöglicht es, einen Tumor Schicht für Schicht über seine gesamte Breite und Tiefe zu bestrahlen. Mehr und mehr Therapiezentren weltweit implementieren diese **aktiven Strahlapplikationstechniken**:

- Eine aktive Strahlapplikation wurde von der Gesellschaft für Schwerionenforschung (GSI) in Darmstadt entwickelt: das **intensitätsmodulierte Raster-Scan-Verfahren** (11). Seit 1997 wurden mit dieser aktiven Bestrahlungstechnik an der GSI in Darmstadt durch das Universitätsklinikum Heidelberg, Abteilung Radioonkologie und Strahlentherapie, über 420 Patienten mit Kohlenstoffionen behandelt.
- Die Protonentherapie am Paul-Scherrer-Institut (PSI) in Villingen, Schweiz, wird mit einer aktiven Technik, dem **Spot-Scanning**, appliziert.

Die bislang genannten physikalischen Eigenschaften gelten sowohl für Protonen und Kohlenstoffionen (Schwerionen).

❯ Dagegen zeichnen sich **Kohlenstoffionen** durch entscheidende biologische Vorteile gegenüber Photonen und Protonen aus: Kohlenstoffionen sind Strahlen, die durch einen hohen linearen Energietransfer (Hoch-LET) charakterisiert sind.
  - Unter dem **linearen Energietransfer** (LET) versteht man die Energieübertragung pro Wegstrecke. Hoch-LET-Strahlen gehen in der Regel mit einer höheren relativen biologischen Wirksamkeit (RBW) einher.
  - Als **relative biologische Wirksamkeit** (RBW) bezeichnet man den Quotienten aus Röntgen- und Partikelstrahlung, die den gleichen biologischen Effekt ausüben. Mit diesem Quotienten lässt sich die biologische Wirkung berechnen.

Die höhere biologische Wirksamkeit entsteht vor allem durch das unterschiedliche Muster an Schäden, die Hoch-LET-Strahlen in den Tumorzellen, vor allem im Zellkern, hervorrufen; überwiegend treten Doppelstrangbrüche an der DNA auf, die für die zelleigenen Reparaturmechanismen schwer zur beheben sind (12–14).

Für Protonen wird im Vergleich zu Photonen ein RBW-Wert von 1,1 angenommen, für Kohlenstoffionen dagegen, abhängig vom untersuchten Endpunkt und der Zellart sowie von der Fraktionierung typische RBW-Werte von 3–5.

Weltweit sind bis heute weit über 50.000 Patienten mit Ionenstrahlen behandelt worden. Für Protonen steht heute eine Reihe von Therapieanlagen für die klinische Routine zur Verfügung. Vor allem in den USA behandeln große onkologische Zentren wie das Massachussetts General Hospital (MGH) in Boston, das MD Anderson in Houston, TX, sowie Protonenanlagen in Jacksonville, FL, Bloomington, IN, oder Loma Linda, CA, Patienten innerhalb der klinischen Routine. Die Kohlenstoffionentherapie war bis vor kurzem zur Patiententherapie nur in Japan sowie durch das Universitätsklinikum Heidelberg an der GSI in Darmstadt verfügbar. Basierend auf den gewonnenen exzellenten Therapieergebnissen wurde 2009 in Heidelberg das **Heidelberger Ionenstrahl Therapiezentrum** (HIT) eröffnet, das jährlich für über 1300 Patienten die Möglichkeit der Ionentherapie bietet. Weitere Therapieanlagen, z. B. in Marburg und Kiel für Kohlenstoffionen und Protonen sowie reine Protonenanlagen in München und Essen, sind in Betrieb bzw. befinden sich im Bau.

> ❯ Der erfolgreiche Einsatz der Ionenstrahlen konnte bereits für eine Reihe von Tumorarten gezeigt werden (15). Gerade bei strahlenunsensiblen Tumoren in Nachbarschaft zu strahlenempfindlichem Normalgewebe ist die Ionenstrahltherapie der Photonentherapie überlegen.

### 16.1.3 Strahlentherapie mit Neutronen

In der Vergangenheit wurde zur Therapie radioresistenter Tumoren in einigen Zentren eine Therapie mit Neutronen durchgeführt. Neutronen haben den gravierenden Nachteil, dass sie den größten Teil ihrer Energie im gesunden Gewebe abladen und dieses stark schädigen. Sie weisen somit einen ähnlichen Tiefendosisverlauf wie hochenergetische Photonen auf. Sie besitzen jedoch, ähnlich wie Kohlenstoffionen, eine höhere relative biologische Wirksamkeit. Neutronen lassen sich jedoch nur schwer durch Blenden oder andere technische Hilfsmittel an eine definierte Tumorform anpassen, was sie deutliche von Protonen oder Kohlenstoffionen unterscheidet. Die Ergebnisse der Neu-

tronentherapie waren daher in der Regel mit einem hohen Nebenwirkungsspektrum behaftet.

Auch Patienten mit Weichgewebesarkomen wurden in einer Reihe von Untersuchungen mit einer Strahlentherapie mit Neutronen behandelt. Bis dato gibt es jedoch keine randomisierten Vergleiche mit Photonen. Die publizierten Daten weisen darauf hin, dass eine Neutronentherapie allein oder als Boost in Kombination mit einer Photonentherapie die Therapieergebnisse gegenüber alleiniger Photonentherapie verbessern kann, gerade nach R1-Resektionen ober bei inoperablen Tumoren. Nach einer R0-Resektion scheinen die Ergebnisse nach Neutronentherapie denen nach einer Strahlentherapie mit Photonen zu entsprechen. Allerdings geht der Einsatz der Neutronentherapie auf Grund der genannten Charakteristika der Neutronenstrahlung mit einer höheren Rate and Nebenwirkungen einher (16–20).

Prott et al. behandelten 61 Patienten mit Weichgewebesarkomen mit einer postoperativen Neutronentherapie. Dabei wurden insbesondere Tumoren intermediärer Malignität eingeschlossen: 27% der Patienten wurden nach einer R0-Resektion behandelt, 21% nach einer R1- und 25% nach einer R2-Resektion. Die wichtigsten Histologien waren maligne fibröse Histiozytome, Liposarkome und neurogene Sarkome. Bei 46 Patienten wurde eine alleinige Neutronentherapie appliziert, bei 15 eine Kombinationstherapie aus Photonen und Neutronen. Nach einer medianen Nachbeobachtungszeit von 44 Monaten betrug die lokale Kontrolle 57,7%. Bei 15 Patienten kam es zu einer kompletten Remission der Tumoren, bei 18 Patienten zu einer partiellen Remission. Grad-III- und Grad-IV-Nebenwirkungen der Neutronentherapie traten bei 11% der Patienten auf. Die aktuarische Überlebensrate nach 5 Jahren betrug 42,5%. Die Neutronentherapie zeigte für diese Tumorgruppen eine sehr gute lokale Kontrolle auf, wobei das Ausmaß der neurochirurgischen Resektion der deutlichste prognostische Faktor war.

Auf Grund des ausgeprägt hohen Risikos, mit dem die Neutronentherapie assoziiert ist, wird sie heute kaum noch angeboten. Im Gegensatz dazu ist die Ionentherapie mit Protonen und Kohlenstoffionen gegenüber der Photonentherapie in vielen Bereichen überlegen und weltweit immer mehr verfügbar.

## 16.2 Ergebnisse der Partikeltherapie bei Sarkomen diverser Lokalisationen

### 16.2.1 Retroperitoneale Sarkome

Insbesondere die Strahlentoleranz des Normalgewebes von Nieren, Leber, Darm und neuronalen Strukturen wie des Rückenmarkes müssen bei der hochdosierten Strahlenbehandlung von retroperitonealen Sarkomen berücksichtigt werden. Zahlreiche Planvergleichsstudien haben gezeigt, dass durch den Einsatz modernen Techniken der Photonentherapie, wie der intensitätsmodulierten Strahlentherapie (IMRT) eine deutliche Dosisreduktion an Normalgewebestrukturen erreicht werden kann im Vergleich zur 3D-konformalen Photonentherapie (21–23).

Für retroperitoneale Sarkome kann eine **präoperative Strahlentherapie** die Therapieergebnisse verbessern. Dabei sind Gesamtdosen von 50,4 Gy in konventioneller Fraktionierung anzustreben. Insbesondere die Toleranzdosen der benachbarten Risikoorgane sind zu beachten. So sollte z. B. die kontralaterale funktionierende Niere in mindestens ⅔ ihres Volumens eine Dosis < 20 Gy (nephrotoxische Strahlendosis) erhalten. Mit der Ionentherapie gelingt es je nach Tumorkonfiguration und unter Berücksichtigung des onkologischen Zielvolumenkonzepts in Einzelfällen, auch die ipsilaterale Niere zu schonen. Für optimale Therapieergebnisse ist es möglich, die Ionentherapie z. B. mit einer intraoperativen Strahlentherapie (IORT) zu kombinieren (24, 25).

### 16.2.2 Sarkome des Beckens

Eine radikale chirurgische Resektion leistet einen wesentlichen Beitrag zur lokalen Kontrolle von Sarkomen im Beckenbereich. Eine extremitätenerhaltende Operation ist in vielen Fällen mit modernen Operationstechniken möglich, kann jedoch mit einer hohen Komplikationsrate assoziiert sein und funktionelle sowie kosmetische Einbußen nach sich ziehen.

Auch die Strahlentherapie im Beckenbereich kann mit schwerwiegenden Nebenwirkungen assoziiert sein. Insbesondere bei Kindern und Jugendlichen und in Kombination mit einer systemischen Chemotherapie werden mitunter signifikante Späteffekte wie Wachstumsstörungen, Deformitäten des Knochens oder muskuläre Atrophie beobachtet (26). Durch Planvergleichsstudien für Sarkome des Beckens konnte bereits gezeigt werden, dass die Dosisverteilungen einer Protonentherapie eine vergleichbare oder bessere Zielvolumenkonformität gegenüber 3D-konformalen Photonen oder einer Photonen-IMRT aufweisen, jedoch insbesondere eine signifikante Reduktion der integralen Dosis am Normalgewebe ermöglichen (27). Weil Dosis-Volumen-Parameter in der Regel mit dem Auftreten von Akut- und Langzeitnebenwirkungen korrelieren, sollte für Sarkome in dieser anatomischen Region immer die Möglichkeit einer Ionentherapie geprüft werden.

In einer Arbeit von DeLaney et al. wurden Patienten mit Osteosarkomen mit einer Kombinationstherapie aus Photonen und einem Protonen-Boost behandelt; die Rate behandlungsbedürftiger Nebenwirkungen nach der Therapie war sehr gering, auch bei Tumoren des Beckens wurden sehr gute lokale Kontrollraten erreicht (28).

Japanische Arbeitsgruppen haben in einer Reihe von Untersuchungen an Patienten mit unterschiedlichen Tumorhistologien den Einsatz der Partikeltherapie untersucht: Die Rolle der Schwerionentherapie wurde auch im Rahmen einer Phase-I/II-Studie mit Patienten mit **inoperablen sakralen Chordomen** am NIRS in Chiba, Japan, evaluiert (29); eingeschlossen wurden 30 Patienten mit 36 Tumormanifestationen, die mit einer Gesamtdosis von 52,8–73,6 Gy E für ein medianes Behandlungsvolumen von 546 ml behandelt wurden. Die Therapie erfolgte als alleinige **Kohlenstoffionentherapie** in 16 Fraktionen über 4 Wochen. Nach einem Follow-up-Intervall von 30 Monaten lag die aktuarische lokale Kontrolle nach 5 Jahren bei 96%. Nur bei 2 Patienten traten schwerwiegende behandlungspflichtige Haut- und Weichgewebetoxizitäten auf. Gastrointestinale oder urogenitale Nebenwirkungen wurden *nicht* beobachtet.

> Die exzellenten Kontrollraten nach Schwerionentherapie zeigen eine effektive Therapiealternative zur chirurgischen Resektion bei sakralen Chordomen auf, auch bei sehr großen Behandlungsvolumina.

Bei 10% der Patienten mit Tumoren in dieser Region ist es jedoch wegen der Lage der Tumoren direkt unter der Hautoberfläche nicht möglich, eine Strahlendosis an der Haut zu verhindern. Daher traten bei diesen Patienten auf Grund der onkologisch notwendigen Zielvolumendefinition erwartungsgemäß schwerwiegende Nebenwirkungen an Haut und Subkutangewebe auf. Durch die weitere Optimierung der Ionentherapie konnten in nachfolgenden Serien jedoch die Hautdosen reduziert und die Nebenwirkungen minimiert werden.

Wegen der bekannten Dosis-Wirkungs-Beziehung empfehlen die japanischen Kollegen, wenn es die Dosisverteilung ermöglicht, eine Gesamtdosis von 70,4 Gy E in 16 Fraktionen über 4 Wochen (30); damit kann eine lokale Kontrolle von 57, 62 und 96% für **Osteosarkome, Chondrosarkome und Chordome** erzielt werden.

> Die bisherigen Therapieergebnisse zeigen: Der Einsatz von Protonen und Kohlenstoffionen für Sarkome des Beckenbereichs kann zu exzellenten Therapieergebnissen mit geringem Nebenwirkungsspektrum führen.

In weiteren prospektiven und randomisierten Studien sollten die optimalen Dosierungsschemata evaluiert werden und die verschiedenen Ionenarten in Vergleichsstudien randomisiert miteinander verglichen werden.

### 16.2.3 Sarkome der Schädelbasis und der Kopf-Hals-Region

Sarkome im Bereich der Schädelbasis liegen in unmittelbarer Nachbarschaft zu strahlensensiblen Risikoorganen, wie Augen, Sehnerven, Chiasma opticum sowie Hirnstamm und Rückenmark.

Neben klassischen Vertretern der Weichgewebesarkom-Familie treten im Bereich der Schädelbasis kartilaginäre Tumoren wie **Chordome** und **Chondrosarkome** auf. Beide Tumorarten sind durch eine ausgeprägte Strahlenresistenz gekennzeichnet, und die Dosisapplikation mit konventionellen Techniken der Strahlentherapie war auf Grund der direkten Lage zu kritischen Risikoorganen limitiert. Durch den Einsatz der Präzisionsstrahlentherapie mit Photonen stieg die lokale Kontrolle von 17–23% (31, 32) auf ca. 50% (33); aber erst durch die Protonen- und Schwerionentherapie ließ sich die lokale Kontrolle signifikant und langfristig verbessern: Nach Strahlentherapie mit geladenen Teilchen wurde eine lokale Kontrolle nach 5 Jahren von bis zu 81% ermittelt (8, 34–39). Diese Lokalkontrollraten sind denen nach Photonenstrahlentherapie deutlich überlegen, während die Toxizitätsraten nicht gesteigert waren.

### Chordome der Schädelbasis

Neben Protonen wurden im Bereich des Universitätsklinikums Heidelberg Kohlenstoffionen zur Therapie von Chordomen der Schädelbasis eingesetzt: Die Kohlenstoffionentherapie an der GSI erfolgte mittels **intensitätsmoduliertem Raster-Scanning** (6). In die Analyse gingen insgesamt 96 Patienten mit Chordomen ein. Dabei wurde nach CT- und MRT-basierter physikalischer und biologischer Bestrahlungsplanung eine mediane Gesamtdosis von 60 Gy E in 20 Fraktionen über 3 Wochen appliziert.

Dabei traten sehr wenige **Akutnebenwirkungen** auf (Alopezie $n = 18$ Patienten, 5,2%; Hauterythem Grad 1 bei 5%, Sinusitis, Mastoiditis sowie Paukenerguss bei 11,4% Patienten). Da die Tumorvolumina sehr oft an die hintere Pharynxwand reichten, wurde bei 36 Patienten (37,5%) eine Mukositis Grad 1, bei 5 Patienten (5,2%) eine Mukositis Grad 2 sowie bei 2 Patienten (2%) CTCAE-Grad 3 beobachtet; bei letzteren beiden Patienten wurden sehr ausgedehnte, in den Oropharynx hineinreichende Tumorvolumina behandelt. Nur bei einem Patienten wurde eine bestehende Doppelbildsymptomatik verstärkt (Grad 2). Die Rate an **Spätnebenwirkungen** betrug 4,1%. RTOG/EORTC-Grad-1/2-Nebenwirkungen am Temporallappen traten bei 7 Patienten auf (7,2%).

Nach Kohlenstoffionentherapie mittels intensitätsmoduliertem Raster-Scanning wurde eine lokale Kontrolle von 88,5% nach 5 Jahren beobachtet. Bei 12 Patienten war es möglich, eine Zielvolumendosis von > 60 Gy E zu ap-

plizieren. Diese Patientengruppe zeigte eine signifikant höhere lokale Kontrolle im Vergleich zu Patienten, die 60 Gy E erhalten hatten.

Die Kohlenstoffionentherapie erfolgte in einer Fraktionierung von 7-mal 3 Gy E pro Woche. Berücksichtigt man die Fraktionierung von 3 Gy pro Tag, so entspricht die Dosierung einer Gesamtdosis von 75 Gy E einer konventionellen Dosierung von 2 Gy E pro Fraktion.

Insgesamt korrelieren die Daten dieser Arbeit mit den bisher publizierten Daten zur Protonentherapie bei Chordomen der Schädelbasis und hiermit konnte ein deutlicher Dosis-Wirkungs-Effekt für höhere Zielvolumendosen aufgezeigt werden.

- Die exzellenten Therapieergebnisse sowie die ausgezeichneten niedrigen Nebenwirkungsraten spiegeln die Sicherheit und Effektivität der Partikeltherapie für Tumoren an der Schädelbasis wider.
- Sowohl die geringen Nebenwirkungen als auch die ausgezeichneten Therapieergebnisse wurden durch die Ionentherapie von Chondrosarkomen der Schädelbasis bestätigt.

### Chondrosarkome

Chondrosarkome sind maligne Tumoren des Knorpels, die in ca. 5–12% im Bereich der Kopf-Hals-Region auftreten. Es handelt sich um relativ strahlenunsensible Tumoren, deren lokale Tumorkontrolle nach chirurgischer Resektion Strahlendosen ≥ 65 Gy erfordert. Ihr Auftreten im Bereich der Schädelbasis limitiert die Dosisapplikation mittels konventioneller Photonentherapie durch die Toleranzdosen umliegender strahlenempfindlicher Risikoorgane. Durch moderne Techniken der **Photonentherapie** konnte bei einer Subgruppe von Patienten die lokale Kontrolle bereits deutlich gesteigert werden (33).

Eine Reihe von Zentren hat inzwischen die **Protonentherapie** für Chondrosarkome der Schädelbasis angewendet und dabei lokale Kontrollraten von 85–100% erreicht (34–36, 38, 39) bei sehr niedrigen Nebenwirkungsraten.

In der Arbeit von Schulz-Ertner et al. zur **intensitätsmodulierten Kohlenstoffionentherapie** an der GSI wurden 54 Patienten mit Chondrosarkomen der Schädelbasis evaluiert. In einer Fraktionierung von 3 Gy E in 7 Fraktionen wurde pro Woche eine mediane Dosis von 60 Gy E appliziert und nach 4 Jahren eine lokale Kontrolle von 89,9% ermittelt. Nur bei 2 Patienten traten Tumorrezidive nach 36 und 48 Monaten auf, beide bei mesenchymaler Histologie, die eine vergleichsweise schlechtere Prognose hat.

**Akutnebenwirkungen** umfassten Haarausfall, Sinusitis, Paukenerguss sowie Mastoiditis. Lediglich ein Patient entwickelte Grad-3-Nebenwirkungen (Mukositis), **Spätnebenwirkungen** traten nur bei 5 Patienten auf und waren

RTOG/EORTC-Grad 1 oder 2. Ein Patient mit einem Chondrosarkom der Ethmoidalzellen entwickelte eine beidseitige Katarakt, bei einem Patient mit Innenohrinfiltration trat eine Hörminderung auf; das stabil erhaltbare Hörvermögen nach Gardner-Robertson-Klasse-2 machte jedoch keine Hörhilfe notwendig. Bei einem Patienten umfasste das Bestrahlungsgebiet die Hypophyse; nach Bestrahlung trat eine Wachstumshormondefizienz auf, die substituiert werden musste. Bei nur 2 Patienten traten posttherapeutisch Veränderungen im Temporallappen auf, beide hatten eine Gesamtdosis > 70 Gy E erhalten. Lediglich bei einem Patienten trat eine RTOG/EORTC-Nebenwirkung 3. Grades auf: Er berichtete über eine Verschlechterung seiner Abduzensparese nach Therapie.

> ❯ Die Therapieergebnisse nach intensitätsmodulierter Kohlenstoffionentherapie für Chondrosarkome der Schädelbasis sind ausgezeichnet und stehen im Einklang mit den Ergebnissen der Protonentherapie. Die Nebenwirkungsraten sind vergleichbar gering.

## Andere Weichgewebetumoren der Kopf-Hals-Region

Die Therapie ausgedehnter klassischer Weichgewebesarkome der Kopf-Hals-Region ist in Bezug auf die Strahlentoleranz dieser Risikoorgane limitiert. In der Kopf-Hals-Region machen Sarkome nur etwa 1% aller Malignome aus. Von allen Sarkomen treten etwa 10% in dieser Region auf, diese sind aber durch eine ausgeprägte Heterogenität hinsichtlich Histologie, anatomischer Lage und Ausbreitung charakterisiert (40, 41). Auch in der Kopf-Hals-Region ist die ausgedehnte chirurgische Resektion der wichtigste prognostische Faktor (42).

In einer Arbeit von Weber et al. wurden 36 Patienten mit Kopf-Hals-Tumoren mit einer kombinierten **Protonen-Photonen-Therapie** behandelt; in dieser Analyse war eine heterogene Gruppe von Patienten mit Tumoren der Nasennebenhöhlen, einschließlich Sarkomen, eingeschlossen. Die Ergebnisse zeigen, dass gerade für lokal fortgeschrittene Tumoren dieser Regionen mit einer Protonentherapie hohe lokale Kontrollraten erlangt werden können, während nur sehr wenige Patienten schwerwiegende therapiebedingte Nebenwirkungen aufwiesen: Insbesondere ophthalmologische Komplikationen CTC-Grad 2 und 3 wurden nur bei 7 von 36 Patienten nach einer Zeit von im Mittel 31,5 Monaten gesehen (43).

Resto et al. berichtet von 102 Patienten mit lokal fortgeschrittenen **Tumoren der Nasennebenhöhlen** unterschiedlicher Histologie, die ebenfalls mit einer hochdosierten **Photonen-Protonen-Therapie** am MGH in Boston behandelt wurden. In diese Analyse waren auch 13 Patienten mit Weichgewebesarkomen eingeschlossen. Durch den Einsatz der Ionentherapie konnte die lokal applizierte Dosis auf im median 71,6 Gy E eskaliert werden, 50% der Dosis wurde mit der Protonentherapie verabreicht. Bei guter Verträglichkeit wurden für alle eingeschlossenen Histologien sehr gute Therapieergebnisse berichtet, wobei das Ausmaß einer chirurgischen Resektion unabhängig von der histologischen Klassifizierung den größten Einfluss auf das Gesamtergebnis hatte (44).

**Rhabdomyosarkome** (RMS) werden sehr häufig als distinkte Tumorentität innerhalb der Gruppe der Weichgewebesarkome klassifiziert. In der Kopf-Hals-Region ist ihre Behandlung jedoch den gleichen anatomischen Limitationen unterworfen; insbesondere beim kindlichen Rhabdomyosarkom ist jedoch nicht nur das Erlangen einer hohen lokalen Tumorkontrolle, sondern auch das Minimieren von Nebenwirkungen essenziell (45).

Yock et al. verglichen bei Patienten mit Rhabdomyosarkomen der **Orbita** eine **Protonentherapie** mit einer 3D-konformalen Photonentherapie: Durch den Einsatz der Protonentherapie konnte die Dosis an jeder ipsilateralen orbitalen Struktur um 26–65% verringert werden. Für ZNS-Strukturen ließ sich durch den Einsatz von Protonen die Dosis an diesen Regionen um 82–94% reduzieren (46). Die lokale Kontrolle nach Strahlentherapie war mit den in der Literatur publizierten Daten vergleichbar gut. Nach der Therapie traten nur sehr milde Nebenwirkungen auf. Insbesondere konnten keine neuroendokrinen Defizite beobachtet werden.

> ❯ Gerade für die anatomisch kritischen Tumoren an der Schädelbasis und im Kopf-Hals-Bereich zeigt der Einsatz der Ionentherapie unabhängig von der jeweiligen Histologie sehr häufig eine bessere Dosisverteilung, was eine sichere und effektive hochdosierte Bestrahlung ermöglicht. Damit kann auch die Möglichkeit einer Dosiseskalation, z. B. für makroskopische Tumorareale, mit einem geringen Risiko für Toxizitäten ausgeschöpft werden.

## 16.2.4 Paraspinale Sarkome

> ❯ — Die Strahlenbehandlung spinaler und paraspinaler Sarkome in unmittelbarer Nähe zum Rückenmark ist durch dessen Strahlentoleranz limitiert, die deutlich unterhalb der für eine lokale Kontrolle notwendigen Gesamtdosen liegt.
> — Die obere Toleranzdosis für das Rückenmark beträgt 45 Gy, in Kombination mit einer Chemotherapie sollte die Dosis 42 Gy nicht überschreiten.

Für Sarkome jedoch liegen die für eine Tumorkontrolle notwendigen Gesamtdosen, insbesondere nach R1-Resektionen oder bei inoperablen Tumoren bzw. makroskopischen Resttumoren, deutlich oberhalb dieser Toleranzgrenzen. Für Ewing-Sarkome werden z. B. Gesamtdosen > 60 Gy in multimodalen Therapiekonzepten mit Chemotherapie und Operation empfohlen. Die sichere Applikation dieser Dosis ist jedoch gerade bei spinalen und paraspinalen Tumoren sehr oft vor dem Hintergrund eines hohen Nebenwirkungsrisikos limitiert. Daher ist die Möglichkeit der Dosiseskalation mit Ionenstrahlen von zentraler Bedeutung (3, 4).

> — Der Einsatz der Ionentherapie ermöglicht es, Risikoorgane wie Rückenmark und Cauda equina, Nieren, Gastrointestinaltrakt sowie Herz und Lungen zu schonen.
> — Ihr Nutzen konnte in einer Reihe von klinischen Untersuchungen bereits gezeigt werden. Behandelt wurden insbesondere Chondrosarkome, Chordome, Osteosarkome, Ewing-Sarkome sowie Fibrosarkome.

Exemplarisch wurde in einer Arbeit von Isacsson et al. ein Planvergleichsmodell für Patienten mit **spinalen Ewing-Sarkomen** berechnet. Dabei wurden Protonen mit einem 3D-konformalen Photonenplan verglichen. Obgleich nur der Boost mit Protonen analysiert wurde, der insgesamt lediglich 20% der applizierten Gesamtdosis ausmachte, wurde eine Zunahme der lokalen Kontrolle bei vergleichbarem Risiko für Toxizität am Rückenmark im physikalischen und biologischen Modell kalkuliert (47).

Hug et al. behandelten 47 Patienten mit **osteo- und chondrogenen Tumoren der Spinal- und Paraspinalregion** mit einer kombinierten **Photonen-Protonen-Therapie** (48). Eingeschlossen wurden chondrogene Tumoren wie Chordome und Chondrosarkome sowie Osteosarkome und Riesenzelltumoren. Bei 23 Patienten wurde die Strahlentherapie postoperativ appliziert, bei 17 Patienten prä- und postoperativ und bei 7 Patienten als primäre Radiatio. Die Kollegen behandelten die 12 Patienten mit Riesenzelltumoren, Osteo- und Chondroblastomen mit 61,8 Gy E, Patienten mit Osteosarkomen wurden mit einer Gesamtdosis von 69,8 Gy E therapiert und Patienten mit primären Chordomen, Chondrosarkomen oder Rezidivtumoren mit einer Gesamtdosis von 74,6 bzw. 72,2 Gy E, in konventioneller Fraktionierung von 1,8–2,0 Gy E. Die lokale Kontrolle nach 5 Jahren betrug für Chondrosarkome 100%, für Chordome 53% sowie für Osteosarkome 59%.

> Insgesamt wurde eine höhere lokale Kontrolle bei Patienten mit primären Tumoren im Vergleich zu Rezidivtumoren sowie für Patienten nach einer Komplettresektion beobachtet. Die in der
> ▼

Literatur postulierte Dosis-Wirkungs-Beziehung für die lokale Kontrolle wurde auch in dieser Studie bestätigt: Die Gesamtdosis von > 77 GyE verbesserte die lokale Kontrolle signifikant.

Park et al. am Massachussetts General Hospital (MGH) publizierten die Therapieergebnisse nach einer kombinierten **Photonen-Protonen-Therapie** bei 27 Patienten mit **sakralen Chordomen**, die in der Primärsituation ($n = 16$) oder bei Auftreten eines Tumorrezidivs ($n = 11$) behandelt wurden (49). Auch in dieser Studie zeigte sich ein signifikanter Unterschied in der lokalen Kontrolle zwischen primären Tumoren und Tumoren, die in der Rezidivsituation behandelt wurden. Patienten, die eine Gesamtdosis ≥ 73,0 Gy E erhalten hatten, zeigten eine verbesserte lokale Kontrolle.

Eine zwischen 1997 und 2005 durchgeführte prospektive Phase-II-Studie rekrutierte 50 Patienten mit spinalen ($n = 47$) und paraspinalen ($n = 3$) Sarkomen (50). Eingeschlossen wurden Patienten mit nichtmetastasierten, thorakal, lumbal oder sakral gelegenen **spinalen oder paraspinalen Sarkomen**. Angestrebt wurde eine Kombination aus einer maximal möglichen chirurgischen Resektion sowie einer **Photonen-Protonen-Strahlentherapie** (Photonen ≤ 50,4 Gy). Einzelne Patienten mit höhergradigen Tumoren erhielten zusätzliche eine systemische Chemotherapie, wobei Adriamycin nicht parallel zur Strahlentherapie appliziert wurde. Histologische Subtypen waren neben Chordomen und Chondrosarkomen unter anderem Liposarkome, Ewing-Sarkome und Angiosarkome.

Insgesamt wurden 50,4 Gy E auf das klinische Zielvolumen verschrieben, 70,2 Gy E auf Bereiche, in denen ein mikroskopischer Restbefall im ehemaligen Tumorbett nachgewiesen war, sowie 77,4 Gy E auf makroskopische Resttumoren. Die Bestrahlung erfolgte in täglichen Einzeldosen von 1,8 Gy E. Die Gesamtdosis am Myelon wurde dabei auf 63 bzw. 54 Gy E an der Oberfläche bzw. im Zentrum begrenzt. Bei denjenigen Patienten, bei denen konkomitant eine Chemotherapie appliziert wurde, wurde die Gesamtdosis um 8–10% reduziert, um das Risiko therapiebedingter Nebenwirkungen zu reduzieren. Bei denjenigen Patienten, bei denen die chirurgische Resektion am MGH selbst geplant war, erfolgte eine präoperative Bestrahlung von 19,8 Gy E im Sakralbereich bzw. von 50,4 Gy E im thorakolumbalen Bereich.

Nach 34 Monaten medianer Nachbeobachtungszeit lag die lokale Kontrolle bei 87%, 6 Patienten hatten ein Lokalrezidiv entwickelt. Akute Grad-3-Nebenwirkungen wurden bei 4 Patienten beobachtet und umfassten eine Neuropathie mit Fußheberparese und Stressinkontinenz 5,5 Jahre nach Strahlentherapie; ein Patient mit sakralem Chordom, der mit 77,4 Gy E Gesamtdosis behandelt wurde, entwickelte 4 Jahre danach eine erektile Dysfunktion.

Bei einem Patienten mit einem sakralen Tumor wurde eine pathologische Fraktur des Sakrums beobachtet; bei einem weiteren Patienten mit einem sakralen Chordom, der mit 70,4 Gy E behandelt worden war, traten transfusionspflichtige rektale Blutungen auf.

❯ Im Hinblick auf die hohen lokalen Kontrolle sowie die vergleichsweise niedrige Nebenwirkungsrate liefert die Protonentherapie gerade in spinalen und paraspinalen Lokalisationen vielversprechende Therapieergebnisse. Echte Langzeitdaten sind noch abzuwarten.

Die biologischen Vorteile von Hoch-LET-Strahlen wurden in einer Reihe von Untersuchungen auch zur Therapie **spinaler und paraspinaler Sarkome** evaluiert:

– Schon am Lawrence Berkeley Laboratory der University of California wurden Patienten mit schweren Ionenstrahlen behandelt: Angewendet wurden vor allem **Helium- sowie Neonionen**, die neben den physikalischen Charakteristika auch Hoch-LET-Strahlen wie Kohlenstoffionen sind. Zwischen 1976 und 1987 wurden dort 52 Patienten mit zervikalen, thorakalen oder lumbalen spinalen Tumoren behandelt. Eingeschlossen waren vor allem Weichgewebesarkome, Chordome und Chondrosarkome. Die mediane applizierte Dosis lag bei 70 Gy E. Bei 21 Patienten wurde die Ionentherapie in Kombination mit einer Photonentherapie durchgeführt. Die lokale Kontrolle nach einer primären Strahlentherapie lag bei 58%, in der Gruppe der Rezidivtumoren nach 3 Jahren bei 51%. Gerade für Patienten mit Chordomen und Chondrosarkomen hatte die Größe des makroskopischen Tumors einen signifikanten Einfluss auf die lokale Kontrolle. Von den 52 Patienten zeigten 6 therapiebedingte schwerwiegenden Nebenwirkungen; jeweils ein Patient entwickelte Toxizität am Rückenmark oder an der Cauda equina und bei einem Patienten trat eine Schädigung des Plexus brachialis auf. Hautfibrosen bzw. subkutane Fibrosen wurden bei 3 Patienten im Verlauf nach Bestrahlung beobachtet.

– 14 Patienten mit **sakralen Chordomen** wurden von Schoenthaler et al. nach **Helium- bzw. Neontherapie** analysiert (51). Nach einer applizierten Gesamtdosis von im Mittel 75,65 Gy E lag die lokale Kontrolle nach 5 Jahren bei 55%, wobei Patienten von einer Neonbehandlung im Vergleich zur Heliumbehandlung stärker profitierten. Das Ausmaß der chirurgischen Resektion hatte ebenfalls einen signifikanten Einfluss auf das Ergebnis. Kein Patient entwickelte schwerwiegende therapiebedingte neurologische oder urogenitale Defizite; ein Patient, der mit der Ionenbestrahlung eine Re-Bestrahlung erhalten hatte, musste jedoch mit einem Kolostoma versorgt werden.

Insgesamt zeigen jedoch die beiden Arbeiten aus Kalifornien vielversprechende Therapieergebnisse mit einem geringen Nebenwirkungsspektrum, insbesondere angesichts der schwierig zu therapierenden Tumoren in kritischer anatomischer Lage.

Japanische Partikeltherapiezentren haben eine Reihe von Untersuchungen zur **Kohlenstoffionentherapie spinaler Sarkome** durchgeführt.

– In einer Phase-I/II-Studie wurde eine Dosiseskalation bei Patienten mit inoperablen Sarkomen untersucht. Eingeschlossen wurden neben Weichgewebesarkomen auch osteogene und kartilaginäre Sarkome. Insgesamt wurden 57 Patienten mit 64 Läsionen eingeschlossen, davon litten 21 Patienten an spinalen oder paraspinalen Tumoren (30). Für spinale Tumoren wurde die Gesamtdosis von 52,8 auf maximal 70,4 Gy E in 10%-Schritten in Einzeldosen von 3,3 Gy E eskaliert. Da die Zahlen an spinalen inoperablen Tumoren im Vergleich zu den anderen Körperregionen (Becken, Extremitäten) gering war, konnte die höchste geplante Dosisstufe, 73,6 Gy E, wegen fehlender Patientenzahlen nicht evaluiert werden. Die Autoren konnten die bekannte Dosis-Wirkungs-Beziehung ebenfalls bestätigen, die aktuarische lokale Kontrollrate stieg mit der applizierten Dosis an und lag bei > 80% nach einer Dosis ≥ 64 Gy E. Bei 8 der 57 Patienten wurden Grad-3-Akutnebenwirkungen an der Haut beobachtet, in den meisten Fällen bei Patienten, die mit einer Gesamtdosis von 73,6 Gy E behandelt wurden. Daher schlussfolgerten die Autoren, dass die maximal tolerable Dosis für die Hauttoxizität bei 73,6 Gy E lag. Spätnebenwirkungen 3. und 4. Grades an der Haut und am tumorbenachbarten Weichgewebe wurden nur bei insgesamt 6 Patienten beobachtet, davon wurden 4 Patienten auch mit den höchsten evaluierten Dosis von 73,6 Gy E behandelt. In Bezug auf die kritische Lokalisation der spinalen Tumoren zeigte sich ein Nebenwirkungsprofil wie in den anderen Subgruppen.

– Imai et al. (55) berichten von Ergebnissen der **Schwerionentherapie für spinale Osteosarkome der Halswirbelsäule**. In einem Fallbeispiel verdeutlicht die Arbeitsgruppe, wie bei einer 82-jährigen Patienten mit einem Osteosarkom des 5. Halswirbels eine hochdosierte Schwerionentherapie mit einer Gesamtdosis von 64 Gy E in 16 Fraktionen über 4 Wochen sicher appliziert wurde. Nach einer Nachbeobachtungszeit von 7 Jahren bestanden kleinere Tumorreste, jedoch keine Tumorprogression sowie keine therapiebedingten Nebenwirkungen, insbesondere nicht am zervikalen Rückenmark. Die Patientin zeigte nach der Therapie lediglich eine RTOG-Grad-2-Reaktion an der pharyngealen Mukosa, die nach 2 Monaten vollständig abklang. Im Verlauf entwickelte sie keinerlei sensomotorische Defizite.

> — Gerade bei spinal oder paraspinal lokalisierten Tumoren ermöglichen die physikalischen Eigenschaften der Ionenstrahlen optimale Dosisverteilungen mit exzellenter Schonung von Risikoorganen.
> — Hierbei ist neben einer präzisen Bestrahlungsplanung, die außer CT und MRT meist eine Myelo-CT zur exakten Abgrenzbarkeit der Myelons einschließen sollte, auch eine tägliche Kontrolle der Patientenpositionierung vor der Strahlentherapie im Sinne einer »image-guided radiation therapy« (bildgeführten Strahlentherapie) notwendig.

## 16.2.5 Sarkome der Extremitäten

Im Vergleich zur postoperativen Bestrahlung ist die präoperative Strahlentherapie bei Extremitätensarkomen mit einer zwar höheren Rate an postoperativen Wundheilungsstörungen assoziiert, jedoch mit einer geringeren Rate an Spätnebenwirkungen (52, 53). Gerade bei Kindern zeigt die Strahlentherapie für Extremitätentumoren deutliche Nebenwirkungen, die jedoch mit einer guten lokalen Kontrollrate einhergehen und im Wesentlichen durch die anatomische Lokalisation der Tumoren vorgegeben werden (54).

Der Einsatz der Ionentherapie bei Extremitätensarkomen wird insbesondere für große Tumoren am proximalen Oberschenkel diskutiert, wo vergleichbare Bestrahlungspläne mit Photonen Strahlrichtungen durch Beckenboden, Vulva oder Skrotum, Perianalregion oder kontralaterale Oberschenkelareale aufzeigen. Um die Strahlenbelastung an gesunden Organen bei einer Photonentherapie zu minimieren, ist eine für den Patienten akzeptable Fixierung während der Therapieplanung und an den Bestrahlungstagen oft eine Herausforderung. Mit der Ionentherapie kann aber auch die Dosis an dem den Tumor umliegenden Knochen minimiert werden, um das posttherapeutische Risiko einer Fraktur zu minimieren. Auch in gelenknahen Tumormanifestationen kann die Protonentherapie hier entscheidende Vorteile für die Normalgewebeschonung bieten.

## 16.3 Schlussfolgerung

Die Strahlentherapie mit geladenen Teilchen wie Protonen oder Kohlenstoffionen bietet unabhängig von der Lokalisation der Tumoren eine neue, innovative und erfolgversprechende Therapiealternative. Insbesondere für komplexe Zielvolumina oder Tumoren in direkter Nachbarschaft zu strahlenempfindlichen Risikoorganen bietet die Partikeltherapie auf Grund ihrer physikalischen Eigenschaften entscheidende Therapievorteile. Durch die biologischen Vorteile insbesondere der Kohlenstoffionentherapie lassen sich nachweislich auch für sehr strahlenresistente Tumoren die Behandlungsergebnisse signifikant verbessern.

## Literatur

1. Ruka W, Taghian A, Gioioso D, Fletcher JA, Preffer F, Suit HD (1996) Comparison between the in vitro intrinsic radiation sensitivity of human soft tissue sarcoma and breast cancer cell lines. J Surg Oncol 61:290–294
2. Strander H, Turesson I, Cavallin-Stahl E (2003) A systematic overview of radiation therapy effects in soft tissue sarcomas. Acta Oncol 42:516–531
3. Kepka L, Delaney TF, Suit HD, Goldberg SI (2005) Results of radiation therapy for unresected soft-tissue sarcomas. Int J Radiat Oncol Biol Phys 63:852–859
4. Delaney TF, Kepka L, Goldberg SI, Hornicek FJ, Gebhardt MC, Yoon SS et al. (2007) Radiation therapy for control of soft-tissue sarcomas resected with positive margins. Int J Radiat Oncol Biol Phys 67:1460–1469
5. Sailer SL (1997) The role of radiation therapy in localized Ewing's sarcoma. Semin Radiat Oncol 7:225–235
6. Schulz-Ertner D, Karger CP, Feuerhake A, Nikoghosyan A, Combs SE, Jakel O et al. (2007) Effectiveness of carbon ion radiotherapy in the treatment of skull-base chordomas. Int J Radiat Oncol Biol Phys 68:449–457
7. Munzenrider JE, Liebsch NJ (1999) Proton therapy for tumors of the skull base. Strahlenther Onkol 175 Suppl 2:57–63
8. Terahara A, Niemierko A, Goitein M, Finkelstein D, Hug E, Liebsch N et al. (1999) Analysis of the relationship between tumor dose inhomogeneity and local control in patients with skull base chordoma. Int J Radiat Oncol Biol Phys 45:351–358
9. Combs SE, Schulz-Ertner D, Herfarth KK, Krempien R, Debus J (2006) Advances in radio-oncology. From precision radiotherapy with photons to ion therapy with protons and carbon ions. Chirurg 77:1126–1132
10. Schulz-Ertner D, Jakel O, Schlegel W (2006) Radiation therapy with charged particles. Semin Radiat Oncol 16:249–259
11. Haberer T, Becher W, Schardt D, Kraft G (1993) Magnetic scanning system for heavy ion therapy. Nucl Instr Methods Physics Res A330: 296–305
12. Suzuki M, Kase Y, Yamaguchi H, Kanai T, Ando K (2000) Relative biological effectiveness for cell-killing effect on various human cell lines irradiated with heavy-ion medical accelerator in Chiba (HIMAC) carbon-ion beams. Int J Radiat Oncol Biol Phys 48:241–250
13. Kagawa K, Murakami M, Hishikawa Y, Abe M, Akagi T, Yanou T et al. (2002) Preclinical biological assessment of proton and carbon ion beams at Hyogo Ion Beam Medical Center. Int J Radiat Oncol Biol Phys 54:928–938
14. Ando K, Koike S, Uzawa A, Takai N, Fukawa T, Furusawa Y et al. (2005) Biological gain of carbon-ion radiotherapy for the early response of tumor growth delay and against early response of skin reaction in mice. J Radiat Res (Tokyo) 46:51–57
15. Schulz-Ertner D, Tsujii H (2007) Particle radiation therapy using proton and heavier ion beams. J Clin Oncol 25:953–964
16. Schwarz R, Krull A, Lessel A, Engenhart-Cabillic R, Favre A, Prott FJ et al. (1998) European results of neutron therapy in soft tissue sarcomas. Recent Results Cancer Res 150:100–112

17. Schwarz R, Krull A, Steingraber M, Lessel A, Engenhart R, Favre A et al. (1996) Neutron therapy in soft tissue sarcomas: a review of European results. Bull Cancer Radiother 83 Suppl:110–114

18. Schonekaes KG, Prott FJ, Micke O, Willich N, Wagner W (1999) Radiotherapy on adult patients with soft tissue sarcoma with fast neutrons or photons. Anticancer Res 19:2355–9

19. Prott FJ, Haverkamp U, Willich N, Wagner W, Micke O, Potter R. Ten years of fast neutron therapy in Munster. Bull Cancer Radiother 1996;83 Suppl:115–121

20. Prott FJ, Micke O, Haverkamp U, Potter R, Willich N (1999) Treatment results of fast neutron irradiation in soft tissue sarcomas. Strahlenther Onkol 175 Suppl 2:76–78

21. Koshy M, Landry JC, Lawson JD et al. (2003) Potential for toxicity reduction using intensity modulated radiation therapy (IMRT) for retroperitoneal sarcoma. Int J Radiat Oncol Biol Phys 57 (Suppl 2):448-449

22. Delaney TF, Trofimov AV, Engelsman M, Suit HD (2005) Advanced-technology radiation therapy in the management of bone and soft tissue sarcomas. Cancer Control 12:27–35

23. Chung CS, Trofimov A, Adams J, Kung J, Kirsch D, Yoon S, Doppke K, Bortfeld T, Delaney T (2006) A comparison of 3D conformal proton therapy, intensity modulated proton therapy, and intensity modulated photon therapy for retroperitoneal sarcoma. Int J Radiat Oncol Biol Phys 66(3):16

24. Petersen IA, Haddock MG, Donohue JH, Nagorney DM, Grill JP, Sargent DJ et al. Use of intraoperative electron beam radiotherapy in the management of retroperitoneal soft tissue sarcomas. Int J Radiat Oncol Biol Phys 2002;52:469–475

25. Gieschen HL, Spiro IJ, Suit HD, Ott MJ, Rattner DW, Ancukiewicz M et al. Long-term results of intraoperative electron beam radiotherapy for primary and recurrent retroperitoneal soft tissue sarcoma. Int J Radiat Oncol Biol Phys 2001;50:127–131

26. Paulino AC, Nguyen TX, Mai WY. An analysis of primary site control and late effects according to local control modality in non-metastatic Ewing sarcoma. Pediatr Blood Cancer 2007; 48:423–429

27. Lee CT, Bilton SD, Famiglietti RM, Riley BA, Mahajan A, Chang EL et al. Treatment planning with protons for pediatric retinoblastoma, medulloblastoma, and pelvic sarcoma: how do protons compare with other conformal techniques? Int J Radiat Oncol Biol Phys 2005;63:362–372

28. Delaney TF, Park L, Goldberg SI, Hug EB, Liebsch NJ, Munzenrider JE et al. Radiotherapy for local control of osteosarcoma. Int J Radiat Oncol Biol Phys 2005;61:492–498

29. Imai R, Kamada T, Tsuji H, Yanagi T, Baba M, Miyamoto T et al. Carbon ion radiotherapy for unresectable sacral chordomas. Clin Cancer Res 2004;10:5741–6

30. Kamada T, Tsujii H, Tsuji H, Yanagi T, Mizoe JE, Miyamoto T et al. Efficacy and safety of carbon ion radiotherapy in bone and soft tissue sarcomas. J Clin Oncol 2002;20:4466–4471

31. Romero J, Cardenes H, la Torre A, Valcarcel F, Magallon R, Regueiro C et al. Chordoma: results of radiation therapy in eighteen patients. Radiother Oncol 1993;29:27–32

32. Catton C, O'Sullivan B, Bell R, Laperriere N, Cummings B, Fornasier V et al. Chordoma: long-term follow-up after radical photon irradiation. Radiother Oncol 1996;41:67–72

33. Debus J, Schulz-Ertner D, Schad L, Essig M, Rhein B, Thillmann CO et al. Stereotactic fractionated radiotherapy for chordomas and chondrosarcomas of the skull base. Int J Radiat Oncol Biol Phys 2000;47:591–596

34. Noel G, Habrand JL, Jauffret E, de Crevoisier R, Dederke S, Mammar H et al. Radiation therapy for chordoma and chondrosarcoma of the skull base and the cervical spine. Prognostic factors and patterns of failure. Strahlenther Onkol 2003;179:241–248

35. Noel G, Feuvret L, Ferrand R, Boisserie G, Mazeron JJ, Habrand JL. Radiotherapeutic factors in the management of cervical-basal chordomas and chondrosarcomas. Neurosurgery 2004;55:1252–60

36. Noel G, Feuvret L, Calugaru V, Dhermain F, Mammar H, Haie-Meder C et al. Chordomas of the base of the skull and upper cervical spine. One hundred patients irradiated by a 3D conformal technique combining photon and proton beams. Acta Oncol 2005; 44:700–708

37. Fagundes MA, Hug EB, Liebsch NJ, Daly W, Efird J, Munzenrider JE. Radiation therapy for chordomas of the base of skull and cervical spine: patterns of failure and outcome after relapse. Int J Radiat Oncol Biol Phys 1995;33:579–584

38. Weber DC, Rutz HP, Pedroni ES, Bolsi A, Timmermann B, Verwey J et al. Results of spot-scanning proton radiation therapy for chordoma and chondrosarcoma of the skull base: the Paul Scherrer Institut experience. Int J Radiat Oncol Biol Phys 2005;63:401–409

39. Hug EB, Loredo LN, Slater JD, DeVries A, Grove RI, Schaefer RA et al. Proton radiation therapy for chordomas and chondrosarcomas of the skull base. J Neurosurg 1999;91:432–439

40. Balm AJ, Vom CF, Bos KE, Fletcher CD, Gortzak E, Gregor RT et al. Report of a symposium on diagnosis and treatment of adult soft tissue sarcomas in the head and neck. Eur J Surg Oncol 1995; 21:287–289

41. Willers H, Hug EB, Spiro IJ, Efird JT, Rosenberg AE, Wang CC. Adult soft tissue sarcomas of the head and neck treated by radiation and surgery or radiation alone: patterns of failure and prognostic factors. Int J Radiat Oncol Biol Phys 1995;33:585–593

42. Mendenhall WM, Mendenhall CM, Werning JW, Riggs CE, Mendenhall NP (2005) Adult head and neck soft tissue sarcomas. Head Neck 27:916–922

43. Weber DC, Chan AW, Lessell S, McIntyre JF, Goldberg SI, Bussiere MR et al. (2006) Visual outcome of accelerated fractionated radiation for advanced sinonasal malignancies employing photons/protons. Radiother Oncol 81:243–249

44. Resto VA, Chan AW, Deschler DG, Lin DT (2008) Extent of surgery in the management of locally advanced sinonasal malignancies. Head Neck 30:222–229

45. Combs SE, Behnisch W, Kulozik AE, Huber PE, Debus J, Schulz-Ertner D (2007) Intensity Modulated Radiotherapy (IMRT) and Fractionated Stereotactic Radiotherapy (FSRT) for children with head-and-neck-rhabdomyosarcoma. BMC Cancer 7:177

46. Yock T, Schneider R, Friedmann A, Adams J, Fullerton B, Tarbell N (2005) Proton radiotherapy for orbital rhabdomyosarcoma: clinical outcome and a dosimetric comparison with photons. Int J Radiat Oncol Biol Phys 63:1161–1168

47. Isacsson U, Hagberg H, Johansson KA, Montelius A, Jung B, Glimelius B (1997) Potential advantages of protons over conventional radiation beams for paraspinal tumours. Radiother Oncol 45:63–70

48. Hug EB, Fitzek MM, Liebsch NJ, Munzenrider JE (1995) Locally challenging osteo- and chondrogenic tumors of the axial skeleton: results of combined proton and photon radiation therapy using three-dimensional treatment planning. Int J Radiat Oncol Biol Phys 31:467–76

49. Park L, Delaney TF, Liebsch NJ, Hornicek FJ, Goldberg S, Mankin H et al. (2006) Sacral chordomas: Impact of high-dose proton/photon-beam radiation therapy combined with or without surgery for primary versus recurrent tumor. Int J Radiat Oncol Biol Phys 65:1514–1521

50. Delaney T, Liebsch N, Spiro IJ, Kirsch DG, McManus PA, Adams J, Dean S, Hornicek FJ, Pedlow FX, Rosenberg AE (2006) Proton radiotherapy for spine and paraspinal sarcomas. Int J Radiat Oncol Biol Phys 66(3S):115

51. Schoenthaler R, Castro JR, Petti PL, Baken-Brown K, Phillips TL (1993) Charged particle irradiation of sacral chordomas. Int J Radiat Oncol Biol Phys 26:291–298

52. O'Sullivan B, Davis AM, Turcotte R, Bell R, Catton C, Chabot P et al. (2002) Preoperative versus postoperative radiotherapy in soft-tissue sarcoma of the limbs: a randomised trial. Lancet 359:2235–2241

53. O'Sullivan B, Davis A, Turcotte R et al. (2004) Five-year results of a randomized phase III trial of pre-operative vs post-operative radiotherapy in extremity soft tissue sarcoma. Proc Annu Meet Am Soc Clin Oncol 22, 145

54. Paulino AC (2004) Late effects of radiotherapy for pediatric extremity sarcomas. Int J Radiat Oncol Biol Phys 60:265–274

55. Imai R, Kamada T, Tsuji H et al., for the Working Group for Bone and Soft Tissue Sarcomas (2006) Cervical spine osteosarcoma treated with carbon-ion radiotherapy. Lancet Oncol 7(12):1034

16

# Medikamentöse Therapie

# (Neo-)adjuvante medikamentöse Therapie

*J. T. Hartmann und J. Schütte*

## 17.1    Einleitung

Weichgewebesarkome des Erwachsenen stellen diagnostisch anspruchsvolle und therapeutisch komplexe Erkrankungen dar. Die Heterogenität mit diversen, biologisch sehr differenten histologischen Subtypen, verbunden mit der Seltenheit der Erkrankung, behindert das Fortschreiten des Erkenntnisgewinns. In den letzten Jahren, generiert durch die molekulare Pathologie, wurde evident, dass das »Sammelsurium Weichgewebesarkome« eigenständige Entitäten beinhaltet, die differenzierte Therapieansätze benötigen. Dieser Wissensgewinn hat sich in der Mehrzahl der »adult type sarcomas« mit komplexen, heterogenen Genomveränderungen noch nicht in neue Therapieansätze transferieren lassen.

Dieses Kapitel befasst sich mit dem aktuellen Stand der prä- und postoperativen Chemotherapie bei Patienten mit lokal fortgeschrittenen Weichgewebesarkomen. Die folgenden Ausführungen beziehen sich auf die »adult type sarcomas« oder Non-Rhabdomyosarkome – übliche Histologien wie Leiomyo-, Lipo-, Fibro-, Synovialsarkome des Erwachsenenalters. Sie unterscheiden sich therapeutisch von »small blue cell sarcomas«, translokationsassoziierten Sarkomen, wie embryonalen, alveolären Rhabdomyosarkomen, desmoplastischen klein- und rundzelligen Tumoren (DSRCT), extraossären Ewing-Sarkomen oder Sarkomen mit spezifischen pathogenen Mutationen wie gastrointestinalen Stromatumoren (GIST) oder Dermatofibrosarcoma protuberans (DFST) (Bauer u. Hartmann 2006).

Im Folgenden unterscheiden wir 3 klinische Situationen:
- Primär inoperable oder nur marginal resektable Primär- und Rezidivtumoren (Induktion) (▶ Abschn. 17.2)
- Primär operable Primärtumoren und deren Vorbehandlung (neoadjuvant) (▶ Abschn. 17.3)
- Nachbehandlung nach R0- (adjuvant) bzw. R1-Resektion (▶ Abschn. 17.3.3)

## 17.2    Primär inoperable oder nur marginal resektable Primär- und Rezidivtumoren

❯❯ Auch wenn keine detaillierte Definition existiert, welche Tumoren inoperabel sind, sollten Amputationen grundsätzlich vermieden werden und multimodale, funktionserhaltende Therapiekonzepte zur Anwendung kommen.

Eine einheitliche Therapiestrategie lässt sich für diese Situationen nicht definieren. Indikationsstellung und Durchführung entsprechender Behandlungsmaßnahmen orientieren sich unter anderem an der Tumorlokalisation, -größe sowie der Art eventuell stattgehabter Vorbehandlungen und sollten erfahrenen Sarkomzentren vorbehalten sein (Hartmann et al. 2008).

Selbst unter Ausschöpfung multimodaler Therapieoptionen, insbesondere auch der rekonstruktiven chirurgischen Möglichkeiten, kann in den großen publizierten Kollektiven bei 5–10% der Extremitätensarkome nur durch Amputationen eine ausreichende lokale Tumorkontrolle erreicht werden (Hoos et al. 2000; Lewis et al. 2000; Pisters et al. 1996; Stojadinovic et al. 2002). Diese Patienten mit weit fortgeschrittenen, extrakompartimentalen und primär nichtresektablen Weichgewebesarkomen entsprechend der UICC- oder MSKCC-Kriterien (◘ Tab. 17.2) haben eine ungünstige Prognose. Deshalb und weil nicht bewiesen ist, dass die Prognose durch die Amputation verbessert werden kann (Billingsley et al. 1999, Rosenberg et al. 1982), bleibt der **Erhalt von Funktion und Extremität** auch in diesen Situationen das **Therapieziel**.

❯❯ Grundsätzlich kommen folgende **präoperative Therapieoptionen** in Betracht:
- Alleinige präoperative Strahlentherapie (▶ Kap. 14)
- Alleinige Induktionschemotherapie
- Kombinierte Induktionschemo-/Strahlentherapie
- Isolierte Extremitätenperfusion (ILP) mit TNF-alpha/Melphalan bei Extremitätensarkomen (▶ Kap. 19))
- Regionale Hyperthermie in Kombination mit Chemo- und Radiotherapie (▶ Kap. 20).

Diese verschiedenen Therapieoptionen sind untereinander *nicht* verglichen worden, d. h.:
- Eine Überlegenheit einer der genannten Verfahren ist nicht belegt.
- Die bisherigen Publikationen weisen methodisch zum Teil erhebliche Einschränkungen auf.
- Sie basieren meist auf unkontrollierten Studien.
- Ein Einfluss auf das Gesamtüberleben wurde nur partiell berichtet.
- Der primäre Parameter – das Erreichen einer Resektabilität – ist nicht für alle Verfahren berichtet worden.

**☐ Tab. 18.10** Therapieoptionen mit möglicher präferenzieller Aktivität bei verschiedenen Weichgewebesarkom-Subtypen. Die Reihenfolge der gelisteten Substanzen/Kombinationen präjudiziert *keine* Empfehlungen für Therapiesequenzen. Experimentelle Therapieansätze sind mit * gekennzeichnet

| Tumortyp | Therapieoptionen |
|---|---|
| Synovialsarkom | Ifosfamid + Adriamycin, Trabectedin, Pazopanib* |
| Liposarkom | Adriamycin, Ifosfamid, Trabectedin, Gemcitabin ± Docetaxel, DTIC |
| Leiomyosarkome | Adriamycin, Ifosfamid, Gemcitabin ± Docetaxel, Trabectedin, DTIC, Sorafenib*, Pazopanib* |
| uterine Leiomyosarkome | Adriamycin (± DTIC / ± Ifosfamid), Gemcitabin + Docetaxel, Ifosfamid, Trabectedin |
| endometriale Stromasarkome (»low-grade«) | Aromataseinhibitoren, Gestagene, GnRH-Analoga |
| »malignant mixed mesodermal tumors« | ifosfamidhaltige Kombinationen |
| gastrointestinale Stromatumoren | Imatinib, Sunitinib, Sorafenib*, Nilotinib* |
| Dermatofibrosarcoma protuberans t(17;12) | Imatinib |
| Desmoide | NSAID, Tamoxifen, Interferon, (liposomales) Adriamycin, Vinca-Alkaloide, Methotrexat, Imatinib |
| Angiosarkome (Haut/Kopf) | Adriamycin, Paclitaxel, Gemcitabin ± Taxan, Vinorelbin, Sorafenib, Sunitinib, Bevacizumab |
| Non-LS/Non-LMS: malignes fibröses Histiozytom [MFH]; pleomorphe, undifferenzierte Sarkome, NOS etc. | Adriamycin + Ifosfamid, Gemcitabin ± Docetaxel, Trabectedin, Sorafenib?* |
| Rhabdomyosarkome | Adriamycin/Actinomycin D, Oxazophosphorine, Vincristin, Topoisomerase-I-Inhibitoren |
| Alveolarzellsarkom | Sunitinib?* , Cediranib?* |
| MPNST | Adriamycin, Ifosfamid, Gemcitabin ± Vinorelbin, Sorafenib, platinhaltige Kombinationen |
| solitärer fibröser Tumor | Sunitinib, Temozolomid + Bevacizumab, Adriamycin, Ifosfamid |
| tenosynovialer Riesenzelltumor/ pigmentierte villonoduläre Synovitis | Imatinib |
| Chordome | Imatinib, Sunitinib, Erlotinib* |

## 18.5.1 Leiomyosarkom und Liposarkom

Leiomyosarkome (LMS) und Liposarkome (LS), die sog. L-Sarkome, stellen mit 15–25% und 10–15% die häufigsten Entitäten dar.

### Liposarkome

Adriamycin und Ifosfamid stellen wirksame Zytostatika bei Liposarkomen dar. In einer EORTC-Analyse wiesen Liposarkome eine signifikant höhere Remissionsrate bei anthrazyklinhaltigen Chemotherapien auf als andere Entitäten (☐ Tab. 18.2). Vor allem die myxoiden Liposarkome scheinen mit einer höheren Remissionsrate auf anthrazyklinhaltige Therapien assoziiert zu sein als gut differenzierte/entdifferenzierte und andere Liposarkome (48 vs. 11 vs. 18%) (40).

Neben Adriamycin und Ifosfamid ist Trabectedin als Zweit-/Drittlinientherapie zugelassen. In Phase-II-Studien mit Trabectedin wurden Remissionsraten von ca. 6–20% (109) und ein Progressionsarrest bei 40% der Patienten beobachtet. Für myxoide Liposarkome wurde in einer retrospektiven Analyse eine Remissionsrate von 51% beschrieben, wobei diese Ergebnisse in einer prospektiven Studie nicht beobachtet wurden. Gemcitabin und DTIC können bei Liposarkomen ebenfalls wirksam sein.

### Leiomyosarkome

> — Sowohl Adriamycin als auch Ifosfamid zeigen bei Leiomyosarkomen eine zufriedenstellende Aktivität (☐ Tab. 18.2). Dabei scheint die Kombinationstherapie nicht notwendigerweise zu besseren Remissionsraten zu führen (11).
> — Die 6-Monats-Progressionsarrestrate für Trabectedin liegt bei ca. 35–50%.

**⬛ Tab. 18.11** Wirksamkeit verschiedener Chemotherapieregime bei Leiomyosarkomen

| Therapie | N | RR | mPFS | PFS-6-Mo | Mediane Überlebenszeit | Referenz |
|---|---|---|---|---|---|---|
| ADM | n.a. | 21% | – | – | 12 Monate | EORTC (11) |
| IFS ± ADM | n.a. | 18% | – | – | | |
| Trabectedin | 134* | 6% | 3,7 Monate | 36% | 14 Monate | STS-201 (30) |
| Gemcitabin | 9 | 11% | – | – | – | SARC-002 (35) |
| | 22 | 5% | 5,5 Monate | 46% | – | TAXOGEM (36) |
| Gemcitabin + Docetaxel | 29 | 17% | – | – | – | SARC-002 (35) |
| | 19 | 5% | 3,4 Monate | 46% | – | TAXOGEM (36) |
| | 44 | 27% | 7,2 Monate | 58% | 19 Monate | RMH** (41) |
| Sorafenib | 37 | 3% | 3,2 Monate | 30% | 22 Monate | Maki et al. 2009 (42) |
| Pazopanib | 41 | 2% | 3 Monate | n.a.*** | 12 Monate | Sleijfer et al. 2009 (43) |
| Bendamustin | 15 | 0% | 2 Monate | 36% | # | Hartmann et al. 2007 (138) |

mPFS, »median progression-free survival«
N, Anzahl evaluabler Patienten
n.a., nicht angegeben
PFS-6-Mo, Rate progressionsfreien Überlebens nach 6 Monaten
RR, Remissionsrate (CR + PR)
#    1-Jahres-Rate 57%
*    ca. 30% Liposarkome
**   Erstlinientherapie
***  PFS-3-Mo 44%

Weitere Optionen beinhalten eine Therapie mit Gemcitabin ± Docetaxel (siehe unten). Vorläufige Daten von Phase-II-Studien mit dem Studienendpunkt des Progressionsarrests deuten auf eine mögliche Aktivität von Sorafenib und Pazopanib hin. Diese Daten bedürfen jedoch einer Bestätigung durch randomisierte Studien.

Bei Leiomyosarkomen **nichtuterinen Ursprungs** kommt neben den oben angegebenen Standardsubstanzen (Adriamycin, Ifosfamid, Trabectedin) auch eine Therapie mit Gemcitabin ± Docetaxel in Betracht (⬛ Tab. 18.8 und ⬛ Tab. 18.11). In 2 prospektiven, randomisierten Phase-II-Studien wurde eine Monotherapie mit Gemcitabin (als »Fixed-Dose-Rate« oder FDR-Infusion) mit der Kombinationstherapie von Gemcitabin und Docetaxel verglichen. Während in der US-amerikanischen SARC-002 Studie (35), die neben Leiomyosarkomen auch andere Entitäten beinhaltete, eine höhere Remissionsrate und ein verlängertes progressionsfreies Überleben für die Kombination beschrieben wurden, wurde dies in der Analyse der französischen TAXOGEM-Studie *nicht* beobachtet (36). Solange der Effekt von Docetaxel bei diesen Entitäten somit nicht geklärt ist, ist eine Gemcitabin-Monotherapie mit einer Remissionsrate von 5–10% und einer 6-Monats-Progressionsarrestrate von 40–50% als eine gut verträgliche, zusätzliche Therapieoption anzusehen.

> ❯ **Uterine Leiomyosarkome** zeigen ein Ansprechen auf Adriamycin, Ifosfamid und Trabectedin. Darüber hinaus weist die Kombination von Gemcitabin und Docetaxel eine hohe Aktivität auf.

Ein Vergleich der Ergebnisse dieser Kombination mit Adriamycin und der Kombination Adriamycin/Ifosfamid ist in ⬛ Tabelle 18.12 dargestellt. Obwohl der Stellenwert von Docetaxel anhand der Daten der TAXOGEM-Studie nicht eindeutig geklärt ist, gilt Gemcitabin + Docetaxel als etablierte Therapiekombination mit Remissionsraten von 27–36% und einer 6-Monats-PFR von 52%. Der Stellenwert einer adjuvanten Chemotherapie sowie einer adjuvanten Strahlentherapie bei uterinen Leiomyosarkomen ist unklar.

### 18.5.2 Undifferenziertes pleomorphes Sarkom, NOS (MFH)

> ❯ — Maligne fibröse Histiozytome (MFH) bzw. undifferenzierte, pleomorphe Sarkome »not otherwise specified« (NOS) sind als Standardindikationen für Adriamycin und Ifosfamid anzusehen.
>
> ▼

**◘ Tab. 18.12** Uterine Leiomyosarkome – Ergebnisse anthrazyklinhaltiger Erstlinientherapien, der Erst- und Zweitlinientherapie mit Gemcitabin/Docetaxel und der Zweit-/Viertlinientherapie mit Trabectedin

|  | ADM | ADM | Liposomales ADM | ADM-IFS | TRAB | Erstlinien-GEM-DOC | Zweitlinien-GEM-DOC |
|---|---|---|---|---|---|---|---|
| Referenz | (44) | (45) | (46) | (47) | (48) | (49) | (50) |
| N | 28 | 23 | 32 | 33 | 62 | 42 | 48 |
| RR (%) | 25 | 13 | 16 | 30 | 18 | 36 | 27 |
| CR (%) | n.a. | 0 | 3 | 3 | 0 | 5 | 6 |
| PR (%) | n.a. | 13 | 13 | 27 | 18 | 31 | 21 |
| SD (%) | n.a. | 70 | 32 | n.a. | 33 | 26 | 50 |
| PFR-6-Mo (%) | n.a. | n.a. | n.a. | n.a. | 31 | n.a. | 52 |
| mPFS (Monate) | 10 | n.a. | n.a. | n.a. | 2,5 | 4,4 (0,4–37+) | 5,6 |
| mOS (Monate) | 12 | n.a. | n.a. | n.a. | 12* | 16+ (4–41) | n.a. |

ADM, Adriamycin
DOC, Docetaxel
GEM, Gemcitabin
IFS, Ifosfamid
mOS, medians Gesamtüberleben
mPFS, medianes progressionsfreies Überleben
n.a., nicht angegeben
PFR-6-Mo, mediane Rate des progressionsfreien Überlebens nach 6 Monaten
SD, »stable disease«
TRAB, Trabectedin
* 1-/2-JÜR: 52/20%

— Bei symptomatischer, rasch progredienter Erkrankung ist eine Kombinationstherapie mit diesen Substanzen sinnvoll.

Die Ergebnisse der SARC-002 Studie mit Gemcitabin ± Docetaxel zeigten eine Remissionsrate von 32% bei 19 Patienten mit MFH bzw. hochmalignem/undifferenziertem pleomorphen Sarkom (◘ Tab. 18.13) (35). Die Rate des Progressionsarrests (CR/PR/SD > 24 Wochen) betrug 4/8 (50%) für Gemcitabin allein und 7/11 (63%) für Gemcitabin/Docetaxel, sodass auch Gemcitabin ± Docetaxel neben Adriamycin, Ifosfamid und Trabectedin als Therapieoption in Betracht kommt. Für Trabectedin wurde ebenfalls ein Ansprechen in Phase-II-Studien beschrieben. So wurde in einer Phase-II-Studie der EORTC bei 5/6 (83%) MFH-Patienten ein Progressionsarrest beobachtet (27).

**◘ Tab. 18.13** Therapieansprechen undifferenzierter, pleomorpher Sarkome (NOS)

| Therapie | Remissionsrate | Progressionsarrest | Referenz |
|---|---|---|---|
| ADM ± IFS | 26% | n.a. | EORTC (11) |
| Trabectedin | n.a. | 5/6 (83%) | EORTC (27) |
| GEM-DOC | 6/19 (32%) | 11/19 (58%) | SARC002 (35) |
| GEM | 2/8 (25%) | 4/8 (50%) |  |
| GEM+DOC | 4/11 (36%) | 7/11 (63%) |  |
| Sorafenib | – | 5/12 (42%)* | Maki et al. 2009 (42) |

* 3-Monats-PFS-Rate

## 18.5.3 Synovialsarkome

Synovialsarkome (SS) repräsentieren ca. 6–9% aller Weichgewebesarkome und ca. 12–15% der Extremitäten-Weichgewebesarkome. Etwa 80% treten an Extremitäten und 20% am Körperstamm auf. Histopathologisch wird zwischen mono- und biphasischen sowie undifferenzierten Synovialsarkomen unterschieden. Mehr als 90% weisen eine Translokation t(X;18) auf (SYT/SSX1- oder SYT/SSX2-Fusion). Die prognostische Relevanz der unterschiedlichen Translokationen ist derzeit unklar (51).

◨ **Tab. 18.14** Therapieansprechen bei Synovialsarkomen

| Therapie | Remissionsrate | Progressionsarrest | Referenz |
|---|---|---|---|
| ADM | 25% | n.a. | RMH (53) |
| IFS | 25% | n.a. | |
| ADM + IFS | 58% | n.a. | |
| Trabectedin | n.a. | 11/18 (61%) | EORTC (27) |
| | 18% | 20/39 (51%) | Dileo et al. (54) |
| Pazopanib | 14% | 18/37 (49%) | EORTC (43) |

n.a., nicht angegeben

◨ **Tab. 18.15** Therapieansprechen bei Angiosarkomen (* prospektive Studien)

| Medikament | Remissionsrate | | Referenz |
|---|---|---|---|
| | CR+PR / N | % | |
| Anthrazykline | 11/15 | 73% | Saroha 2007 (60) |
| — Doxorubicin | 8/10 | | |
| — liposomales Doxorubicin | 3/5 | | |
| Gemcitabin | 2/2 | | |
| Vinorelbin | 1/5 | | |
| Paclitaxel | 10/13 | 77% | |
| | 8/9 | 89% | Fata 1999 (58) |
| | 20/32 | 62% | Schlemmer 2008 (59) |
| | 3/30 | 17% | Penel 2008* (61) |
| Sorafenib | 1/9 | 11% | Ryan 2008* (63) |
| | 5/37 | 14% | Maki 2009* (42) |
| | 4/30 | 13% | Penel 2010 (64) |
| Bevacizumab | 3/26 | 12% | Agulnik 2009* (65) |

> ❯ Synovialsarkome weisen ein gutes Ansprechen auf Adriamycin und vor allem auf höher dosiertes Ifosfamid auf (52). Daher sollte Ifosfamid entweder im Rahmen einer Kombinationstherapie oder als ausreichend dosierte (10–12 g/m²) Zweitlinientherapie zur Anwendung kommen.

In einer retrospektiven Analyse des Royal Marsden Hospital fanden sich folgende Ansprechraten: Adriamycin 25%, Ifosfamid 25%, Adriamycin + Ifosfamid 58%. Patienten mit Therapieansprechen (CR/PR/SD) zeigten ein signifikant besseres Überleben als nicht ansprechende Patienten (53).

Für Trabectedin wurde eine Progressionsarrestrate (PR + SD) von 61% bei 18 Patienten mit Synovialsarkom beschrieben (27). In einer retrospektiven Analyse von 39 Patienten wurden eine PR-Rate von 18%, eine Progressionsarrestrate von 51% und eine 6-Monats-PFS-Rate von 23% beschrieben (54).

In einer Phase-II-Studie der EORTC zeigten sich erste interessante Ergebnisse mit Pazopanib. Daten einer randomisierten Studie mit dieser Substanz stehen noch aus. Eine Anti-EGFR-Therapie erwies sich trotz einer hohen EGFR-Expressionsrate als nicht effektiv.

◨ Tabelle 18.14 fasst die Daten zusammen.

### 18.5.4 Angiosarkome

Angiosarkome, die neben den epitheloiden Hämangioendotheliomen zur Gruppe der vaskulären Sarkome zählen, repräsentieren ca. 2% aller Weichgewebesarkome.

> ❯ — Angiosarkome zeigen meist ein gutes Ansprechen auf Anthrazykline bzw. anthrazyklinhaltige Therapien (◨ Tab. 18.15) (55–57).
> — Positive Erfahrungen liegen auch für Taxane vor; mehrheitlich wurde Paclitaxel verwendet.

In 3 retrospektiven Analysen wurden dabei Ansprechraten von 62–89% und eine progressionsfreie Zeit von 8 Monaten (Median) berichtet (58–60). In einer aktuellen multizentrischen, französischen Phase-II-Studie betrug die Ansprechrate 17% und die Progressionsarrestrate 76% bei einem progressionsfreien Überleben von 4 Monaten und einem Gesamtüberleben von 8 Monaten (61). Auch für Gemcitabin wurden in mehreren Phase-II-Studien und Kasuistiken Patienten beschrieben, die ein gutes und zum Teil lang anhaltendes Therapieansprechen zeigten (60, 62).

Der VEGFR-Inhibitor Sorafenib wurde bisher in 3 Studien untersucht und zeigte Remissionsraten von 11–14% mit medianen Zeiten bis zur Progression von ca. 5 Monaten (42, 63, 64). Für Bevacizumab wurde in einer Studie mit 26 Patienten eine Remissionsrate von 12% beschrieben (65).

Bei strahlenindizierten Angiosarkomen wurde mit oralem Cyclophosphamid bei 5 von 6 Patienten eine partielle Remission mit einem medianen progressionsfreien Intervall von 8 Monaten beschrieben (66).

## 18.5.5 **Dermatofibrosarcoma protuberans (DFSP)**

DFSP stellen lokal rezidivierende Weichgewebetumoren dar, die durch die Translokation t(17;22) charakterisiert sind und üblicherweise lokal – chirurgisch mit weitem Sicherheitsabstand > 3 cm und strahlentherapeutisch – behandelt werden.

> ❯ Sofern diese Maßnahmen ausgeschöpft sind oder auf Grund eines zu großen Resektionsausmaßes nicht in Betracht kommen, ist eine Therapie mit Imatinib indiziert, das als PDGFR-Inhibitor in mehreren kleinen Studien Ansprechraten von 36–100% zeigte.

Imatinib kann auch bei entdifferenzierten, metastasierten DFSP (fibrosarkomatöse DFSP; DFSP-FS) wirksam sein, sofern sich die Translokation t(17;22) nachweisen lässt. Die zugelassene Imatinib-Dosis bei DFSP beträgt 800 mg/Tag; ein kürzlicher Vergleich zeigte zwischen 400 mg und 800 mg – bei allerdings insgesamt kleinen Fallzahlen – keinen eindeutigen Unterschied. Die Dauer einer präoperativen Imatinib-Therapie zur Reduktion des Resektionsausmaßes ist nicht geklärt und sollte nach vorliegenden Daten – je nach Ansprechen – ca. 3–4 Monate betragen (66–70).

## 18.5.6 **Desmoid/aggressive Fibromatose**

Übersichten finden sich in (16, 23, 71–80). Desmoide/aggressive Fibromatosen können spontan (extra- und intraabdominal) auftreten und finden sich gehäuft bei Patienten mit familiärer adenomatöser Polyposis (FAP) bzw. Gardner-Syndrom. In letztgenannten Situationen liegt meist eine intraabdominale, mesenteriale Tumorlokalisation mit Ummauerung der Mesenterialgefäße vor. Sporadische aggressive Fibromatosen sind meist am Körperstamm oder im Bereich der Extremitäten lokalisiert und lokalen Verfahren leichter zugänglich.

> ❯ Resektion und Strahlentherapie sind die bevorzugten Therapiemodalitäten bei diesen zu Lokalrezidiven neigenden, niedrig malignen Weichgewebetumoren.

Im Fall **nichtresektabler Desmoide im Bereich der Extremitäten** ist auch eine isolierte Extremitätenperfusion mit TNF-alpha und Melphalan zu erwägen. Bislang nicht eindeutig geklärt sind der Stellenwert einer R0-Resektion zulasten mutilierender Resektionsverfahren und die Bedeutung einer adjuvanten Strahlentherapie. Auch bei resektablen Tumoren können präoperative medikamentöse Verfahren diskutiert werden, wodurch bei einem kleinen Teil der Patienten eine Resektion vermieden werden kann.

Zur medikamentösen Therapie der **lokal rezidivierten, nicht oder nur mutilierend resektablen und nicht strahlentherapeutisch therapierbaren aggressiven Fibromatosen** gibt es verschiedene Optionen, beispielsweise antihormonale Therapien: Neben Gestagenen und Androgenen wurden vor allem Tamoxifen und Toremifen eingesetzt.

> ❯ Sowohl für antihormonale Maßnahmen als auch für nichtsteroidale Antiphlogistika (NSAID) und Interferon gilt, dass die optimalen Dosierungen unbekannt sind und nur wenige Fallserien mit kleinen Patientenzahlen und heterogenen Patientenkollektiven (sporadische AF, FAP-assoziierte AF, Primär- oder Rezidivtherapie) existieren:

- Die in kleinen Fallserien mit einer Antiöstrogentherapie erzielten Ansprechraten betragen zwischen ca. 25–50% und etwa 20–30% Tumorstabilisierungen. Die verwendeten Dosierungen betrugen 20–160 mg Tamoxifen/Tag bzw. 200 mg Toremifen/Tag.
- Mit NSAID/COX-2-Inhibitoren wie Indometacin (75–300 mg/Tag) oder Sulindac (300 mg/Tag) wurden in kleinen Fallserien heterogener Patientenkollektive Ansprechraten von etwa 20–50% und Stabilisierungen bei ca. 20–30% beschrieben.
- Mit der Kombination von Tamoxifen (120 mg/Tag) und Sulindac (300 mg/Tag) bzw. Celecoxib (400 mg/Tag) wurden Ansprechraten von 13–63% berichtet.
- Für Interferon-alpha liegen nur wenige Fallberichte oder Fallserien < 5 Patienten vor, sodass eine vergleichende Einschätzung der Ansprechraten nicht möglich ist. Die verwendete Dosierung von Interferon-alpha betrug 3-mal $10^6$ IU 3-mal wöchentlich bis täglich.

Für eine Erhaltungstherapie nach weiter Resektion ± Strahlentherapie mit antihormonaler Therapie, NSAID oder Interferon gibt es *keine* gesicherte Datenlage, wobei in einzelnen Fällen so verfahren wurde. Als **PDGFR-Inhibitoren** wurden Imatinib und Sorafenib getestet:
- Mit Imatinib (400 mg/Tag mit Dosiseskalation bei Progression) wurden im Fall lokal progredienter/rezidivierter AF bei teils ausgiebig vorbehandelten Patienten Remissionsraten von 10–15% und 12-Monats-Progressionsarrestraten von 37–66% beschrieben.
- Für Sorafenib (400 mg/Tag) wurden in einer kleineren Serie von 13 Patienten eine Remissions- und Progressionsarrestrate von je 46% berichtet.

Sofern diese Maßnahmen für eine Krankheitskontrolle nicht ausreichen, kommt eine **konventionelle Chemotherapie** in Betracht. Dabei scheinen anthrazyklinhaltige Regime entsprechend retrospektiven Daten die besten Ansprechraten aufzuweisen, gefolgt von Methotrexat und

| ◨ **Tab. 18.16** Therapieoptionen beim nichtresektablen, rezidivierten Desmoid (modif. nach 16, 23, 71–80) | | | |
|---|---|---|---|
| **Tamoxifen** 120 mg/Tag **+ NSAID** (z. B. Ibuprofen oder Indometacin oder andere) | **Interferon-α** $3×10^6$ IU 3×/Woche | **Vinblastin** 6 mg/m$^2$ (GD max. 10 mg) (ersatzweise Vinorelbin) **+ Methotrexat** 30 mg/m$^2$ (GD max. 60 mg) pro Woche | **VAC:** — Vincristin 1,5 mg/m$^2$ (GD 2 mg) Tag 1 — Actinomycin D (0,5 mg/m$^2$ Tag 1–3 — Cyclophosphamid 1200 mg/m$^2$ Tag 1 alle 3–4 Wochen |
| **Adriamycin** (wegen Langzeittoxizität vorzugsweise liposomal) | **ADIC:** ADM 20 mg/m$^2$ DI + DTIC 150 mg/m$^2$ DI Tag 1–4 alle 4 Wochen | **Sorafenib** 400 mg/Tag | **Imatinib** 400 mg/Tag (ggf. Dosiseskalation) |
| DI, Dauerinfusion GD, Gesamtdosis | | | |

Vinca-Alkaloid-haltigen Regimes. Letztere sind vorrangig auf Grund der oftmals längerfristig notwendigen Therapiedauer und der Langzeittoxizitäten der Therapie zu erwägen. Auch Vinorelbin weist eine Aktivität auf und kann Vinblastin ersetzen.

❯ Vorrangig in Fällen rasch progredienter, lebensbedrohlicher aggressiver Fibromatosen kommen klassische anthrazyklinbasierte Chemotherapien (z. B. Adriamycin + DTIC [ADIC], CyVADic) in Betracht.

Die **Therapiedauer** erstreckt sich häufig über 4–6 Monate und länger, da sich Remissionen sowohl bei antihormonaler Therapie, NSAID, Tyrosinkinaseinhibitoren und Chemotherapie oft erst nach etlichen Monaten manifestieren.

◨ Tabelle 18.16 fasst die wichtigsten Fakten zusammen.

### 18.5.7 Maligner peripherer Nervenscheidentumor (MPNST)

Maligne Schwannome bzw. MPNST machen ca. 5% aller Weichgewebetumoren aus und können sporadisch oder vor allem im Kontext der Typ-1-Neurofibromatose (NF-1) auftreten.

Für Adriamycin + Ifosfamid wurde in einer britischen Analyse eine Remissionsrate von 18% beschrieben (81). In einer kürzlichen EORTC-Analyse von 175 Patenten wurde eine Ansprechrate von 21% für adriamycinhaltige Therapien ermittelt, wobei die Kombination ADM/IFS die besten Ergebnisse zeigte (RR: ADM 11%; IFS 5%; ADM/IFS 46%; 6-Mo-PFS: ADM 21%, IFS 19%, ADM/IFS 50%) (82).

Auch über die Wirksamkeit platinhaltiger Therapien wurde in Einzelfällen berichtet. Für Gemcitabin bzw. Gem-citabin/Vinorelbin liegen ebenfalls Fallberichte vor mit einer partiellen Remission und einer Befundstabilität > 4 Monaten (83, 84). In einem Fallbericht wurde über die Wirksamkeit von Sorafenib bei einer Patientin mit MPNST berichtet. In der CTEP-7060-Studie wurde bei 2 Patienten mit MPNST ein »minor response« beschrieben (42, 85, 86). EGF-Rezeptoren können bei Schwannomen, z. B. im Kontext der NF-2, und bei malignen Schwannomen bzw. bei MPNST vermehrt exprimiert sein. In einer Phase-II-Studie mit 20 MPNST-Patienten wurden mit Erlotinib jedoch nur eine »stable disease« und 19 Progressionen beschrieben, sodass die Wirksamkeit dieses Therapieansatzes bei MPNST nicht gesichert ist.

### 18.5.8 Klarzellsarkom

❯ Klarzellsarkome sind durch eine vergleichsweise hohe Chemotherapieunempfindlichkeit gekennzeichnet, sodass vorzugsweise chirurgische Therapiemaßnahmen (Metastasenresektion) oder der Einschluss in Therapiestudien zu erwägen sind.

Prinzipiell kommen zwar für Sarkome zugelassene Substanzen/Regime in Betracht. Die Ansprechraten für ADM/IFS-haltige Regime betragen jedoch nur 4–18% bei Progressionsarrestraten von 41–45% und einem medianen progressionsfreien Überleben von nur ca. 2–3 Monaten (87, 88).

### 18.5.9 Alveolarzellsarkom

Alveolarzellsarkome sind ebenfalls als relativ chemotherapieinsensitive Tumoren anzusehen, die häufig – auch unbehandelt – nur eine geringe Progression oder einen Wachstumsarrest über längere Zeiträume aufweisen. Fundierte Daten zu Progressionsarrestraten verschiedener konventioneller Zytostatika liegen nicht vor.

Im Rahmen von Phase-II-Studien wurde kasuistisch über ein Ansprechen auf Sunitinib berichtet und auch in einer retrospektiven italienischen Analyse von 8 mit Sunitinib behandelten Patienten wurden 5 PR und eine SD beschrieben. Die Dauer des Tumoransprechens betrug > 9 Monate; ein Patient erreichte eine > 27 Monate anhaltende Remission (89–91). Systematische weitere Daten zu TKI bei oben angegebenen Tumorentitäten liegen nicht vor. Patienten mit Alveolarzellsarkom können aktuell auch in eine Therapiestudie mit einem mTOR-Antagonisten eingebracht werden. Über Cediranib-Wirkungen wird in (139) berichtet.

## 18.5.10 Epitheloidzellsarkom

Das meist bei jüngeren Patienten in distalen Extremitätenbereichen auftretende Epitheloidzellsarkom ist sehr selten und zeigt eine hohe Rezidivneigung auf Grund seiner lokalen Ausdehnung entlang von Faszien und Sehnen, teils mit »skip lesions« und letztlich auftretender Metastasierung. Die sarkomgerechte Operation, Strahlentherapie und gelegentlich die isolierte Extremitätenperfusion stellen die Grundlagen der lokalen Therapie dar (92). Systematische Daten zur Chemotherapie liegen kaum vor. Adriamycin und Ifosfamid können in Einzelfällen eine gute Wirksamkeit aufweisen.

## 18.5.11 Solitärer fibröser Tumor (SFT)/ Hämangioperizytom (HPC)

Diese Tumoren (Übersichten: 89, 93–102) werden heute als verschiedene Formen *eines* Erkrankungskomplexes angesehen.

- **Hämangioperizytome** sind am häufigsten lokalisiert an den unteren Extremitäten, retroperitoneal und im Kopf-Hals-Bereich (vor allem meningeal), können aber ubiquitär auftreten. Auch solitäre fibröse Tumoren, die zunächst im Bereich der Serosa, vor allem pleural, beschrieben wurden, können in allen Körperregionen auftreten.
- **Solitäre fibröse Tumoren** sind nicht selten mit dem paraneoplastischen Syndrom der hypertrophen pulmonalen Osteoarthropathie assoziiert. Auch Hypoglykämien durch ektope Sekretion von Insulin-like Growth Factor (IGF) können charakteristischerweise auftreten (Doege-Potter-Syndrom).

Nach Ausschöpfen lokaler Therapiemaßnahmen durch Resektion und Strahlentherapie und bei Metastasierung können **klassische Zytostatika** – in Einzelfällen – wirksam sein. In Betracht kommen adriamycinhaltige Regime (ggf. in Kombination mit DTIC oder Ifosfamid) sowie Gemcitabin + Docetaxel. Tumorstabilisierungen wurden für eine Therapie mit Interferon-alpha beschrieben.

**Neuere Ansätze** beinhalten eine Kombination von Bevacizumab + Temozolomid, mit der bei 11/14 Patienten eine partielles Ansprechen (nach Choi-Kriterien), bei 2/14 eine Tumorstabilisierung und bei 1/14 eine Progression beschrieben wurde. Der VEGFR-/PDGFRA-Inhibitor Sunitinib wurde ebenfalls geprüft: In einer Fallserie von 10 Patienten beschrieben Stacchiotti et al. 2010 ein Tumoransprechen nach Choi-Kriterien (≙ »stable disease« nach RECIST) bei 6/10 Patienten im kurzfristigen Verlauf (102). In einer Phase-II-Studie mit Sunitinib wurde bei 2 von 3 Patienten eine Tumorstabilisierung beschrieben (◘ Tab. 18.17). Für Imatinib wurde in einer Kasuistik eines PDGF(R)-exprimierenden solitären fibrösen Tumors eine lang anhaltende Tumorstabilisierung von 21 Monaten beschrieben (101).

◘ **Tab. 18.17** Vorläufige Ergebnisse neuerer Therapieoptionen bei solitären fibrösen Tumoren

| | Bevacizumab + Temozolomid (95) | Sunitinib (89, 102) | | |
|---|---|---|---|---|
| **N** | 14 | 10 | 3 | Σ13 |
| **PR** | | | | |
| Choi | 11 (79%) | 6 (60%) | n.a. | n.e. |
| RECIST | 1 (7%) | – | n.a. | |
| **NC** | | | | |
| Choi | 2 (14%) | 1 (10%) | | |
| RECIST | 13 (93%) | 7 (70%) | 2 | 9 (69%) |
| **PD** | | | | |
| Choi | 1 (7%) | 3 (30%) | n.a. | n.a. |
| RECIST | | n.a. | | |
| **RD (Monate)** | n.a. | > 6 Monate: 50% | 6+/ 14+ | |
| **mPFS** | 10 Monate | n.a. | | |

mPFS, medianes progressionsfreies Überleben
n.a., nicht angegeben
n.e., nicht evaluabel
NC, »no change«
PD, progressive disease
PR, partielle Remission
RD, Remissionsdauer

## 18.5.12 Chordom

Chordome sind seltene Tumoren, die entlang der Wirbelsäule auftreten. Meist findet sich ein langsames, lokal destruierendes Tumorwachstum. Auf Grund ihrer Lage sind R0-Resektionen nur bei einem kleineren Teil der Patienten erreichbar. Die Strahlentherapie inklusive Protonentherapie und moderner intensitätsmodulierter Radiotherapie (IMRT) sind die Therapieverfahren der Wahl bei der Behandlung nichtresektabler Chordome.

Im Fall lokal unkontrollierter Tumoren oder der seltenen metastasierten Formen sind medikamentöse Therapieansätze zu erwägen. Hierzu liegen bisher jedoch nur wenige Fallberichte vor: Tumorstabilisierungen wurden unter anderem mit Imatinib beschrieben. Bei 4 von 9 Patienten wurde auch für Sunitinib eine Tumorstabilisierung für Zeiträume von 17–70+ Wochen berichtet. Kasuistisch wurde auch über die Wirksamkeit von EGFR-Inhibitoren berichtet (89, 103–106).

## 18.5.13 Endometriales Stromasarkom

Endometriale Stromasarkome (ESS) repräsentieren einen Subtyp uteriner Sarkome, zu denen außerdem die Leiomyosarkome (▶ Abschn. 18.5.1) und die undifferenzierten, hochmalignen, pleomorphen Sarkome (▶ Abschn. 18.5.2) zählen. Endometriale Stromasarkome werden in »low grade« (mit Hormonrezeptorexpression) und »high grade« (häufig ohne Hormonrezeptorexpression oder diese ohne therapeutische Relevanz) unterschieden. Ist dies der Fall, kommt am ehesten eine Therapie mit Aromataseinhibitoren, Gestagenen und GnRH-Analoga in Betracht, mit denen sich oft lang anhaltende Remissionen erzielen lassen (107–110, 136). Hormonrefraktäre/rezidivierte Stromasarkome werden wie undifferenzierte, pleomorphe Sarkome (NOS) behandelt (▶ Abschn. 18.5.2).

## 18.5.14 Tenosynovialer Riesenzelltumor/ Pigmentierte villonoduläre Synovitis

Die meist bei jungen Erwachsenen von der Synovia ausgehenden Tumoren sind durch eine t(1;2)-Translokation gekennzeichnet, die zur Fusion des Kollagen-6A3-Gens und des Gens des »macrophage colony-stimulating factor« (M-CSF oder CSF1) führt sowie durch parakrine Effekte zu vermehrter M-CSFR-Expression.

Nach Versagen lokaler Therapieverfahren oder bei metastasierter Erkrankung können mit Imatinib (400 mg/Tag) teils lang anhaltende Remissionen, eine Tumorkontrollrate (CR + PR + SD) von 70–80% und ein medianes

progressionsfreies Intervall von 21 Monaten induziert werden (111–113).

## 18.5.15 Klein-, blau-, rundzelliges Sarkom

Neben den Rhabdomyosarkomen sind hier die Ewing-Sarkome/PNET und die desmoplastischen kleinzelligen Rundzelltumoren (DSRCT) zu nennen. Diese Tumoren werden mit gesonderten Therapieprotokollen – meist im Kontext pädiatrisch-onkologischer Therapiestudien behandelt (23), worauf an dieser Stelle nicht näher eingegangen wird.

## 18.5.16 Rhabdomyosarkom (RMS)

Der Anteil von Rhabdomyosarkomen bei **Erwachsenen** beträgt ca. 2% der Sarkome. Die Prognose ist mit 5-Jahres-Überlebensraten von ca. 20–40% schlechter als bei Kindern/Jugendlichen (5-JÜR: 60–75%). Dies mag teilweise in einer anderen Häufigkeitsverteilung histologischer Subtypen und anderer Prognosefaktoren begründet sein.

Patienten mit **embryonalem oder alveolärem Rhabdomyosarkom** sind bis zu einem Alter von 40 Jahren im Kontext der pädiatrisch-onkologischen Therapieregisterprotokolle (CWS-Register/CWS-SoTiSaR, Stuttgart; cws@olgahospital-stuttgart.de; www.cws.olgahospital-stuttgart.de) zu behandeln. Bei jungen Patienten mit rezidiviertem embryonalen und alveolären Rhabdomyosarkom können Topoisomerase-I-Inhibitoren (Topotecan, Irinotecan) wirksam sein (114–122). Speziell für erwachsene Patienten liegt eine retrospektive Analyse der AIO-Sarkomgruppe vor, die eine Aktivität der Topoisomeraseinhibitoren belegt ()

**Pleomorphe Rhabdomyosarkome**, für die aus den pädiatrischen Therapiestudien kaum Erfahrungen vorliegen, sind am ehesten entsprechend sarkomtypischen Therapieprotokollen für Erwachsene zu behandeln.

## 18.5.17 Gastrointestinaler Stromatumor (GIST)

Übersichten finden sich in (16,123–127).

### Erstlinientherapie mit Imatinib

Für die Erstlinientherapie metastasierter GIST mit c-kit-Exon-11-, -13- und -17-Mutation, c-kit-Wildtyp oder PDGFR-Exon-12- oder -14-Mutation gilt eine Standarddosis von 400 mg Imatinib/Tag (◘ Tab. 18.18).

Eine Ausnahme bilden Patienten mit einer **c-kit-Exon-9-Mutation**, für die eine höhere Dosierung (800 mg) vor-

**◻ Tab. 18.18** Ansprechraten bei Imatinib-Therapie von GIST-Patienten in Abhängigkeit vom c-kit-Genotyp (125, 127)

|  | 400 mg | 800 mg | Gesamt |
|---|---|---|---|
| Exon-11-Mutation | 71% | 72% | 71% |
| Exon-9-Mutation | 17% | 67% | 44% |
| Wildtyp | 42% | 50% | 44% |

teilhaft ist bezüglich der Remissionsrate und des progressionsfreien Überlebens (400 mg: 6 Monate; 800 mg: 19 Monate; p = 0,017; mediane Überlebenszeit: 400 mg: 28 Monate; 800 mg: 35 Monate; p = 0,15). Bei den übrigen Patienten ist eine klinisch relevante Dosis-Wirkungs-Beziehung jenseits von 400 mg/Tag in der Erstlinientherapie nicht bewiesen.

Die **PDGFR-Exon-18-Mutation D842V** ist in vitro mit einer Imatinib-Resistenz assoziiert; klinisch fand sich bei einer Dosierung von 800 mg Imatinib/Tag bei ca. 25% der Patienten ein kurzfristig stabiler Tumorbefund.

> ● Für die Gesamtgruppe aller GIST wird eine **Tumorremission** (nach RECIST) bei ca. 50% aller Patienten (Exon 11: 70–75%) erreicht, ein **Tumorstillstand** bei ca. 30–40%; letzterer ist prognostisch ebenso günstig zu bewerten wie eine Remission nach RECIST, sodass ca. 85–90% aller Patienten von einer Erstlinientherapie mit Imatinib profitieren (»clinical benefit«).

Da komplette Remissionen nur selten erreicht werden und auch die Mehrzahl der Patienten mit stabiler Erkrankung oder gar mit kompletter Remission CR/NED (»no evident disease«) innerhalb weniger Monate nach Absetzen der Imatinib-Therapie ein Tumorrezidiv bzw. eine Tumorprogredienz aufweisen, sollte die Therapie mit Imatinib bei metastasierter Erkrankung kontinuierlich fortgeführt werden.

> ● Die **mediane Überlebenszeit** für das Gesamtkollektiv aller Imatinib-behandelter Patienten mit metastasierter Erkrankung beträgt derzeit ca. 50 Monate bei einer 3-Jahres-Überlebensrate von ca. 60%, nach c-kit-Mutationsstatus aufgeschlüsselt ca. 69% für Exon-11-Mutationen, 57% für c-kit-Wildtyp und 44% für Exon-9-Mutationen.

Bei Tumorprogredienz unter einer Imatinib-Dosis von 400 mg/Tag kann der Versuch einer Dosiserhöhung auf 800 mg/Tag vorgenommen werden. Bei einem Teil der Patienten lässt sich hiermit ein erneuter, meist auf ca. 3–5 Monate begrenzter Tumorstillstand erreichen, etwa 10% der Patienten profitieren auch längerfristig (127). Ansonsten ist eine Zweitlinientherapie mit Sunitinib indiziert.

## Zweitlinientherapie mit Sunitinib

> ● — Sunitinib ist ein Tyrosinkinaseinhibitor für c-KIT, PDGFR-alpha/beta, CSFR1, FLT3/4, FMS, RET und VEGFR1/2 mit höherer intrinsischer In-vitro-KIT-Hemmung (IC$_{50}$-Werte) als Imatinib bei c-kit-Exon-11- und Exon-9-Mutanten sowie beim Wildtyp.
> — Für Sunitinib wurde bei Patienten mit Progredienz unter Imatinib oder bei Imatinib-Unverträglichkeit in einer Phase-III-Studie ein signifikanter Überlebensvorteil gegenüber Plazebo nachgewiesen (128).
> — In einer weltweiten »Treatment-Use«-Studie wurden Daten von 1117 Patienten erfasst. Dabei betrug das mediane Gesamtüberleben 75 Wochen (129). Besonders profitieren Patienten mit einer c-kit-Exon-9-Mutation und mit c-kit-Wildtyp.

Die Clinical-Benefit-Raten betragen 58 vs. 34% für Exon-9- vs. Exon-11-GIST. Das progressionsfreie und das Gesamtüberleben sind bei Patienten mit (prä-Imatinib) Exon-9-Mutation und c-kit-Wildtyp signifikant höher als bei c-kit-Exon-11-Mutation (PFS: 19 vs. 5 Monate; OS: 28 vs. 12 Monate).

Das übliche **Dosierungsregime** beinhaltet 50 mg/Tag für 28 Tage, gefolgt von einer 14-tägigen Pause. In einer Phase-II-Studie wurden mit einer kontinuierlichen Dosierung von 37,5 mg/Tag vergleichbare Ergebnisse erzielt. Phase-III-Daten zu dieser Dosierung liegen jedoch nicht vor.

Sunitinib kann bei **sekundären Mutationen** in der ATP-Bindungsdomäne (c-kit-Exon-13/14) wirksam sein, während Imatinib hier üblicherweise keine Aktivität zeigt. Bei Sekundärmutationen in der Kinaseaktivierungsdomäne (Exons 17/18) ist Sunitinib in der Regel unwirksam, während Imatinib hier partiell noch eine (Rest-)Wirksamkeit aufweisen kann (125).

## Therapieoptionen nach Versagen von Imatinib und Sunitinib
### Sorafenib und Nilotinib

Für Patienten mit Versagen von Imatinib und Sunitinib liegen inzwischen erste Ergebnisse aus Phase-II-Studien und retrospektiven Analysen mit Sorafenib und Nilotinib vor. Die vorläufigen Daten zeigen, dass Sorafenib und Nilotinib bei einem Teil der Patienten eine erneute Tumorstabilisierung induzieren können (◻ Tab. 18.19).

- Für **Sorafenib** wurden als Dritt-/Viertlinientherapie Remissionsraten von 13–20% und Krankheitsstabilisierungsraten von 58–70% berichtet (130, 131).
- Für **Nilotinib** wurden PR-Raten von 6–10%, Tumorstabilisierungsraten von 37–72% und mediane PFS-Zeiten von 3–4 Monaten beobachtet (132, 133).

☐ **Tab. 18.19** Vorläufige Aktivitätsdaten zu Sorafenib und Nilotinib bei Imatinib-/Sunitinib-refraktären GIST

|  | N | PR | Clinical-Benefit-Rate | PFS |
|---|---|---|---|---|
| **Nilotinib** | | | | |
| Blay et al. 2008 (132) | 18 | 6% | 77% | 5,7 Monate |
| Montemurro et al. 2008 (130) | 36 | 6% | > 30% | n.a. |
| **Sorafenib** | | | | |
| Wiebe et al. 2008 (133) | 29 | 14% | 76% | 5,7 Monate |
| Reichardt et al. 2009 (134) | 24 | 21% | 63% | 22 Wochen |

Die bisherigen Ergebnisse einer randomisierten Phase-III-Studie mit Nilotinib vs. Plazebo in der Drittlinientherapie sind schwer interpretierbar; in der ITT-Analyse ergab sich kein Vorteil; in der »Per-Protocol«-Analyse bei Patienten mit tatsächlicher Drittlinienbehandlung fand sich ein Vorteil zugunsten von Nilotinib (134). Hier bleiben weitere Studienergebnisse abzuwarten. Systematische Analysen zu Dasatinib liegen bisher nicht vor.

### mTOR-Antagonisten, HSP90- und IGF-1R-Inhibitoren

Für diese Substanzen liegen erste interessante Ergebnisse vor. Weitere Studienergebnisse für eine klinische Bewertung dieser Substanzen bleiben abzuwarten.

### Imatinib + Adriamycin

In einer Phase-I/II-Studie der spanischen Sarkomarbeitsgruppe wurde die Kombination von Imatinib und wöchentlichem Adriamycin bei GIST-Patienten erprobt, die unter 2×400 mg Imatinib eine Progression aufwiesen. Dabei wurden bei 22 Patienten 3 partielle Remissionen und 8 Tumorstabilisierungen > 6 Monate beschrieben. Das progressionsfreie Überleben betrug 211 Tage bei Patienten mit Wildtyp-c-kit und 82 Tage bei Nicht-Wildtyp-Patienten. Hier bleiben weitere Daten abzuwarten, bevor eine Bewertung entsprechender Ansätze möglich oder eine klinische Anwendung diskutabel ist (135).

## Literatur

1. Italiano S et al. (2010) Trends in survival for metastatic soft-tissue sarcoma: A French Sarcoma Group (GSF) database analysis. J Clin Oncol 28:15s (suppl); abstr 10045
2. Casali PG and Blay JY on behalf of the ESMO/CONTICANET/ EUROBONET Consensus (2010) Soft tissue sarcomas: ESMO Clinical Practice Guidelines for diagnosis, treatment and follow-up. Ann Oncol 21 (Suppl5):v198–203
3. Zagars GK, Ballo MT, Pisters PW, Pollock RE, Patel SR, Benjamin RS (2003) Prognostic factors for disease-specific survival after first relapse of soft-tissue sarcoma: analysis of 402 patients with disease relapse after initial conservative surgery and radiotherapy. Int J Radiat Oncol Biol Phys 57(3):739–747
4. Billingsley KG, Burt ME, Jara E, Ginsberg RJ, Woodruff JM, Leung DH et al. (1999) Pulmonary metastases from soft tissue sarcoma: analysis of patterns of diseases and postmetastasis survival. Ann Surg 229(5):602–610; discussion 610–612
5. Yoshida S, Morii K, Watanabe M, Saito T (2000) Brain metastasis in patients with sarcoma: an analysis of histological subtypes, clinical characteristics, and outcomes. Surg Neurol 54(2):160–164
6. Chao C, Goldberg M (2000) Surgical treatment of metastatic pulmonary soft-tissue sarcoma. Oncology (Huntingt) 14(6):835–841; discussion 842–844, 847
7. Weiser MR, Downey RJ, Leung DH, Brennan MF (2000) Repeat resection of pulmonary metastases in patients with soft-tissue sarcoma. J Am Coll Surg 191(2):184–190; discussion 190–191
8. Putnam J, Roth J (1995) Surgical treatment for pulmonary metastasis from sarcoma. Saunders, Philadelphia
9. Karavasilis V, Seddon BM, Ashley S, Al-Muderis O, Fisher C, Judson I (2008) Significant clinical benefit of first-line palliative chemotherapy in advanced soft-tissue sarcoma: retrospective analysis and identification of prognostic factors in 488 patients. Cancer 112(7):1585–1591
10. van Glabbeke M, van Oosterom AT, Oosterhuis JW et al. (1999) Prognostic factors for the outcome of chemotherapy in advanced soft tissue sarcoma: an analysis of 2,185 patients treated with anthracycline-containing first-line regimens – a European Organization for Research and Treatment of Cancer Soft Tissue and Bone Sarcoma Group Study. J Clin Oncol 17:150–157
11. Sleijfer S, Ouali M, van Glabbeke M, Krarup-Hansen A, Rodenhuis S, Le Cesne A, Hogendoorn PC, Verweij J, Blay JY (2010) Prognostic and predictive factors for outcome to first-line ifosfamide-containing chemotherapy for adult patients with advanced soft tissue sarcomas: an exploratory, retrospective analysis on large series from the European Organization for Research and Treatment of Cancer-Soft Tissue and Bone Sarcoma Group (EORTC-STBSG). Eur J Cancer 46(1):72–83
12. Van Glabbeke MM, Owzar K, Rankin C, Simes J, Crowley J, GIST Meta-analysis Group (MetaGIST) (2007) Comparison of two doses of imatinib for the treatment of unresectable or metastatic gastrointestinal stromal tumors (GIST): A meta-analysis based on 1,640 patients (pts). J Clin Oncol ASCO Annual Meeting Proceedings Pt. I. 25(18)(Suppl):10004
13. Heinrich MC, Maki RG, Corless CL, Antonescu CR, Harlow A, Griffith D, Town A, McKinley A, Ou WB, Fletcher JA, Fletcher CD, Huang X, Cohen DP, Baum CM, Demetri GD (2008) Primary and secondary kinase genotypes correlate with the biological and clinical activity of sunitinib in imatinib-resistant gastrointestinal stromal tumor. J Clin Oncol 26(33):5352–5359
14. Verma S, Younus J, Stys-Norman D et al. (2008) Metaanalysis of ifosfamide-based combination chemotherapy in advanced soft tissue sarcoma. Cancer Treat Rev 34:339–347

15. Schütte J, Taeger G, Ruchholtz S, Stuschke M (2007) Weichteilsarkome. In: Seeber S, Schütte J (Hrsg) Therapiekonzepte Onkologie Springer, Berlin; S 944–985

16. NCCN Clinical Practice Guidelines in Oncology: Soft Tissue Sarcoma. Version V2.2010. http://www.nccn.org/professionals/physician_gls/PDF/sarcoma.pdf

17. Schütte J [Korr.], Budach V, Hartmann JT, Issels RD, Reichardt P, Schlag PM (2006) Leitlinien: Empfehlungen der DGHO für die Diagnostik und Therapie hämatologischer und onkologischer Erkrankungen. Weichteilsarkome des Erwachsenen. http://www.dgho.de/cms.php?id=705 und http://www.krebsgesellschaft.de/download/h1_weichteilsarkome_erwachsene.pdf

18. Schütte J , Mouridsen H T , Stewart W , et al.(1990) Ifosfamide plus adriamycin in previously untreated patients with advanced soft tissue sarcoma. Eur J Cancer 26: 558–561

19. Santoro A, Tursz T, Mouridsen H et al. (1995) Doxorubicin versus CYVADIC versus doxorubicin plus ifosfamide in first-line treatment of advanced soft tissue sarcomas: a randomized study of the European Organization for Research and Treatment of Cancer Soft Tissue and Bone Sarcoma Group. J Clin Oncol 13: 1537–1545

20. Van Glabbeke M, Verweij J, Judson I, Nielsen OS; EORTC Soft Tissue and Bone Sarcoma Group (2002) Progression-free rate as the principal end-point for phase II trials in soft-tissue sarcomas. Eur J Cancer 38(4):543–549

21. Blanke CD, Joensuu H, Demetri GD, Heinrich MC, Eisenberg B, Fletcher J, Corless CL, Wehrle E, Sandau KB, von Mehren M (2006) Outcome of advanced gastrointestinal stromal tumor (GIST) patients treated with imatinib mesylate: Four-year follow-up of a phase II randomized trial. ASCO Gastrointestinal Cancers Symposium, abstr 7; http://www.asco.org/ASCO/Abstracts+%26+Virtual+Meeting/Abstracts?&vmview=abst_detail_view&confID=41&abstractID=226

22. Demetri GD, Elias AD (1995) Results of single-agent and combination chemotherapy for advanced soft tissue sarcomas. In: Patel S, Benjamin RS (Hrsg) Hematology/Oncology Clinics of North America; Sarcomas, Pt II, Vol 9, Saunders, Philadelphia; S 765–786

23. Schütte J, Hartmann JT (2009) Chemotherapieoptionen bei fortgeschrittenen, irresektablen Weichteilsarkomen des Erwachsenen. Onlokoge 15: 404–414

24. Blomqvist C, Wiklund T, Pajunen M, Virolainen M, Elomaa I (1995) Oral trofosfamide: an active drug in the treatment of soft-tissue sarcoma. Cancer Chemother Pharmacol 36(3):263–265

25. Hartmann JT, Oechsle K, Mayer F, Kanz L, Bokemeyer C (2003) Phase II trial of trofosfamide in patients with advanced pretreated soft tissue sarcomas. Anticancer Res. 2003 Mar-Apr;23(2C):1899-1901

26. Buesa JM, Mouridsen HT, van Oosterom AT, Verweij J, Wagener T, Steward W, Poveda A, Vestlev PM, Thomas D, Sylvester R (1991) High-dose DTIC in advanced soft-tissue sarcomas in the adult. A phase II study of the E.O.R.T.C. Soft Tissue and Bone Sarcoma Group. Ann Oncol 2(4):307–309

27. Le Cesne A, Blay JY, Judson I, Van Oosterom A, Verweij J, Radford J, Lorigan P, Rodenhuis S, Ray-Coquard I, Bonvalot S, Collin F, Jimeno J, Di Paola E, Van Glabbeke M, Nielsen OS (2005 ) Phase II study of ET-743 in advanced soft tissue sarcomas: a European Organisation for the Research and Treatment of Cancer (EORTC) soft tissue and bone sarcoma group trial. J Clin Oncol 23(3):576-584. Erratum in: J Clin Oncol 23(22):5276

28. Yovine A, Riofrio M, Blay JY, Brain E, Alexandre J, Kahatt C, Taamma A, Jimeno J, Martin C, Salhi Y, Cvitkovic E, Misset JL (2004) Phase II study of ecteinascidin-743 in advanced pretreated soft tissue sarcoma patients. J Clin Oncol 22(5):890–899

29. Garcia-Carbonero R, Supko JG, Manola J, Seiden MV, Harmon D, Ryan DP, Quigley MT, Merriam P, Canniff J, Goss G, Matulonis U, Maki RG, Lopez T, Puchalski TA, Sancho MA, Gomez J, Guzman C, Jimeno J, Demetri GD (2004) Phase II and pharmacokinetic study of ecteinascidin 743 in patients with progressive sarcomas of soft tissues refractory to chemotherapy. J Clin Oncol 22(8):1480–1490

30. Demetri GD, Chawla SP, von Mehren M, Ritch P, Baker LH, Blay JY, Hande KR, Keohan ML, Samuels BL, Schuetze S, Lebedinsky C, Elsayed YA, Izquierdo MA, Gómez J, Park YC, Le Cesne A (2009) Efficacy and safety of trabectedin in patients with advanced or metastatic liposarcoma or leiomyosarcoma after failure of prior anthracyclines and ifosfamide: results of a randomized phase II study of two different schedules. J Clin Oncol 27(25):4188–4196

31. Look KY, Sandler A, Blessing JA, Lucci JA 3rd, Rose PG; Gynecologic Oncology Group (GOG) Study (2004) Phase II trial of gemcitabine as second-line chemotherapy of uterine leiomyosarcoma: a Gynecologic Oncology Group (GOG) Study. Gynecol Oncol 92(2):644–647

32. Hartmann JT, Oechsle K, Huober J, Jakob A, Azemar M, Horger M, Kanz L, Bokemeyer C (2006) An open label, non-comparative phase II study of gemcitabine as salvage treatment for patients with pretreated adult type soft tissue sarcoma.. Invest New Drugs 24(3):249–253

33. Bauer S, Seeber S, Schütte J (2004) Gemcitabine in the treatment of soft tissue sarcomas. Onkologie 27(2):180–186

34. Garcia Del Muro X, Fra J, Lopez Pousa A, et al. (2009) Randomized phase II study of dacarbazine plus gemcitabine versus DTIC alone in patients with advanced soft tissue sarcoma: A Spanish Group for Research on Sarcomas (GEIS) study. J Clin Oncol 27:15s (suppl; abstr 10529)

35. Maki RG, Wathen JK, Patel SR, Priebat DA, Okuno SH, Samuels B, Fanucchi M, Harmon DC, Schuetze SM, Reinke D, Thall PF, Benjamin RS, Baker LH, Hensley ML (2007) Randomized phase II study of gemcitabine and docetaxel compared with gemcitabine alone in patients with metastatic soft tissue sarcomas: results of sarcoma alliance for research through collaboration study 002 [corrected]. J Clin Oncol 25(19):2755–2763. Erratum in: J Clin Oncol 25(24):3790

36. Pautier P, Bui Nguyen B, Penel N et al. (2009) Final results of a FNCLCC French Sarcoma Group multicenter randomized phase II study of gemcitabine (G) versus gemcitabine and docetaxel (G+D) in patients with metastatic or relapsed leiomyosarcoma (LMS). J Clin Oncol 27:15(suppl; abstr 10527)

37. Verma S, Younus J, Stys-Norman D, Haynes AE, Blackstein M; Sarcoma Disease Site Group of Cancer Care Ontario's Program in Evidence-based Care (2008) Dose-intensive chemotherapy with growth factor or autologous bone marrow/stem cell transplant support in first-line treatment of advanced or metastatic adult soft tissue sarcoma: a systematic review. Cancer 112(6):1197–1205

38. Chawla SP, Tolcher AW, Staddon AP, Schuetze S, D'Amato GZ, Blay JY, Loewy J, Kann R, Demetri GD (2007) Survival results with AP23573, a novel mTOR inhibitor, in patients (pts) with advanced soft tissue or bone sarcomas: Update of phase II trial. J Clin Oncol 25:10076

39. Mita MM, Britten CD, Poplin E, Tap WD, Carmona A et al. (2008) Deforolimus trial 106 – A phase I trial evaluating 7 regimens of oral Deforolimus (AP23573, MK-8669). J Clin Oncol 26:(suppl) abstr 3509

40. Jones RL, Fisher C, Al-Muderis O, Judson IR (2005) Differential sensitivity of liposarcoma subtypes to chemotherapy. Eur J Cancer 41:2853-2860

41. Seddon BM, Scurr MR , Jones RL, Wood Z, Propert-Lewis C, A'Hern R,. Whelan JS, Judson IR (2009) Phase II study of gemcitabine and docetaxel as first-line chemotherapy in locally advanced/metastatic leiomyosarcoma. ASCO Meeting Abstracts:10528

42. Maki RG, D'Adamo DR, Keohan ML, Saulle M, Schuetze SM, Undevia SD, Livingston MB, Cooney MM, Hensley ML, Mita MM, Takimoto CH, Kraft AS, Elias AD, Brockstein B, Blachère NE, Edgar MA, Schwartz LH, Qin LX, Antonescu CR, Schwartz GK (2009) Phase II study of sorafenib in patients with metastatic or recurrent sarcomas. J Clin Oncol 27(19):3133-3140

43. Sleijfer S, Ray-Coquard I, Papai Z, Le Cesne A, Scurr M, Schöffski P, Collin F, Pandite L, Marreaud S, De Brauwer A, van Glabbeke M, Verweij J, Blay JY (2009) Pazopanib, a multikinase angiogenesis inhibitor, in patients with relapsed or refractory advanced soft tissue sarcoma: a phase II study from the European organisation for research and treatment of cancer-soft tissue and bone sarcoma group (EORTC study 62043). J Clin Oncol 27(19):3126-3132

44. Omura GA, Major FJ, Blessing JA et al. (1983). A randomized study of adriamycin with and without dimethyl trazenoimidazole carboxamide in advanced uterine sarcomas. Cancer 52: 626-632

45. Muss HB, Bundy B, DiSaia PJ et al. (1985). Treatment of recurrent advanced uterine sarcoma: A randomized trial of doxorubicin versus doxorubicin and cyclophosphamide. Cancer 55: 1648–1653

46. Sutton G, Blessing J, Hanjani P, Kramer P (2005) Phase II evaluation of liposomal doxorubicin (Doxil) in recurrent or advanced leiomyosarcoma of the uterus: a Gynecologic Oncology Group study. Gynecol Oncol 96(3):749–752

47. Sutton G, Blessing JA, Malfetano JH (1996) Ifosfamide and doxorubicin in the treatment of advanced leiomyosarcomas of the uterus: a Gynecologic Oncology Group study. Gynecol Oncol 62(2):226-229

48. Judson IR et al. (2010) Trabectedin (Tr) in the treatment of advanced uterine leiomyosarcomas (U-LMS): Results of a pooled analysis of five single-agent phase II-Studies using the recommended dose. J Clin Oncol 28:7(suppl):abstr 10028

49. Hensley ML, Blessing JA, Mannel R, Rose PG (2008) Fixed-dose rate gemcitabine plus docetaxel as first-line therapy for metastatic uterine leiomyosarcoma: a Gynecologic Oncology Group phase II trial. Gynecol Oncol 109(3):329-334

50. Hensley ML, Blessing JA, Degeest K, Abulafia O, Rose PG, Homesley HD (2008) Fixed-dose rate gemcitabine plus docetaxel as second-line therapy for metastatic uterine leiomyosarcoma: a Gynecologic Oncology Group phase II study. Gynecol Oncol 109(3):323-328

51. Eilber FC, Dry SM (2008) Diagnosis and management of synovial sarcoma. J Surg Oncol 97: 314-320

52. Rosen G, Forscher C, Lowenbraun S et al. (1994) Synovial sarcoma: uniform response of metastases to high dose ifosfamide. Cancer 73:2506-2511

53. Spurell EL, Fisher C, Thomas JM, Judson IR (2005) Prognostic factors in advanced synovial sarcoma: an analysis of 104 patients treated at the Poyal Marsden Hospital. Ann Oncol 16: 437-444

54. Dileo et al. (2010) Trabectedin (T) in advanced, pretreated synovial sarcomas (SS): A retrospective analysis of 39 patients (pts) from three European institutions. J Clin Oncol 28(7)(Suppl):abstract 10030

55. Skubitz KM, Haddad PA (2005) Paclitaxel and pegylated-liposomal doxorubicin are both active in angiosarcoma. Cancer 104(2): 361–366

56. Fury MG, Antonescu CR, Van Zee KJ, Brennan MF, Maki RG (2005) A 14-year retrospective review of angiosarcoma: clinical characteristics, prognostic factors, and treatment outcomes with

surgery and chemotherapy [published correction appears in Cancer J. 2005;11:354]. Cancer J 11:241–247

57. Northfelt DW, Dezube BJ, Thommes JA et al. (1998) Pegylated-liposomal doxorubicin versus doxorubicin, bleomycin, and vincristine in the treatment of AIDS-related Kaposi's sarcoma: results of a randomized phase III clinical trial. J Clin Oncol 16:2445-2451

58. Fata F, O'Reilly E, Ilson D, Pfister D, Leffel D, Kelsen DP, Schwartz GK, Casper ES (1999) Paclitaxel in the treatment of patients with angiosarcoma of the scalp or face. Cancer 86(10):2034-2037

59. Schlemmer M, Reichardt P, Verweij J, Hartmann JT, Judson I, Thyss A, Hogendoorn PC, Marreaud S, Van Glabbeke M, Blay JY. Paclitaxel in patients with advanced angiosarcomas of soft tissue: a retrospective study of the EORTC soft tissue and bone sarcoma group. Eur J Cancer. 2008 44(16):2433-2436

60. Saroha S, Litwin S, von Mehren M. Retrospective review of treatment for angiosarcoma at Fox Chase Cancer Center over the past 15 years. J Clin Oncol 2007 ASCO Annual Meeting Proceedings Part I. Vol 25, No. 18S (June 20 Suppl), 2007: 10034

61. Penel N, Bui BN, Bay JO, Cupissol D, Ray-Coquard I, Piperno-Neumann S, Kerbrat P, Phase II trial of weekly paclitaxel for unresectable angiosarcoma: the ANGIOTAX Study. J Clin Oncol. 2008 Nov 10;26(32):5269-74

62. Gautam U, Hurley J, Silva OE, Benedetto PW, Robles C (2002) Gemcitabine: an active chemotherapeutic agent for angiosarcoma. Proc Am Soc Clin Oncol 21:(abstr 2931)

63. Ryan CW, von Mehren M, Rankin CJ, Goldblum JR, Demetri GD, Bramwell VH, Borden EC (2008) Phase II intergroup study of sorafenib (S) in advanced soft tissue sarcomas (STS): SWOG 0505. J Clin Oncol 26(suppl):abstr 10532

64. Penel et al. (2010) A stratified phase II trial investigating sorafenib (SORA) in patients (pts) with metastatic or locally advanced angiosarcoma (AS). J Clin Oncol 28:abstract 10026

65. Agulnik M, Okuno SH, Von Mehren M et al. (2009) An open-label multicenter phase II study of bevacizumab for the treatment of angiosarcoma. J Clin Oncol 27:15(suppl):abstr 10522

66. Maki RG, Awan RA, Dixon RH, Jhanwar S, Antonescu CR. Differential sensitivity to imatinib of 2 patients with metastatic sarcoma arising from dermatofibrosarcoma protuberans. Int J Cancer 2002;100:623-626

67. Sawyers CL. Imatinib GIST keeps finding new indications: successful treatment of dermatofibrosarcoma protuberans by targeted inhibition of the platelet-derived growth factor receptor. J Clin Oncol 2002 20(17):3568-3569

68. McArthur GA, Demetri GD, van Oosterom A, Heinrich MC, Debiec-Rychter M, Corless CL, Nikolova Z, Dimitrijevic S, Fletcher JA. Molecular and clinical analysis of locally advanced dermatofibrosarcoma protuberans treated with imatinib: Imatinib Target Exploration Consortium Study B2225. J Clin Oncol 2005 23(4):866-873

69. Labropoulos SV, Fletcher JA, Oliveira AM, Papadopoulos S, Razis ED. Sustained complete remission of metastatic dermatofibrosarcoma protuberans with imatinib mesylate. Anticancer Drugs 2005 16(4):461–466

70. 70 Rutkowski P, Van Glabbeke M, Rankin CJ, Ruka W, Rubin BP, Debiec-Rychter M, Lazar A, Gelderblom H, Sciot R, Lopez-Terrada D, Hohenberger P, van Oosterom AT, and Schuetze SM (2010) Imatinib mesylate in advanced Dermatofibrosarcoma Protuberans: pooled analysis of two phase II clinical trials. J Clin Oncol 28:1772–1779

71. Hansmann A, Adolph C, Vogel T, Unger A, Moeslein G. High-dose tamoxifen and sulindac as first-line treatment for desmoid tumors. Cancer 2004;100:612-620

18

72. Mace J, Sybil Biermann J, Sondak V et al. (2002) Response of extraabdominal desmoid tumors to therapy with imatinib mesylate. Cancer 95:2373-2379

73. Azzarelli A, Gronchi A, Bertulli R et al. Low-dose chemotherapy with methotrexate and vinblastine for patients with advanced aggressive fibromatosis. Cancer 2001;92:1259–1264

74. Weiss AJ, Lackman RD. Low-dose chemotherapy of desmoid tumors. Cancer 1989;64:1192–1194

75. Skapek SX, Hawk BJ, Hoffer FA et al. Combination chemotherapy using vinblastine and methotrexate for the treatment of progressive desmoid tumor in children. J Clin Oncol 1998;16:3021–3027

76. Weiss AJ, Horowitz S, Lackman RD (1999) Therapy of desmoid tumors and fibromatosis using vinorelbine. Am J Clin Oncol 22: 193–195

77. Gega M, Yanagi H, Yoshikawa R et al. Successful chemotherapeutic modality of doxorubicin plus dacarbazine for the treatment of desmoid tumors in association with familial adenomatous polyposis. J Clin Oncol 2006;24:102–105

78. Patel SR, Benjamin RS (2006) Desmoid tumors respond to chemotherapy: defying the dogma in oncology [editorial]. J Clin Oncol 24:11–12. Epub 2005 Dec 5

79. Janinis J, Patriki M, Vini L, Aravantinos G, Whelan JS (2003) The pharmacological treatment of aggressive fibromatosis: a systematic review. Ann Oncol 14(2):181–190

80. Gounder et al. (2010) Activity of sorafenib against desmoid tumor/deep fibromatosis (DT/DF). J Clin Oncol 28: abstract 10013

81. Karavasilis V, Seddon BM, Ashley S, Al-Muderis O, Fisher C, Judson I (2008) Significant clinical benefit of first-line palliative chemotherapy in advanced soft-tissue sarcoma: retrospective analysis and identification of prognostic factors in 488 patients. Cancer 112(7):1585-1591

82. Kroep JR, Ouali M, Gelderblom H, Le Cesne A, Dekker TJ, Van Glabbeke M, Hogendoorn PC, Hohenberger P (2010) First-line chemotherapy for malignant peripheral nerve sheath tumor (MPNST) versus other histological soft tissue sarcoma subtypes and as a prognostic factor for MPNST: an EORTC Soft Tissue and Bone Sarcoma Group study. Ann Oncol 2010, Jul 23 [Epub ahead of print]

83. Morgan JA, George S, Desai J, St. Amand M, Horton D, Wilkins E, Manola J, Demetri GD (2004) Phase II study of gemcitabine/vinorelbine (GV) as first or second line chemotherapy in patients with metastatic soft tissue sarcoma. J Clin Oncol ASCO Annual Meeting Proceedings (Post-Meeting Edition) 22(14)(Suppl): 9009

84. Schoeler D, Kunitz A, Reichardt P (2007) Gemcitabine in heavily pretreated adult soft tissue sarcoma patients. J Clin Oncol 2007 ASCO Annual Meeting Proceedings Part I. Vol 25, No. 18S (Suppl): 20524

85. Gudena V, Verma N, Post G, Kizziah M, Fenning R, Montero AJ (2008) Metastatic chest wall malignant schwannoma responding to sorafenib: case report and literature review. Cancer Biol Ther 7(6):810–813

86. Ambrosini G, Cheema HS, Seelman S, Teed A, Sambol EB, Singer S, Schwartz GK (2008)Sorafenib inhibits growth and mitogen-activated protein kinase signaling in malignant peripheral nerve sheath cells. Mol Cancer Ther 7(4):890–896

87. Stacchiotti et al. (2010) http://www.abstract.asco.org/search-help.html Clear cell sarcoma (CCR): Clinical behavior and response to chemotherapy. J Clin Oncol 28: abstract 10096

88. Constantinidou et al. (2010) Systemic therapy in clear cell sarcoma. J Clin Oncol 28: abstract 10098

89. George S, Merriam P, Maki RG, Van den Abbeele AD, Yap JT, Akhurst T, Harmon DC, Bhuchar G, O'Mara MM, D'Adamo DR, Morgan J, Schwartz GK, Wagner AJ, Butrynski JE, Demetri GD, Keohan ML (2009) Multicenter phase II trial of sunitinib in the treatment of nongastrointestinal stromal tumor sarcomas. J Clin Oncol 27(19):3154-3160

90. Stacchiotti S, Tamborini E, Bertulli R, Piovesan C, Marrari A, Morosi C, Crippa F, Pilotti S, Gronchi A, Casali PG (2008) Response to sunitinib malate (SM) in alveolar soft part sarcoma (ASPS). J Clin Oncol 26:(suppl; abstr 10592)

91. Palasini et al. (2010) Sunitinib malate (SM) in alveolar soft part sarcoma (ASPS). J Clin Oncol 28: abstract 10014

92. Schütte J, Stamatis G, Taeger G, Hartmann KA (2009) Weichteilsarkome des Erwachsenen – Eine interdisziplinäre herausforderung. Best Practice Onkologie 2: 16-32

93. Beadle GF, Hillcoat BL. Treatment of advanced malignant hemangiopericytoma with combination adriamycin and DTIC: a report of four cases. J Surg Oncol 1983; 22:167–170

94. Chamberlain MC, Glantz MJ. Sequential salvage chemotherapy for recurrent intracranial hemangiopericytoma. Neurosurgery 2008; 63:720–727

95. Park MS, Lazar AJ, Trent JC et al. Combination therapy with temozolomide and bevacizumab in the treatment of hemangiopericytoma/solitary fibrous tumor: an updated analysis [abstract #35064]. In: 14th Connective Tissue Oncologic Society Annual Meeting; 13–15 Nov. 2008; London

96. Kirn DH, Kramer A. Long-term freedom from disease progression with interferon alfa therapy in two patients with malignant hemangiopericytoma. J Natl Cancer Inst 1996; 88:764–765

97. Lackner H, Urban C, Dornbusch HJ et al. (2003) Interferon alfa-2a in recurrent metastatic hemangiopericytoma. Med Pediatric Oncol 40:192–194

98. Mulamalla K, Truskinovsky AM, Dudek AZ (2008) Rare case of hemangiopericytoma responds to sunitinib. Transl Res 151:129–133

99. Casali PG, Stacchiotti S, Palassini E et al. (2009) Evaluation of the antitumor activity of sunitinib malate in solitary fibrous tumor. J Clin Oncol 27 (Suppl; 15S) (abstract 10571)

100. Park MS, Patel SR, Ludwig JA et al. Combination therapy with temozolomide and bevacizumab in the treatment of hemangiopericytoma/malignant solitary fibrous tumor [abstract]. J Clin Oncol 2008; 26:10512

101. De Pas T, Toffalorio F, Colombo P, Trifirò G, Pelosi G, Vigna PD, Manzotti M, Agostini M, de Braud F. Brief report: activity of imatinib in a patient with platelet-derived-growth-factor receptor positive malignant solitary fibrous tumor of the pleura.. J Thorac Oncol 2008 3(8):938-41

102. Stacchiotti S, Negri T, Palassini E, Conca E, Gronchi A, Morosi C, Messina A, Pastorino U, Pierotti MA, Casali PG, Pilotti S (2010) Sunitinib malate and figitumumab in solitary fibrous tumor: patterns and molecular bases of tumor response. Mol Cancer Ther 9(5):1286-1297

103. Casali PG, Messina A, Stacchiotti S, Tamborini E, Crippa F, Gronchi A, Orlandi R, Ripamonti C, Spreafico C, Bertieri R, Bertulli R, Colecchia M, Fumagalli E, Greco A, Grosso F, Olmi P, Pierotti MA, Pilotti S (2004) Imatinib mesylate in chordoma. Cancer 101(9): 2086-2097

104. Hof H, Welzel T, Debus J (2006) Effectiveness of cetuximab/gefitinib in the therapy of a sacral chordoma. Onkologie (12):572-574

105. Schönegger K, Gelpi E, Prayer D, Dieckmann K, Matula C, Hassler M, Hainfellner JA, Marosi C (2005) Recurrent and metastatic clivus chordoma: systemic palliative therapy retards disease progression. Anticancer Drugs 16(10):1139-1143

106. Chugh R, Dunn R, Zalupski MM, Biermann JS, Sondak VK, Mace JR, Leu KM, Chandler WF, Baker LH (2005) Phase II study of 9-nitro-camptothecin in patients with advanced chordoma or soft tissue sarcoma. J Clin Oncol 23(15):3597-3604

107. Leunen M, Breugelmans M, De Sutter P, Bourgain C, Amy JJ (2004) Low-grade endometrial stromal sarcoma treated with the aromatase inhibitor letrozole. Gynecol Oncol 95(3):769-771

108. Chu MC, Mor G, Lim C, Zheng W, Parkash V, Schwartz PE (2003) Low-grade endometrial stromal sarcoma: hormonal aspects. Gynecol Oncol 90(1):170–176

109. Burke C, Hickey K (2004) Treatment of endometrial stromal sarcoma with a gonadotropin-releasing hormone analogue. Obstet Gynecol 104(5 Pt 2):1182-4

110. Spano JP, Soria JC, Kambouchner M, Piperno-Neuman S, Morin F, Morere JF, Martin A, Breau JL (2003) Long-term survival of patients given hormonal therapy for metastatic endometrial stromal sarcoma. Med Oncol 2003;20(1):87-93

111. Blay JY, El Sayadi H, Thiesse P, Garret J, Ray-Coquard I. Complete response to imatinib in relapsing pigmented villonodular synovitis/tenosynovial giant cell tumor (PVNS/TGCT). Ann Oncol. 2008 Apr;19(4):821–2

112. Ravi et al.; Imatinib in the treatment of tenosynovial giant-cell tumor and pigmented villonodular synovitis.J Clin Oncol 28: 7s, abstract 10011, 2010

113. Cassier et al.; Imatinib mesylate for the treatment of locally advanced and/or metastatic pigmented villonodular synovitis/tenosynovial giant cell tumor (PVNS/TGCT). J Clin Oncol 28:7s, abstract 10012, 2010

114. Meza JL, Anderson J, Pappo AS, Meyer WH; Children's Oncology Group. Analysis of prognostic factors in patients with nonmetastatic rhabdomyosarcoma treated on intergroup rhabdomyosarcoma studies III and IV: the Children's Oncology Group. J Clin Oncol 2006; 24:3844–51

115. Little DJ, Ballo MT, Zagars GK, Pisters PW, Patel SR, El-Naggar AK, Garden AS, Benjamin RS (2002) Adult rhabdomyosarcoma: outcome following multimodality treatment. Cancer 95(2):377-88

116. Hawkins WG, Hoos A, Antonescu CR, Urist MJ, Leung DH, Gold JS, Woodruff JM, Lewis JJ, Brennan MF (2001) Clinicopathologic analysis of patients with adult rhabdomyosarcoma. Cancer 91(4):794-803

117. Ferrari A, Dileo P, Casanova M, Bertulli R, Meazza C, Gandola L, Navarria P, Collini P, Gronchi A, Olmi P, Fossati-Bellani F, Casali PG (2003) Rhabdomyosarcoma in adults. A retrospective analysis of 171 patients treated at a single institution. Cancer 98(3):571–580

118. Soft Tissue Sarcoma Committee of the Children's Oncology Group, Lager JJ, Lyden ER, Anderson JR, Pappo AS, Meyer WH, Breitfeld PP. Pooled analysis of phase II window studies in children with contemporary high-risk metastatic rhabdomyosarcoma: a report from the Soft Tissue Sarcoma Committee of the Children's Oncology Group.J Clin Oncol. 2006 24(21):3415-3422

119. Walterhouse DO, Lyden ER, Breitfeld PP, Qualman SJ, Wharam MD, Meyer WH. Efficacy of topotecan and cyclophosphamide given in a phase II window trial in children with newly diagnosed metastatic rhabdomyosarcoma: a Children's Oncology Group study. J Clin Oncol 2004 (8):1398-403. Erratum in: J Clin Oncol 2004 22(15):3205

120. Pappo AS, Lyden E, Breitfeld P, Donaldson SS, Wiener E, Parham D, Crews KR, Houghton P, Meyer WH; Children's Oncology Group. Two consecutive phase II window trials of irinotecan alone or in combination with vincristine for the treatment of metastatic rhabdomyosarcoma: the Children's Oncology Group. J Clin Oncol 2007 25(4):362-369

121. Vassal G, Couanet D, Stockdale E, Geoffray A, Geoerger B, Orbach D, Pichon F, Gentet JC, Picton S, Bergeron C, Cisar L, Assadourian S, Morland B; French Society of Pediatric Oncology; United Kingdom Children's Cancer Study Group (2007) Phase II trial of irinotecan in children with relapsed or refractory rhabdomyosarcoma: a joint study of the French Society of Pediatric Oncology and the United Kingdom Children's Cancer Study Group. J Clin Oncol 25(4):356-361

122. Dantonello TM, Int-Veen C, Harms D et al. (2009) Cooperative Trial CWS-91 for Localized Soft Tissue Sarcoma in Children, Adolescents, and Young Adults. J Clin Oncol 1446–1455

123. Casali PG, Blay JY on behalf of the ESMO/CONTICANET/EUROBONET Consensus Panel of Experts (2010) Gastrointestinal stromal tumours: ESMO Clinical Practice Guidelines for diagnosis, treatment and follow-up. Ann Oncol 21 (Suppl 5):v98–102

124. Verweij J, Casali PG, Zalcberg J, et al. (2004) Progression-free survival in gastrointestinal stromal tumours with high-dose imatinib: Randomised trial. Lancet 364:1127–1134

125. Heinrich MC, Maki RG, Corless CL, Antonescu CR, Harlow A, Griffith D, Town A, McKinley A, Ou WB, Fletcher JA, Fletcher CD, Huang X, Cohen DP, Baum CM, Demetri GD (2008) Primary and secondary kinase genotypes correlate with the biological and clinical activity of sunitinib in imatinib-resistant gastrointestinal stromal tumor. J Clin Oncol 26(33):5352-5359

126. Gastrointestinal Stromal Tumor Meta-Analysis Group (MetaGIST) (2010) Comparison of Two Doses of Imatinib for the Treatment of Unresectable or Metastatic Gastrointestinal Stromal Tumors: A Meta-Analysis of 1,640 Patients. J Clin Oncol 28(7): 1247–1253

127. Blanke CD, Rankin C, Demetri GD, Ryan CW, von Mehren M, Benjamin RS, Raymond AK, Bramwell VH, Baker LH, Maki RG, Tanaka M, Hecht JR, Heinrich MC, Fletcher CD, Crowley JJ, Borden EC (2008) Phase III randomized, intergroup trial assessing imatinib mesylate at two dose levels in patients with unresectable or metastatic gastrointestinal stromal tumors expressing the kit receptor tyrosine kinase: S0033. J Clin Oncol 26(4):626

128. Demetri GD, van Oosterom AT, Garrett CR, Blackstein ME, Shah MH, Verweij J, McArthur G, Judson IR, Heinrich MC, Morgan JA, Desai J, Fletcher CD, George S, Bello CL, Huang X, Baum CM, Casali PG (2006) Efficacy and safety of sunitinib in patients with advanced gastrointestinal stromal tumour after failure of imatinib: a randomised controlled trial. Lancet 368(9544): 1329-38

129. Schütte JH, Schlemmer M, Wendtner C, Reichard P, Demetri GD (2008) Sunitinib in a worldwide treatment-use trial of patients with advanced gastrointestinal stromal tumors (GIST): analysis of survival and safetzy data. Onkologie 31(suppl 4): 201

130. Wiebe L, Kasza KE, Maki RG, D'Adamo DR, Chow WA, Wade JL, Agamah E, Stadler WM, Vokes EE, Kindler HL (2008) Activity of sorafenib (SOR) in patients (pts) with imatinib (IM) and sunitinib (SU)-resistant (RES) gastrointestinal stromal tumors (GIST): A phase II trial of the University of Chicago Phase II Consortium. J Clin Oncol 26:(suppl; abstr 10502)

131. Reichardt P, Montemurro M, Gelderblom H, Blay J, Rutkowski P, Bui B, Hartmann JT, Pink D, Leyvraz S, and Schutte J (2009) Sorafenib fourth-line treatment in imatinib-, sunitinib-, and nilotinib-resistant metastatic GIST: A retrospective analysis. J Clin Oncol 27(15)Suppl:10564

132. Blay JY, Casali PG, Reichardt P, von Mehren M, Debiec-Rychter M, Bailey S, Veronese ML, Demetri GD (2008) A phase I study of nilotinib alone and in combination with imatinib in patients with imatinib-resistant gastrointestinal stromal tumors (GIST): Study update. J Clin Oncol 26(suppl):abstr 10553

18

133. Montemurro M, Schöffski P, Reichardt P, Gelderblom H, Joensuu H, Schütte J, Wendtner CM, Hartmann JT, Elsig V, Leyvraz S (2008) Nilotinib in advanced GIST: A retrospective analysis of nilotinib in compassionate use. J Clin Oncol 26(suppl):abstr 10523

134. Reichardt P, Blay J, Gelderblom H, Schlemmer M, Demetri GD, Bin Bui N00, McArthur GA, Yazji S, Hsu Y, Rutkowski P (2010) Phase III trial of nilotinib in patients with advanced gastrointestinal stromal tumor (GIST): First results from ENEST g3. J Clin Oncol 28:15(suppl):abstr 10017

135. Maurel J, Martins AS, Poveda A, López-Guerrero JA, Cubedo R, Casado A, Martínez-Trufero J, Ramón Ayuso J, Lopez-Pousa A, Garcia-Albeniz X, Garcia del Muro X, de Alava E (2010) Imatinib plus low-dose doxorubicin in patients with advanced gastrointestinal stromal tumors refractory to high-dose imatinib: a phase I-II study by the Spanish Group for Research on Sarcomas. Cancer 116:3692-3701

136. Krauss K, Bachmann C, Hartmann JT, Siegmann K, Sotlar K, Wallwiener D, Huober J (2007) Management of late recurrence of a low-grade endometrial stromal sarcoma (LGESS): treatment with letrozole. Anticancer Res 27(5B):3477-3480

137. Hartmann JT, Kraus S, Weisel K (2010) Topoisomerase-based chemotherapy in adults with relapsed or refractory pediatric-type sarcoma. Onkologie (suppl2):abstr 426

138. Hartmann JT, Mayer F, Schleicher J, Horger M, Huober J, Meisinger I, Pintoffl J, Käfer G, Kanz L, Grünwald V (2007) Bendamustine hydrochloride in patients with refractory soft tissue sarcoma: A noncomparative multicenter phase 2 study of the German sarcoma group (AIO-001). Cancer 110:861–866

139. Gardner K, Judson I, Leahy M et al. (2009) Activity of cediranib, a highly potent and selective VEGF signaling inhibitor, in alveolar soft part sarcoma. J Clin Oncol 27(15S):10523

# Spezielle Therapieverfahren

# Isolierte Extremitätenperfusion bei Weichgewebesarkomen

*S. Burock und P. M. Schlag*

## 19.1    Einleitung

- Bei der isolierten Extremitätenperfusion (Isolated Limb Perfusion, ILP) handelte es sich um eine regionale Chemotherapie über einen extrakorporalen Kreislauf mittels Herz-Lungen-Maschine unter zusätzlicher Hyperthermie (◘ Abb. 19.1).
- Die extrakorporale Zirkulationseinheit ermöglicht es, zytotoxische Substanzen besonders hoch zu dosieren und gleichzeitig die ansonsten zu befürchtenden schwersten oder sogar letalen systemischen Nebenwirkungen zu vermeiden.
- Die bisher vorliegenden Daten zeigen eine Ansprechrate > 70%.
- Als effektivstes neoadjuvantes Verfahren hat sich die ILP mit TNF-α herausgestellt.

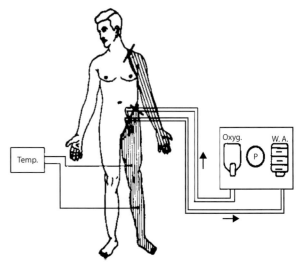

◘ **Abb. 19.1** Schema der isolierten Extremitätenperfusion
Oxyg. = Oxygenator, P = Pumpe, W. A. = Wärmeaustauscher, Temp. = Temperaturfühler

Weichgewebesarkome im Extremitätenbereich sind auf Grund ihrer Größe und anatomischen Lage oft schwierig zu behandeln. Dies gilt insbesondere, wenn eine R0-Resektion fraglich oder nur durch einen extrem mutilierenden chirurgischen Eingriff (Amputation) zu erzielen ist. In einer solchen Situation ist eine **präoperative multimodale Therapie indiziert**, da auch durch eine Amputation in der Regel keine Verbesserung der Gesamtprognose erreicht werden kann (Stojadinovic et al. 2001). Vor allem bei nicht unmittelbar proximal lokalisierten Extremitätensarkomen besitzt die isolierte Extremitätenperfusion neben der präoperativen Bestrahlung einen wichtigen Stellenwert.

## 19.2    Entwicklung der isolierten Extremitätenperfusion

Die isolierte Extremitätenperfusion wurde 1958 durch Creech et al. zum ersten Mal klinisch bei einem Patienten mit multipel intransit metastasiertem malignem Melanom eingesetzt. Die Perfusion mit Melphalan führte damals bei dem 76-jährigen Patienten zu einer kompletten anhaltenden Remission bis zu seinem Tode 16 Jahre später.

Von Cavaliere wurde 1967 die Wirkung einer Extremitätenperfusion in Kombination mit einer Hyperthermie von 42–44 °C untersucht. Dabei zeigte sich eine deutlich verbesserte Tumorrückbildung bei allerdings erhöhter Komplikationsrate.

Einen weiteren Meilenstein in der Weiterentwicklung dieses Behandlungskonzepts stellt die Kombination von Melphalan mit TNF-α dar.

## 19.3    Indikationsstellung

Die Indikation zur isolierten Extremitätenperfusion besteht beim extrakompartimental lokalisierten oder kompartimentüberschreitenden malignen Weichgewebesarkom der unteren oder oberen Extremität, bei dem eine primäre kurative (R0-)Resektion nicht oder nur durch mutilierende Operation durchführbar ist. Ein Lokalrezidiv in einer Extremität nach stattgehabter Vorbestrahlung des Primärtumors stellt ebenfalls eine Indikation dar.

Auch im bereits metastasierten Stadium ist die Durchführung einer isolierten Extremitätenperfusion als palliatives Verfahren zum Extremitätenerhalt in Betracht zu ziehen.

Im Kindesalter ist die isolierte Extremitätenperfusion im Falle einer Progression unter systemischer Induktionschemotherapie oder bei Lokalrezidiv nach multimodaler Vortherapie und drohender Amputation eine Behandlungsoption, die sich aber negativ auf das spätere Längenwachstum (bei offenen Epiphysenfugen) auswirken kann.

❯ **Indikation**
Eine isolierte Extremitätenperfusion ist vor allem als meist neoadjuvante Maßnahme zu erwägen,
- wenn große Primärtumoren in der Nähe von Gelenken liegen, bei denen eine präoperative Strahlentherapie nur eingeschränkt möglich ist;
- bei Rezidivtumoren im Rahmen einer bereits früher durchgeführten Bestrahlung;

▼

**19**

**◻ Tab. 19.1** Indikationen zur ILP beim lokal fortgeschrittenen Weichgewebesarkom der Extremitäten

|  | Primärtumor | Lokalrezidiv |
|---|---|---|
| **Erwachsene** | kompartimentüberschreitendes oder extrakompartimental lokalisiertes Weichgewebesarkom der Extremität (unter anderem mit Gelenk-, Gefäß- und/oder Nervenkontakt) mit fraglicher R0-Resektabilität oder der Notwendigkeit eines stark mutilierenden Eingriffs (z. B. Amputation) | vor allem bei lokal fortgeschrittenem oder multilokulärem Rezidiv eines Weichgewebesarkoms der Extremitäten nach multimodaler Primärbehandlung |
| **Kinder** | Tumorprogress unter systemischer Induktionstherapie | drohende Amputation nach multimodaler Vortherapie |
|  | Alternative zur Amputation |  |

oder bei bereits metastasiertem Weichgewebesarkom unter palliativer Zielsetzung – die ILP kann auch ohne nachfolgende Tumorresektion die betroffene Extremität längerfristig und meist sogar lebenslang erhalten helfen und damit die Lebensqualität verbessern.

◻ Tabelle 19.1 fasst die Indikationen zur ILP zusammen.

## 19.4 Prinzipien und Technik

### 19.4.1 Chirurgische Technik

Für die isolierte Perfusion der **unteren Extremitäten** kommen je nach Lage des Tumors mehrere Zugangswege infrage:

— Zugang über die Iliakalgefäße
— Zugang über die Femoralgefäße
— Femuropoplietaler Zugang

Die isolierte Perfusion der **oberen Extremitäten** kann über die Axillar-, Brachial- oder Unterarmgefäße erfolgen.

Um den Anteil mit perfundierten Normalgewebe möglichst gering zu halten, wird in Abhängigkeit von der Tumorlokalisation möglichst der am weitesten distal gelegene Gefäßzugang (z. B. Adduktorenkanal oder Ellenbeuge bei Tumorlage im Unterschenkel oder Unterarm) angestrebt. Im Gegensatz zum praktizierten Einsatz der ILP beim malignen Melanom ist diese Variante gerechtfertigt, da In-transit- oder Skip-Läsionen bei Sarkomen äußerst selten sind.

Zur Isolierung der jeweiligen Extremität vom Systemkreislauf werden Arterie und Vene chirurgisch freigelegt (◻ Abb. 19.2a) und unter Vollheparinisierung und nach temporärem Abklemmen oder Unterbindung von Kollateralgefäßen mit geeigneten Kathetern kanüliert (◻ Abb. 19.2b). Der Aufbau der **extrakorporalen Zirkulation** erfolgt mit einer modifizierten Herz-Lungen-Maschine. Durch einen zwischengeschalteten Wärmeaustauscher

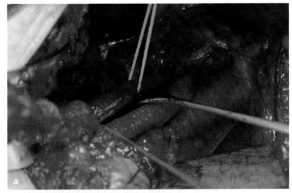
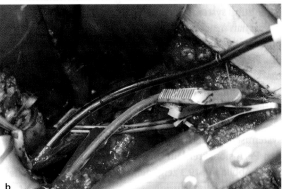
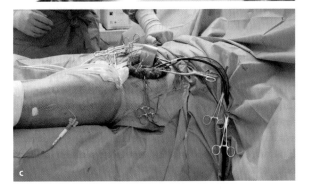

**◻ Abb. 19.2a–c** Vorgehensweise bei der isolierten Extremitätenperfusion (aus Burock u. Schlag 2010. *Onkologe* 16(11):1080–1082): **a** chirurgische Freilegung, **b** Kanülierung der Gefäße, **c** Operationssitus nach Anschluss an die extrakorporale Zirkulation und Anlage eines Tourniquets

Woll PJ, van Glabbeke M, Hohenberger P et al. (2007) Adjuvant chemotherapy with doxorubicin and ifosfamide in resected soft tissue sarcomas (STS): Interim analysis of a randomised phase III trial. Proc Am Soc Clin Oncol 25:Abstr 10008

Wust P, Hildebrandt B, Sreenivasa G et al. (2002) Hyperthermia in combined treatment of cancer. Lancet 3:487–497

Wust P, Cho CH, Hildebrandt B et al. (2006) Thermal monitoring: Invasive, minimal-invasive and non-invasive approaches. Cancer 22:255–262

Yang JC, Chang AE Baker AR et al. (1995) Randomized prospective study of the benefit of adjuvant radiation therapy in the treatment of soft tissue sarcomas of the extremity. J Clin Oncol 16:197–203

# Psychoonkologie, Nachsorge und Rehabilitation

# Psychoonkologische Aspekte und Betreuungskonzepte

*U. Goerling*

## 21.1    Einführung

### 21.1.1 Psychische Situation von Sarkompatienten

Die Diagnose einer Tumorerkrankung kann zu erheblichen Beeinträchtigungen im psychischen Befinden führen. Mit »Sturz aus der normalen Wirklichkeit« wird die Situation annähernd zu charakterisieren versucht (Gerdes 1989). Wie bei allen malignen Erkrankungen können spezifische und unspezifische Reaktionen auch bei Sarkompatienten auftreten. Dabei stellen akute Belastungsstörungen, Angst, Depression und posttraumatische Belastungsstörungen einen erheblichen Anteil der Komorbiditäten dar. In welcher Häufigkeit und Intensität diese auftreten, ist mittlerweile durch eine Reihe gut kontrollierter Studien aufgezeigt worden. Das Ausmaß des Auftretens ist jedoch unter anderem vom Krankheitsstadium abhängig.

Eine Sarkomerkrankung bedeutet allgemein eine sehr hohe Belastung für den Patienten und sein soziales Umfeld. Die Konfrontation mit der Diagnose ist zugleich auch eine Konfrontation mit der eigenen Sterblichkeit. Eine Krebserkrankung wird sehr häufig mit dem Tod assoziiert. Die Patienten erleben einen extremen Kontrollverlust, fühlen sich der Krankheit und den Behandlern ausgeliefert. Die Selbstbestimmtheit und das Gefühl, den eigenen Weg gehen zu können, sind erschüttert. Ein Regime von erforderlichen Behandlungen wird von Ärzten in Gang gesetzt.

Der anfänglichen Schockreaktion folgt oft eine Stabilisierung, verbunden mit der Hoffnung, geheilt zu werden. Im Prozess der im Falle der Sarkompatienten oft langwierigen Behandlungen erleben diese nicht selten soziale Isolation und Angst vor Stigmatisierung. Angst um den Arbeitsplatz und die Rolle im sozialen Kontext sind weitere Faktoren, die das Selbstwertgefühl der Patienten mindern. Der Anteil sarkomatöser Tumoren an malignen Erkrankungen ist relativ gering, was sich auf die Informationsmöglichkeiten für die Betroffenen negativ auswirkt. Gerade Informationen können ein gewisses Maß an Sicherheit geben.

Patienten mit Weichgewebesarkomen berichten nicht selten von einem langen Weg bis zur definitiven Diagnose. Schwellungen werden als erste Symptome einer Erkrankung erkannt. Aufgrund der geringen Inzidenz von malignen Weichgewebetumoren wird oft eine andere Arbeitsdiagnose gestellt und die Betroffenen werden über einen längeren Zeitraum entsprechend behandelt. Wird später tatsächlich die Diagnose einer bösartigen Erkrankung gestellt, kommen zum Schock und zu den allgemeinen psychischen Beeinträchtigungen zusätzlich Wut und **Schuldfragen**: Schuldzuweisungen einerseits an den Arzt, der die Erkrankung »übersehen« hat, und andererseits an sich selbst, dass man so lange gewartet hat.

**◻ Tab. 21.1** Aspekte der besonderen psychosozialen und medizinischen Situation von Patienten mit Weichgewebesarkomen (modif. nach Herrmann et al. 2002)

| Aspekt | Ausprägung |
|---|---|
| Vorkommen und Bekanntheit | 70% vor dem 60. Lebensjahr |
| Lebensabschnitt familiär | teilweise Verantwortung für eigene Kinder, Familie |
| Lebensabschnitt beruflich | berufstätig, selten Altersrente |
| Körperfunktion | sichtbar eingeschränkt: z. B. unphysiologisches Bewegungsbild |
| Persönliche Aktivitäten | teilweise stark eingeschränkte Mobilität und Fähigkeiten wie z. B. Treppensteigen, Tanzen, Radfahren |
| Partizipation in der Gesellschaft | »Krüppeldasein«, Patienten fühlen sich oft nicht gesellschaftsfähig und vom eigenen sozialen Umfeld nicht verstanden bzw. missachtet und isoliert |

**❶ Cave!**
Diese Schuldfragen können sich im Verlauf der Behandlungen vertiefen und das **Arzt-Patient-Verhältnis** dauerhaft trüben.

**❯** Bei der Erhebung der Anamnese sollte in jedem Fall die subjektive Ätiologievorstellung des Patienten Beachtung finden. Schon die Möglichkeit, dem Betroffenen Raum dafür zu geben, kann sich positiv auf die gesamte Kommunikation auswirken.

◻ Tab. 21.1 fasst wesentliche Aspekte der besonderen psychosozialen und medizinischen Situation von Patienten mit Weichgewebesarkomen zusammen.

### Besonderheiten bei Kindern und Jugendlichen

In Deutschland treten jährlich annähernd 1800 neu diagnostizierte Malignome bei Kindern und Jugendlichen auf (Robert-Koch-Institut). Dabei wird der Anteil der Kinder, bei denen vor dem 15. Geburtstag ein Weichgewebesarkom diagnostiziert wurde, mit rund 6% angegeben.

Auch bei dieser Patientengruppe zieht eine Sarkomerkrankung weitreichende Folgen im psychischen Bereich nach sich. Ging man lange Zeit davon aus, dass Kinder nicht über ihre Erkrankung nachdenken und keinerlei Zusammenhänge wissen wollen, hat sich die Sicht in den letzten Jahren gewandelt: Auch Ungewissheiten über das Sterben stellt bereits für viele Kinder ein wesentliches The-

21

ma dar. Viele Fragen stürzen auf die kleinen Patienten ein, die je nach Alter und Entwicklungsstand individuell begleitet werden müssen. Die jähe Unterbrechung der Normalität und der Entzug der »peer groups« (Gruppe der Gleichaltrigen bzw. der Gleichgestellten) haben einen negativen Einfluss auf die Kinder.

> ❯ Die Ausbildung der Autonomie stellt einen wesentlichen Prozess in der Entwicklung von Kindern und Jugendlichen dar. Dieser Entwicklung wird mit dem Auftreten der Erkrankung jede Grundlage entzogen.

Entscheidungen über Behandlungen müssen getroffen werden, bei denen die Kinder und Jugendlichen oft nicht in der Lage sind, mitzuwirken. Eltern tragen die Last der Entscheidungen, Geschwister werden vernachlässigt und zeigen ebenfalls psychische Reaktionen, die oft keine Beachtung finden. So besteht bei Geschwistern zeitweilig der Wunsch, auch erkrankt zu sein, um Aufmerksamkeit zu erlangen. Die psychosozialen Auswirkungen bei Kindern und Jugendlichen mit einer Weichgewebeerkrankung stellen sich sehr vielfältig dar und erfordern wie die medizinischen einen interdisziplinären Therapieansatz.

## 21.2    Kommunikation mit Tumorpatienten

Immer wieder berichten Patienten über ihre Sorge, von ihrem behandelnden Arzt nicht ausreichend und vollständig aufgeklärt worden zu sein. Prinzipien einer anspruchsvollen Arzt-Patient-Kommunikation stellen eine wichtige Voraussetzung schon zum Zeitpunkt der Diagnosesicherung dar.

Die Ausbildung im Medizinstudium ist nach wie vor noch nicht ausreichend mit Inhalten über Gesprächsführung gefüllt. Mittlerweile gibt es geförderte Projekte zur Schulung kommunikativer Fähigkeiten im onkologischen Bereich. Die Sorge, bestimmte Interaktionsfähigkeiten müssten in die Wiege gelegt werden, ist lange veraltet.

Die **persönliche Bewertung und Bedeutung der Krebserkrankung** ist sehr vielfältig. Beispielhafte Aussagen sind:
- »Krebs ist immer tödlich.«
- »Ich will meiner Familie nicht zur Last fallen.«
- »Meine Kinder/Eltern/Geschwister dürfen von meiner Erkrankung nicht erfahren.«
- »Ich will es gar nicht wissen.«
- »Ich darf keine Angst haben, sonst bekomme ich bestimmt ein Rezidiv.«

### 21.2.1 SPIKES – Strategie zur Vermittlung schlechter Nachrichten

Unterschiedliche Modelle versuchen, hilfreiche Unterstützung für den Aufbau und die Durchführung schwieriger Gespräche zu geben. SPIKES (Baile et al. 2000) stellt ein solches Modell dar (❐ Tab. 22.2). Basierend auf verschiedenen Stufen ist Aufklärung jedoch immer als Prozess zu betrachten. Ausgehend von einer **angemessenen Gestaltung der Gesprächssituation** kann der Dialog stattfinden. Auch für Ärzte ist es wichtig herauszufinden, welches Vorwissen der Patient in die Behandlung mit einbringt, damit sie ihn »dort abholen, wo er sich befindet«.

> ❯ — Aufklären sollte allein der Arzt.
> — Das Gespräch sollte in Begleitung eines Angehörigen stattfinden.
> — Telefonische Aufklärungen über bösartige Diagnosen oder eine Übermittlung am Krankenbett im Beisein anderer Patienten und Besucher sind inakzeptabel.

> ❶ Cave!
> Im stationären Bereich können unterschiedliche Aussagen verschiedener Ärzte, aber auch vom Pflegepersonal, zur Verunsicherung der Patienten führen. Dadurch ist ein Vertrauensverlust vorprogrammiert.

Im Gespräch bemerkt der geübte Zuhörer schnell, wie ausführlich Patienten informiert werden möchten. Sich darauf einzustellen, erfordert Sensibilität. Das Ablehnen weiterer Informationen ist zu akzeptieren. Auch das Ansprechen und Anerkennen von Emotionen tragen zu einer guten Arzt-Patient-Beziehung bei. Zum Ende eines jeden Gesprächs sollte man das Wesentliche zusammenfassen und das weitere Vorgehen erörtern.

❐ **Tab. 21.2** SPIKES – Strategie für die Vermittlung schlechter Nachrichten

| | |
|---|---|
| Setting | Gesprächssituation angemessen gestalten |
| Patient Perception | herausfinden, was der Patient bereits weiß |
| Invitation | herausfinden, wie der Patient informiert werden möchte, »Einladung« erhalten |
| Knowledge | Informationen vermitteln |
| Emotions | Emotionen ansprechen und wertschätzen |
| Strategie/ Summary | weiteres Vorgehen zusammenfassen, empfehlen und verabreden |

## 21.3 Auswirkungen der Tumorbehandlung auf das psychische Erleben

### 21.3.1 Chemotherapie

Bei Sarkomerkrankungen ist ein interdisziplinäres Behandlungskonzept oft unerlässlich. Die Chemotherapie stellt einen wesentlichen Baustein als neoadjuvante und adjuvante Therapie dar. Allein schon die Information über eine bevorstehende Chemotherapie weckt bei den Patienten bekannte Assoziationen. Die Nebenwirkungen scheinen allgemein bekannter zu sein als die Wirkungen. Schon vor Beginn der Therapie treten antizipatorische Reaktionen auf, die im klassischen Sinn als konditioniert angesehen werden können. Viele Zytostatika sind tatsächlich mit erheblichen Nebenwirkungen verbunden: Übelkeit, Erbrechen, Haarausfall, Knochenmarkdepressionen und Polyneuropathien zeigen sich als die Hauptfolgen einer medikamentösen Therapie.

 Studien zufolge nimmt die psychische Belastung während der Chemotherapie zu und das Ausmaß an Depressivität steigt signifikant (Ziegler 1990).

**Chemotherapieinduzierte Psychosen** (z. B. durch Ifosfamid) werden von den Patienten als sehr belastend erlebt. Diese in der Regel reversiblen Zustände zeigen sich in verschiedenem Ausmaß und können von Schläfrigkeit bis hin zu Somnolenz und Koma, Schwäche, Vergesslichkeit, Desorientiertheit, Unruhe, Konfusion und Halluzination reichen. Auch bei der Behandlung von Kindern und Jugendlichen können Enzephalopathien und Krampfanfälle auftreten. Die Besorgnis und Angst der Begleitpersonen, in der Regel eines Elternteils, überträgt sich auf die Kinder und Jugendlichen und verstärkt nicht selten die psychischen Reaktionen auf beiden Seiten.

### 21.3.2 Strahlentherapie

Zu einer ebenfalls langwierigen Therapieform zählt die Strahlentherapie. Gibt es für die Patienten die Möglichkeit, eine strahlentherapeutische Klinik in Wohnortnähe zu erreichen, und lässt dies der körperliche Zustand auch zu, so kann der gesamte Ablauf **ambulant** erfolgen. Beschränken die Gegebenheiten den täglichen Weg, so kommt es hier wieder zu einem sehr langen Krankenhausaufenthalt.

Auch bei der Bestrahlung sind die Vorurteile existent und verstärken die psychische Situation der Patienten. Angst vor Technik und Geräten sind ebenso wie Angst vor Verbrennungen, Haarausfall und Übelkeit vorhanden. Hinzu kommen Dunkelheit, die Sorge, vergessen zu werden, oder vor Stromausfall und damit verbunden das Gefühl des Eingeschlossenseins im »Strahlenbunker«.

Menschen mit klaustrophobischen Störungen neigen hier zu Panikattacken.

Aufgrund der Beeinträchtigungen durch die Bestrahlung kann es zu **Fatigue** kommen (Greenberg 1998). Dieses Erschöpfungssyndrom ist durch eine multifaktorielle Genese gekennzeichnet, wird aber insbesondere durch die strahlentherapeutische Behandlung verstärkt. Es kann noch Wochen bis Monate über die eigentliche Behandlung hinaus bestehen und hat einen erheblichen Einfluss auf die Lebensqualität der Patienten. Trotz scheinbar ausreichender Schlafphasen halten Müdigkeit, Schwäche und Abgeschlagenheit an. Die Betroffenen fühlen sich schnell überfordert, was wiederum zu einer deutlichen Aktivitätsabnahme führt.

**⊖ Cave!**
Patienten fühlen sich in dieser Situation durch die behandelnden Ärzte häufig unverstanden und als Simulanten hingestellt.

### 21.3.3 Operation

Bei einer bevorstehenden Operation erleben die Patienten einen schwerwiegenden **Kontrollverlust**. Die Einweisung in die Klinik ist verbunden mit **Angst**: vor Schmerzen, vor der Operation, vor der Narkose, Angst, nicht wieder auf zu wachen und Angst vor starken Körperbildveränderungen. Die präoperativen Vorbereitungen werden mitunter als eine fließbandmäßige Abfertigung erlebt.

Patienten sind mit verschiedenen Berufsgruppen konfrontiert und fühlen sich oft unverstanden. Der Ablauf auf einer chirurgischen Station erlaubt es nicht immer, einen festen Ansprechpartner vor Ort zu haben. So fühlen sich auch die Angehörigen oft nicht ausreichend informiert.

**❯** Tumorpatienten brauchen in der postoperativen Phase feste Ansprechpartner.

Zum einen ist die Zeit nach Überstehen des chirurgischen Eingriffs durch Erleichterung geprägt, zum anderen wird bei eventuellem **Funktionsverlust** die Krankheit nach außen hin sichtbar und bringt weitere Problemstellungen mit sich. Nicht immer kann durch ausreichende physiotherapeutische Maßnahmen der Funktionsverlust vollständig ausgeglichen werden. Auch hierzu bedarf es einer kontinuierlichen Motivation. Schon eine geringfügig ausgeprägte Depression kann an dieser Stelle hinderlich sein. Den Physiotherapeuten kommt an dieser Stelle eine wichtige Aufgabe zu, die besonderes Einfühlungsvermögen verlangt.

Im Falle einer **Amputation** und dem Auftreten von **Phantomschmerzen** tendieren Sarkompatienten gegenüber ihrer Umwelt zum Rückzug. Eine enge Zusammenarbeit zwischen Ärzten, Pflegepersonal, Physiotherapeuten und Psychoonkologen ist hier Voraussetzung, um im Sinne des Patienten geeignete Reintegrationsmöglichkeiten zu schaffen.

> Unter den onkologischen Patienten zeigen Patienten mit Sarkomerkrankungen während des Aufenthalts auf einer chirurgischen Station einen besonders hohen psychosozialen Betreuungsbedarf (Goerling et al. 2006).

Ursachen könnten die oft lange Dauer bis zur endgültigen Diagnose sein, aber auch das im Vergleich zu anderen Tumorerkrankungen geringe Informationsangebot sowie starke Eingriffe in die körperliche Integrität der Betroffenen.

## 21.4 Psychiatrische versus psychoonkologische Diagnostik

### 21.4.1 Diagnostik mit Hilfe der ICD-10

Rechtfertigt die Mitteilung der Diagnose einer onkologischen Erkrankung die Aufstellung einer psychiatrischen Diagnose? Diese Thematik wird immer wieder diskutiert und spaltet die Fachleute in verschiedene Lager. Die »International Statistical Classification of Diseases and Related Health Problems« (ICD-10) hält in Kapitel V, Psychische und Verhaltensstörungen (F00–F99), verschiedene **Beschreibungen für Symptome** bereit:

- So können z. B. Reaktionen auf Belastungen in verschiedenen Ausprägungen erfasst werden, angefangen von einer Reaktion auf schwere Belastungen bis hin zu Anpassungsstörungen und posttraumatische Belastungsstörungen (F43.-).
- Angst kann in verschiedenen Formen auftreten und ist im Unterpunkt F41.- mit verschiedenen Ausprägungen aufgeführt.
- Gleiches gilt für affektive Erscheinungen, die sich mit verschiedenen Diagnosepunkten unter F32.- und F33.- verschlüsseln lassen.

Ergänzt werden diese Möglichkeiten durch Kapitel XXI, in dem Faktoren aufgelistet sind, die den Gesundheitszustand beeinflussen und zur Inanspruchnahme des Gesundheitswesens führen (Z00–Z99): So sind beispielsweise bösartige Erkrankungen in der Familienanamnese oder das Vorhandensein einer künstlichen Körperöffnung klassifizierbar. Für die Versorgungsforschung scheinen diese Kriterien sinnvoll zu sein, um eine Vergleichbarkeit zu erreichen. Ob sie im klinischen Alltag immer von gleich bleibender Bedeutung sind, sei dahin gestellt. Unklar bleibt, wie der Verlust der Lebensperspektive, der Umgang mit dem nahenden Tod, Körperbildveränderungen, drohender Verlust des Arbeitsplatzes, der Umgang mit den eigenen Kindern und viele weitere im Zusammenhang mit einer Krebserkrankung stehende psychische Zustände verschlüsselt werden sollen.

> Allein die Vergabe einer psychiatrischen Diagnose erfordert oftmals eine gewisse Überzeugungsarbeit gegenüber dem Patienten, da dieser aus ethischen Gründen über die Vergabe einer psychiatrischen Diagnose informiert werden sollte.

Oft wollen die Betroffenen sich nicht in ein bestimmtes Schema pressen lassen.

### 21.4.2 Erkennen des psychosozialen Betreuungsbedarfs

Ein rechtzeitiges Erkennen des psychoonkologischen Betreuungsbedarfs ist schon zum Zeitpunkt der Diagnosestellung wünschenswert, bei Patienten mit Weichgewebesarkomen jedoch meist noch keine Selbstverständlichkeit.

> Die psychische und soziale Situation der Patienten muss als Teil der Anamnesestellung integriert sein. Das Erfragen dieser Aspekte verstärkt Vertrauen im Behandlungsprozess und lässt Raum für emotionale Reaktionen.

Es gibt inzwischen Hinweise, dass Patienten ihre emotionalen Befindlichkeiten und ihren Wunsch nach Unterstützung nicht immer von sich aus mitteilen. Auch ist der Rückschluss von objektiven Symptomen auf die psychische Situation nicht immer zulässig. Das **Screening psychosozialer Belastungen und Ressourcen** stellt eine wichtige Voraussetzung für die Versorgung von onkologischen Patienten dar, gerade in den Einrichtungen, in denen fehlende personelle Ressourcen eine individuelle psychoonkologische Diagnostik bei jedem einzelnen Tumorpatienten nicht zulassen. Für den ambulanten und stationären Bereich stehen verschiedene Screeningmethoden zur Verfügung. Im Rahmen von Zertifizierung von bestimmten Organzentren wird der Einsatz eines geeigneten Instruments sogar gefordert. In ◘ Tab. 21.3 werden einige Verfahren kurz dargestellt. Die Auflistung erhebt keinen Anspruch auf Vollständigkeit. Vielmehr werden im klinischen Alltag gut einsetzbare Instrumente abgebildet, die aufgrund ihrer Zielstellung für Sarkompatienten geeignet sind.

Mittlerweile liegen der Fragebogen zur Belastung von Krebspatienten und die Psychoonkologische Basisdokumentation auch in Kurzformen vor. Die Reliabilität aller hier angegebenen Verfahren wird mit »hoch« angezeigt.

**◘ Tab. 21.3** Screeninginstrumente zur Erfassung allgemeiner psychosozialer Belastungen

| Instrument | Art | Skalen | Items |
|---|---|---|---|
| Fragebogen zur Belastung von Krebs-patienten (FBK-R23) | Selbst-einschätzung | psychosomatische Beschwerden, Angst, Informationsde-fizit, Alltagseinschränkungen und soziale Belastungen | 23 |
| NCCN-Distress-Thermometer | Selbst-einschätzung | soziale, familiäre, emotionale, körperliche, spirituelle Belastungen | |
| ▬ Visuelle Analogskala (VAS) | | | 1 |
| ▬ Problemliste | | | 36 |
| Psychoonkologische Basisdokumentation (PO-Bado) | Fremd-einschätzung | somatische, psychische und allgemeine zusätzliche Belastungsfaktoren | 15 |

**◘ Tab. 21.4** Risikogruppen für behandlungsbedürftige psychische Begleiterscheinungen (modif. nach Pouget-Schors u. Degner 2002)

| Risiko | Beispiel |
|---|---|
| Schwere der Tumorerkrankung | fortgeschrittenes Krankheitsstadium, ungünstige Prognose |
| Schwere der Körper- und Selbstbild-beeinträchtigung | Amputation |
| Anhaltende somatische Symptome | Schmerzsyndrom, Stimmungsschwankungen, psychovegetative Begleitsymptome |
| Faktor Lebensalter | erhöhte Vulnerabilität durch erhöhte Abhängigkeit/Verantwortung |
| Mangelnde psychosoziale Faktoren | fehlende Familienstrukturen, berufliches/soziales Umfeld, anhaltende Konflikte in der Partnerschaft |
| Suizidalität | auch in der Familienanamnese |
| Persönlichkeitsfaktoren | fehlende Ressourcen |

**❶ Cave!**
Screeninginstrumente ersetzten jedoch auf kei-nen Fall den empathischen Arzt-Patient-Dialog.

Dennoch lassen sich **Risikogruppen** für behandlungs-bedürftige psychische Begleiterscheinungen aufstellen (◘ Tab. 21.4).

Das Erkennen des Bedarfs psychoonkologischer Unterstützung bei Sarkompatienten setzt professionelle Kompetenzen bei allen Berufsgruppen voraus, die in die Behandlung und Betreuung involviert sind.

## 21.5 Krankheitsverarbeitung und -bewältigung

### 21.5.1 Transaktionales Stressmodell

Stress stellt eine durch spezifische äußere Reize (Stresso-ren) hervorgerufene psychische und physiologische Reak-tion des Körpers dar. Diese Rückwirkung auf Anforde-rungen und Belastungen verläuft jedoch nicht immer gleichförmig. Grob lassen sich 2 psychophysische Reak-tionsmuster unterscheiden: »Kampf/Flucht« vs. »Depres-sion«. Nicht nur die situativen Eigenschaften des be-treffenden Reizes bestimmen die Art der Reaktion allein, sondern auch die psychischen Bewertungsprozesse.

Lazarus und Folkmann (1984) gehen davon aus, dass die Krankheitsverarbeitung ein kontinuierlicher und inter-aktionaler Prozess der Auseinandersetzung mit der Er-krankung, den daraus resultierenden Belastungen und deren Folgen ist. Dabei spielt die persönlichen Bedeu-tungszuschreibung und Stellungnahme (interne Interpre-tation des Stressors) die zentrale Rolle.

**❯** Das transaktionale Stressmodell fasst das Stressge-schehen als Wechselwirkung zwischen Umwelt und Person auf. Es postuliert einen aktiven Lernpro-zess, der die Stärke der Stressreaktion beeinflusst. Je nach Lerngeschichte und augenblicklicher Disposition fällt die Antwort auf Stress bei ver-schiedenen Personen sehr unterschiedlich aus.

Der Patient kann die erlebte Belastung unterschiedlich be-arbeiten und sich entweder problemorientiert verhalten oder aber die Belastung durch Emotionen regeln: problemorientiertes versus ausweichendes Coping.

## 21.5.2 Bewältigungsformen

Die Bewältigung einer Sarkomerkrankung stellt an die Betroffenen vielfältige Anforderungen. Die Anpassungsleistungen an die im Verlauf der Erkrankung und Therapie auftretenden physischen und psychischen Belastungen finden auf kognitiver, emotionaler und handlungsbezogener Ebene statt. Diese Prozesse betreffen, wie schon oben erwähnt, nicht nur den Patienten, sondern das gesamte soziale Umfeld. Wie die **Reaktion des Patienten** ausfällt, hängt von verschiedenen Faktoren ab, z. B.:

- Lebensphase, in der die Erkrankung auftritt,
- Sozialen Faktoren
- Persönlichkeitseigenschaften
- Faktoren, die das Körperbild beeinträchtigen
- Vorerfahrungen mit einer Krebserkrankung
- Unsicherheit über den Verlauf der Erkrankung

Zur Krankheitsverarbeitung und -bewältigung können verschiedene **Strategien** eingesetzt werden:

- Vertrauen in die Ärzte
- Kampfgeist
- Bereitschaft, das Schicksal anzunehmen
- Ablenkung oder Negieren der Erkrankung

Im Verlauf der Auseinandersetzung mit einer Sarkomerkrankung können Emotionen unterschiedlicher Qualität auftreten. Ziel der Erforschung von Strategien der Krankheitsbewältigung war lange Zeit die Annahme, dass eine »kämpferische« Auseinandersetzung mit der Erkrankung den Krankheitsverlauf positiv beeinflusst. Metaanalysen zu diesen Fragestellungen lassen jedoch erkennen, dass ein angenommener Zusammenhang zwischen Psyche und Überlebenszeit bzw. Rezidivfreiheit momentan nicht eindeutig nachweisbar ist.

## 21.6 Psychoonkologische Betreuungskonzepte

### 21.6.1 Besonderheiten im Umgang mit Sarkompatienten

Die Möglichkeit psychologischer Unterstützung wird nicht selten zu Beginn der Erkrankung abgelehnt, da die Patienten eine zusätzliche Stigmatisierung befürchten. Psychoonkologische Angebote sollten jedoch in allen Stadien einer Sarkomerkrankung zu Verfügung stehen. Der Einfluss psychologischer Interventionen auf die psychische Situation bei Tumorpatienten im Allgemeinen ist mehrfach in Studien untersucht worden. Dabei sollen diese Interventionen eine rein **supportive Maßnahme** darstellen und keinen Ersatz für medizinische Verfahren bieten. Bereits kurze und begrenzte Maßnahmen können Verbesserungen des Befindens im Affektbereich erzielen (Fawzy et al. 1995). Studienergebnisse zu einzeltherapeutischen Interventionen zeigen ebenso positive Effekte durch Unterstützung, Mitgefühl und Empathie (Tschuschke 2002).

Die Behandlung von Weichgewebesarkomen von **Kindern und Jugendlichen** ist in der Regel in Therapieprotokollen geregelt. Für die psychosoziale Versorgung ist 2008 eine S3-Leilinie, erarbeitet von der Psychosozialen Arbeitsgemeinschaft in der Pädiatrischen Hämatologie und Onkologie (PSAPOH), von der Arbeitsgemeinschaft der Wissenschaftlichen Medizinischen Fachgesellschaften (AWMF) herausgegeben worden. Die Ziele psychoonkologische Versorgung sind ◘ Tab. 21.5 zu entnehmen.

Die psychosoziale Betreuung ist dabei als interdisziplinärer Ansatz zu verstehen.

Die gegenwärtig existierende Leitlinie zur Behandlung von Weichgewebesarkomen im Erwachsenenalter beinhaltet, im Gegensatz z. B. zur S3-Leitlinie-Mammakarzinom, keine Empfehlungen für die psychosoziale Betreuung. Es liegen jedoch Empfehlungen für die psychoonkologische Versorgung im Akutkrankenhaus vor (Mehnert et al. 2003). Eine Leitlinie für ambulante psychosoziale Krebsberatungsstellen (Stand 2004) sowie die Kurzgefasste interdisziplinäre Leitlinie 2008 zur Therapie maligner Erkrankungen sind von der Deutschen Krebsgesellschaft herausgegeben worden.

**Aufgaben und Ziele psychoonkologischer Interventionen**

- Beratung und Information
- Patientenschulung
- Krisenintervention
- Symptomorientierte Verfahren: Entspannung, Imagination
- Kreative Verfahren: Musik- und Kunsttherapie
- Paar- und Familiengespräche
- Sterbebegleitung
- Nachsorge
- Sozialrechtliche Beratung

Im Folgenden werden ausgewählte Konzepte, die sich im Einsatz bei Patienten mit Weichgewebesarkomen bewährt haben, kurz dargestellt. Die Auswahl erhebt keinen Anspruch auf Vollständigkeit und stellt nur einen Querschnitt aus der mittlerweile bunten Landschaft psychoonkologischer Angebote dar. Der Einsatz eines Verfahrens ist unter anderem immer abhängig von der jeweiligen Krankheits- und Behandlungsphase.

**Tab. 21.5** Ziele psychoonkologischer Versorgung in der pädiatrischen Hämatologie und Onkologie

| Ziele | Aufgabenbereich |
|---|---|
| Unterstützung der Krankheitsbewältigung | Beratung und Unterstützung in anhaltenden Belastungssituationen |
| | Förderung einer funktionalen, alters- und entwicklungsgemäßen Krankheitsadaptation |
| | Stärkung der Ressourcen, Kompetenzen und der Autonomie von Patient und Familie |
| | Behandlung und Begleitung in akuten Krisensituationen, Palliativbegleitung |
| | Förderung größtmöglicher gesundheitsbezogener Lebensqualität und psychischer Gesundheit |
| Sicherstellung der Therapie und Kooperation | Förderung der Compliance bei der Durchführung der medizinischen Behandlung |
| | Stärkung der familiären Kompetenz zur emotionalen und sozialen Versorgung der Patienten |
| | organisatorische Hilfen zur Versorgung des Patienten im häuslichen Umfeld |
| Behandlung spezifischer Symptome | symptomorientierte Interventionen |
| Sozialrechtliche Beratung und Unterstützung, Nachsorgeorganisation | Information und Beratung zur Sicherung der sozioökonomischen Basis der Familie |
| | Hilfe bei der Umsetzung von Leistungsansprüchen |
| | Einleitung und Koordination stützender Maßnahmen, Vermittlung finanzielle Hilfen |
| | Beantragung und Einleitung stationärer Rehabilitation |
| | Beratung und Reintegration des Patienten im Kindergarten, Schule und Ausbildung |
| | Vermittlung weiterführender ambulanter Fördermaßnahmen und Therapien |
| Prävention | Vermeidung psychischer Folge- und Begleiterkrankung von Patient und Angehörigen |
| | Vermeidung sozialer Isolation und Notlagen sowie familiärer Überlastung |
| | Vermeidung sozialer, emotionaler und kognitiver Spätfolgen bzw. Entwicklungsstörungen |

## Einzel- versus Gruppenangebote

Psychoonkologische Betreuungskonzepte werden als einzel- und/oder gruppentherapeutische Interventionen angeboten:

- **Einzelinterventionen** haben vorwiegend individuelle Problemlösungen zum Inhalt. Diese können Konflikte im persönlichen oder sozialen Bereich, Krankheitsverarbeitung oder Nebenwirkungen der Therapie sein. Das Spektrum umfasst neben edukativen Maßnahmen symptomorientierte Verfahren bis hin zu psychotherapeutischen Interventionen (Keller, 2004).
- **Gruppenangebote** sind mittlerweile ebenso durch eine große Reichhaltigkeit gekennzeichnet. Sie können z. B. psychoedukative Inhalte haben, die auf die Vermittlung von Informationen und Problemlösungsstrategien zielen. Hauptaugenmerk liegt hier unter anderem auf der Reduktion von Kontrollverlust, Ängsten und Hilflosigkeit. Eine Sonderform der Therapie ist die ursprünglich für Mammakarzinompatientinnen entwickelte supportiv-expressive Gruppentherapie, für die Spiegel und Classen (2000) ein Manual entwickelt haben, das laut den Autoren mit leichten Modifika

tionen für Patienten mit unterschiedlichsten onkologischen Erkrankungen geeignet ist.

## Symptomorientierte Angebote

> Für alle psychoonkologischen Angebote ist eine Motivation des Patienten Voraussetzung. Oftmals spielt dabei der Wunsch, aktiv in die Geschehnisse einzugreifen, eine wesentliche Rolle.

**Verhaltenstherapie** bei Sarkompatienten zielt auf die Reduktion der belastenden Symptome und den Aufbau eines adäquaten Copingverhaltens. Im Umgang mit dem Patienten müssen die Ergebnisse individuell formuliert und Ressourcen erschlossen werden. So werden z. B. **Entspannungsverfahren** von den Patienten gern angenommen. Die Progressive Muskelrelaxation nach Jacobson ist eine leicht zu erlernende Technik, mit deren Hilfe Übelkeit, Erbrechen und andere psychophysischen Begleiterscheinungen reduziert werden können. Ähnliche Entspannungsverfahren, wie Autogenes Training und geleitete Imagination, dienen der Verminderung von Ängsten und Depression.

Im Falle einer erforderlichen Amputation und den damit einhergehenden Phantomschmerzen müssen die Betroffenen zu Beginn frühzeitig sinnvoll medikamentös eingestellt werden. Als zusätzlich hilfreich erweist sich hier die Hypnose. Eine Verstärkung des Schmerzes kann mit der Krankheitsverarbeitung in unmittelbarem Zusammenhang stehen. Wichtig ist, dass bereits frühzeitig – vor der Amputation – der Kontakt zum Psychoonkologen hergestellt wird, damit der Patient auch von psychologischer Seite auf die bevorstehende Situation vorbereitet wird.

### Kunsttherapie

Da ein Großteil der Patienten keine künstlerischen Vorerfahrungen hat, stößt die Empfehlung dieses kreativen Verfahrens häufig spontan auf Ablehnung. Diese emotionale Hemmschwelle resultiert zum einen oft aus Versagensängsten und zum anderen eventuell aus negativen Ereignissen aus der Schulzeit (Born 2004). Befragte Patienten nach einer Kunsttherapie gaben jedoch an, dass sie eine überraschende intensive und emotionale Bindung zu dem von ihnen geschaffenen Werken entwickelt haben. Sie profitieren in erster Linie im Hinblick auf ihre Gefühle und deren Ausdruck in positiver Art und Weise. Während der Maltherapiesitzungen finden offenbar Bewältigungsprozesse statt. Dabei kann die Auseinandersetzung mit der Krankheit entsprechend der jeweiligen Stimmung ihren individuellen Ausdruck finden.

> Künstlerische Therapien gewinnen in Bereichen der stationären Akutversorgung, der Rehabilitation und der Nachsorge an Bedeutung. Sie haben die Steigerung des Selbstwertgefühls, das Erleben von Entspannung sowie den Ausdruck von Wünschen, Ängsten und Erwartungen zum Ziel.

### Psychodynamische Psychotherapie

Gerade bei Patienten, die in ihrer Vergangenheit bereits traumatisiert wurden, kann die Diagnose einer Krebserkrankung zur Reaktivierung des Traumas führen. So werden nicht selten von den Betroffenen Erinnerungen an Kriegserlebnisse, Verbrechen oder Vergewaltigungen an die Oberfläche gebracht. Längst vergessen geglaubte seelische Erschütterungen werden gegenwärtig, die erneut mit erheblichen Beeinträchtigungen einhergehen.

> Bei der Aufarbeitung lebensbiografischer Fragen sind psychodynamische Ansätze sinnvoll.

Auch hier ist ein individuelles Vorgehen erforderlich: In akuten Situationen ist eine Stabilisierung des Patienten notwendig, eine tiefenpsychologisch-fundierte Psychotherapie kann sich oftmals, nicht nur aus rein organisatorischen Gründen, erst an die medizinischen Behandlungsphasen anschließen.

### Selbsthilfe

Patienten mit Weichgewebesarkom sollten auf Selbsthilfeangebote hingewiesen werden. Spezielle Sarkom-Selbsthilfegruppen sind derzeit noch selten, jedoch geben auch andere Selbsthilfeangebote die Möglichkeit, sich mit Betroffenen auszutauschen.

> Selbsthilfe stellt eine sinnvolle Ergänzung für Betroffene dar, mit der Erkrankung und den daraus resultierenden Folgen umgehen zu lernen. Auch die Angehörigen finden in speziellen Gruppen Gelegenheit, sich über Probleme auszutauschen und Lösungsansätze zu finden.

Seriöse Selbsthilfeangebote suchen den Kontakt zur medizinischen Fachwelt, um für betroffene Patienten den Zugang zur Gruppe frühzeitig und in allen Phasen der Erkrankung und Behandlung zu gewährleisten.

## 21.7 Lebensqualität von Patienten mit Weichgewebesarkomen

### 21.7.1 Definition der Lebensqualität

Lebensqualität stellt ein sehr individuelles Konstrukt dar. Sie kann immer nur individuell zum Ausdruck gebracht werden und hängt ab vom gegenwärtigen Lebensstil, von Erfahrungen in der Vergangenheit, Hoffnungen für die Zukunft, Träumen und Ambitionen. Lebensqualität muss alle Gebiete und Erfahrungen des Lebens beinhalten und Krankheit und Behandlung Rechnung tragen. Ein einzelner Mensch hat eine gute Lebensqualität, wenn die Hoffnungen, die sich der Einzelne macht(e), mit den Erfahrungen übereinstimmen. Das Gegenteil trifft zu, wenn die Hoffnungen, die der Einzelne hegt, nicht seinen gegenwärtigen Erfahrungen entsprechen.

> – Lebensqualität ist zeitabhängig und misst in einem bestimmten Moment den Unterschied zwischen Hoffnungen, Erwartungen des Einzelnen und seinen tatsächlichen Erfahrungen (Calman 1984).
> – Unter gesundheitsbezogener Lebensqualität ist ein psychologisches Konstrukt zu verstehen, dass die körperlichen, mentalen, sozialen, psychischen und funktionalen Aspekte des Befindens und der Funktionsfähigkeit der Patienten aus ihrer eigenen Sicht beschreibt (Konsensuskonferenz Lebensqualität in der Onkologie 1990).

> Ziele der **Lebensqualitätsforschung** in der Onkologie betreffen kurative und palliative Fragestellungen:
> - **Bewertung von Therapien nach psychosozialen Kriterien**
> - **Grundlage im Prozess der Entscheidung bei konkurrierenden Therapien** (um jeden Preis länger leben?)
> - **Verbesserung der psychosozialen Versorgung onkologischer Patienten**

### 21.7.2 Instrumente zur Erfassung der Lebensqualität

Das methodische Spektrum ist sehr vielfältig. Im Laufe des wissenschaftlichen Interesses an der Erforschung der Lebensqualität hat sich die Herangehensweise geändert.

### Fremdbeurteilungsinstrumente

Zu Beginn wurden kumulierte Fremdbeurteilungsinstrumente eingesetzt:

- So hat der Arzt beispielsweise mit Hilfe des **Karnofsky-Index'** die Möglichkeit, eine standardisierte Verlaufsbeschreibung des Patientenzustands während der Therapie vorzunehmen. Dabei wird der Patient hinsichtlich der körperlichen Leistungsfähigkeit und der Selbstversorgungsmöglichkeit eingeschätzt.
- Auch der **Spitzer-Index** ist ein speziell für die Onkologie entwickeltes Verfahren, das die Beurteilung der Lebensqualität aus ärztlicher Sicht vornimmt. Dabei werden 5 Bereiche abgedeckt: Aktivität, Alltagsleben, Gesundheit, soziale Unterstützung und Zukunftsperspektive.

Der Vorteil von Fremdbeurteilungsinstrumenten liegt in der zeitökonomischen Erfassung. Der Nachteil ist aber im Interpretationsspielraum zu sehen. Eine Einschätzung der Lebensqualität einer Person durch eine andere stellt an sich einen Widerspruch zur oben genannten Definition dar. Eine Fremdeinschätzung kann keine individuellen Werte und Erwartungen des Patienten berücksichtigen.

### Selbstbeurteilungsinstrumente

Ein gut validiertes Selbsteinschätzungsinstrument steht mit dem Bogen der Quality of Life Group der European Organisation for Research and Treatment of Cancer (EORTC) zur Verfügung: Mit dem **EORTC-QLQ-C30** werden die Bereiche körperliche Funktionen, Rollenfunktion, generelle Symptome, kognitive Funktionen, emotionale Funktionen, soziale Funktionen und finanzielle Belastungen abgefragt. Zusätzlich wird eine Gesamtbeurteilung der Lebensqualität mit Hilfe von 2 Fragen erfasst. Ein krankheitsspezifisches Zusatzmodul, wie es z. B. für das kolorektale Karzinom entwickelt wurde, existiert für Sarkompatienten derzeit noch nicht.

Weitere Dimensionen von Gesundheit, wie Körperfunktion und Struktur, persönliche Aktivitäten und Partizipation in der Gesellschaft, erfasst der **Musculoskeletal Tumor Society Score** (MSTS-Score) (Enneking 1993). Dabei handelt es sich um eine objektive Einschätzung des funktionellen Zustands nach abgeschlossener Tumorbehandlung. Er wird auf der Grundlage einer standardisierten körperlichen Untersuchung vom Arzt erstellt.

Der Sarkompatient kann Einschränkungen der Mobilität, der Körperpflege und bei der Ausführung alltäglicher Beschäftigungen mit Hilfe des **Toronto Extremity Salvage Score** (TESS) einschätzen. Dieses Instrument erfasst die Dimension Aktivität (Davis 1996).

Eine persönliche Einschätzung des Handicaps im Alltag kann durch den Einsatz des **Reintegration to Normal Living Index** (RNL-Index) erfolgen (Wood-Dauphinee 1987). Dieses Messinstrument dient der Evaluierung der Konsequenzen einer Krankheit und der erforderlichen Therapie auf das Leben des Patienten. »Reintegration to Normal Living« wird definiert als die Reorganisation der physischen, psychischen und sozialen Charakteristika eines Individuums in eine harmonische Gesamtheit.

### Bewertung von Lebensqualität

Ergebnisse von Lebensqualitätsanalyse zeigen immer wieder Widersprüchlichkeiten. So schätzen Patienten mitunter ihre Lebensqualität als subjektiv schlecht ein, obwohl es ihnen objektiv gesundheitlich gut geht. Es gibt aber auch Hinweise, dass Patienten trotz nachgewiesener Behinderungen ihre Lebensqualität als gut einstufen. Diesen Ergebnissen entsprechend wird das **Lebensqualitätsparadox** diskutiert (Herschbach 2002). Die Bewertung der Resultate sollte auch unter dem Aspekt der Veränderbarkeit der persönlichen Wertvorstellungen über die Zeit, dem Phänomen »response shift«, gesehen werden.

> Die Evaluation von Lebensqualität bei Sarkompatienten muss die verschiedenen Blickwinkel der onkologischen Lebensqualitätsforschung beachten.

## 21.8    Zusammenfassung

Aufgrund der Besonderheit einer Sarkomerkrankung sind die Betroffenen mit umfangreichen Problemen konfrontiert. Informationsmaterial steht nur in geringem Maße zur Verfügung. Informationen verringern den Kontrollverlust. Die Möglichkeit psychologischer Unterstützung wird nicht selten zu Beginn der Erkrankung abgelehnt. Anhand der

Vielfältigkeit der Auswirkungen von Weichgewebesarkomen und deren belastenden Behandlungen muss die Notwendigkeit eines multiprofessionellen Teams nicht nur von den Kostenträgern anerkannt werden. Nachgewiesene erhöhte Belastungen von Patienten mit Weichgewebesarkomen weisen auf die Notwendigkeit eines psychoonkologischen Screenings schon zum Zeitpunkt der Diagnose hin. Bei kurativer und palliativer Fragestellung sollte dem Patienten und seiner Familie zusätzliche professionelle Unterstützung angeboten werden. Letztendlich macht auch das Wiedereingliedern in das Schul- und Berufsleben gezielte und supportive Angebote erforderlich.

## Literatur

Baile WF, Buckman R, Lenzi R, Glober G, Beale EA, Kudelka AP (2000) SPIKES – a six-step protocol for delivering bad news: application to the patient with cancer. Oncologist 5(4):302–311

Born R (2004) Der kompetente Patient: Zusammenfassung einer Patientenbefragung zur Kunsttherapie. In: Henn W, Gruber H (Hrsg) Kunsttherapie in der Onkologie. Claus Richter, Köln

Calman KC (1984) Quality of life in cancer patients – a hypothesis. J Med Ethics 10:124–127

Davis AM, Wright JG, Williams JI, Bombardier C, Griffin A, Bell RS (1996) Development of a measure of physical function for patients with bone and soft tissue sarcoma. Qual Life Res 5(5):508–516

Enneking WF, Dunham W, Gebhardt MC, Malawer M, Pritchard DJ (1993) A system for the functional evaluation of reconstructive procedures after surgical treatment of tumors of the musculoskeletal system. Clin Orthop 286:241–246

Fawzy FI, Fawzy NW, Arnst LA, Pasnau RO (1995) Critical review of psychosocial intervention in cancer care. Arch Gen Psychiatr 52:100–113

Gerdes N (1989) Desiderate an die künftige psychoonkologische Forschung. In: Verres R, Hasenbring M (Hrsg) Psychosoziale Onkologie. Jahrbuch der medizinischen Psychologie 3. Springer, Berlin, S 274–284

Goerling U, Odebrecht S, Schiller G, Schlag PM (2006) Untersuchungen zum psychosozialen Betreuungsbedarf bei stationären Tumorpatienten. Chirurg 77:41–46

Greenberg DB (1998) Radiotherapy – psychological responses to treatment. In: Holland JC (Hrsg) Psychooncology. Oxford Univerity Press, S. 269–276

Herschbach P (2002) Das Zufriedenheitsparadox. Psychother Psych Med 52:141–150

Herrmann A, Rosenbaum M, Hoppe S, Hohenberger P (2002) Physiotherapeutische und psychoonkologische Betreuung von Patienten mit Sarkomen. Onkologe 8:366–377

Keller M (2004) Stand des Wissens zur Wirksamkeit psychosozialer Interventionen. Psychoneuro 30(4):210–214

Robert-Koch-Institut und die Gesellschaft der epidemiologischen Krebsregister in Deutschland e. V. (Hrsg) (2008) Krebs in Deutschland 2003–2004. Häufigkeiten und Trends. 6. Aufl. Westkreuz-Druckerei, Berlin

Lazarus RS, Folkman S (1984) Stress appraisal and coping. Springer, New York

Mehnert A, Peterson C, Koch U (2003) Empfehlungen zur Psychoonkologischen Versorgung im Akutkrankenhaus. Z Med Psych 2: 81–84

Pouget-Schors D, Degner H (2002) Erkennen des psychosozialen Behandlungsbedarfs bei Tumorpatienten. In: Sellschopp A, Fegg M, Frick E, Gruber U, Pouget-Schors D, Theml H, Vollmer T (Hrsg) Manual Psychoonkologie. Zuckschwerdt, München

Spiegel D, Classen C (2000) Group therapy for cancer patients. Basic behavioral science. Basic Books, New York

Tschuschke V (2006) Psychoonkologie: Psychologische Aspekte der Entstehung und Bewältigung von Krebs, 2. Aufl. Schattauer, Stuttgart

Wood-Dauphinee S, Williams JI (1987) Reintegration to normal living as a proxy to quality of life. J Chronic Dis 40(6):491–502

Ziegler G (1990) Psychische Folgen von Tumorerkrankungen. In: Ziegler G, Jäger RS, Schüle I (Hrsg) Krankheitsverarbeitung bei Tumorpatienten. Enke, Stuttgart, S 1–24

# Rehabilitation und Nachsorge

*J. Weis und H. R. Dürr*

## 22.1    Einleitung

 — Die Aufgaben der Rehabilitation von Patienten mit einem Weichgewebesarkom umfassen die Kontrolle des medizinischen Behandlungserfolgs, die Identifizierung und Behandlung von Folgestörungen der Erkrankung und ihrer Therapie sowie die beruflich-soziale Reintegration (Lane et al. 2006).

— Zur Rehabilitation von Tumorpatienten gehören deren medizinische, psychosoziale und berufliche Rehabilitation (Parsons u. Davies 2004).

Die Behandlung des Weichgewebesarkoms durch Operation, Chemotherapie und/oder Bestrahlung bedeuten für den Patienten zahlreiche **körperliche und psychosoziale Probleme** (▶ Kap. 21):

- Funktionseinschränkungen infolge der Operation durch Organ- bzw. Gliedmaßenverlust
- Beeinträchtigungen des Körperbildes und des Körpererlebens durch verstümmelnde Operationen
- Psychische Beeinträchtigungen insbesondere durch Ängste, Depression, Todesbedrohung etc.
- Einschränkungen der Lebensqualität, der Rollenfunktion und der Aktivitäten des täglichen Lebens
- Probleme der beruflichen Reintegration

Sind junge Patienten insbesondere in der Adoleszenz betroffen, kommen zusätzlich altersspezifische Problemfelder hinzu, wie Konflikte durch die dem wachsenden Bedürfnis nach Autonomie und der Identitätsfindung entgegenlaufende Abhängigkeit von medizinischer Behandlung und Versorgung durch die Familie.

Auf Grund der Seltenheit der Erkrankung existiert nur wenig Informationsmaterial für Patienten, sodass im Rahmen der Rehabilitation auch der individuellen Beratung der Patienten durch die verschiedenen Berufsgruppen eine wichtige Bedeutung zukommt.

## 22.2    Medizinische Rehabilitation

Bereits im Vorfeld der geplanten Tumorresektion und Rekonstruktion müssen die Vor- und Nachteile der einzelnen Verfahren intensiv mit dem Patienten und seinen Angehörigen im Kontext seines beruflichen und sozialen Umfeldes besprochen werden (Custodio 2007). So können zur Ermöglichung einer sofortigen Reintegration in einen körperlich belastenden Beruf eventuell langwierige biologisch rekonstruktive Techniken mit Heilungszeiten von teilweise über 2 Jahren gegenüber vergleichsweise weniger aufwendigen Verfahren, wie z. B. Endoprothesen, Arthrodesen

oder Teilamputationen, im Nachteil sein (Wodajo et al. 2003). Langfristige Folgekomplikationen, wie sie z. B. in der Endoprothetik bestehen, können gerade bei Patienten mit starkem Wunsch nach körperlicher Integrität und Aktivität in der Phase der Jugend und der Adoleszenz in den Hintergrund treten.

 Neben dem onkologisch Notwendigen ist auch das beruflich und sozial Erstrebenswerte in der Planung der Therapie zu berücksichtigen.

Die Rehabilitation wird damit schon **im Vorfeld der tumorspezifischen Therapie** geplant und terminiert. Gerade die oft sehr straffen Behandlungsprotokolle bei interdisziplinär zu behandelnden Sarkomen lassen allerdings die wünschenswerte intensive Rehabilitation erst nach Abschluss aller Therapieverfahren zu. In diesen Fällen ist eine ambulante **Rehabilitation zwischen Therapiezyklen** insbesondere mit medizinisch-physikalischen Maßnahmen zu berücksichtigen.

Da die Tumorresektion und komplexe rekonstruktive Maßnahmen in der Regel die gesamte Funktionalität der betroffenen Körperregion schwerwiegend verändern, sind **langfristig angelegte Therapie- und Verhaltenskonzepte** notwendig. Bei den meisten Patienten, vor allem den jungen, besteht eine ausgeprägte eigene Kompensationsfähigkeit. Hier muss jedoch klar über die Limitation der betroffenen Aktivitäten (z. B. im Sport) aufgeklärt werden. Folgeprobleme der Rekonstruktion, wie die möglich Überlastung benachbarter oder oppositioneller Gelenke, präarthrotische Situationen und Ähnliches müssen diskutiert und langfristig beobachtet oder therapiert werden.

In vielen Fällen ist der zu erwartende Rehabilitationsverlauf gar nicht prognostizierbar und stark abhängig von intraoperativ notwendigen Resektionsausmaß gerade von Muskeln oder Nerven. In diesen Fällen wird man sich pragmatisch an der möglichen Restfunktionalität orientieren müssen.

Komplexe Probleme treten im Einzelfall bei prothetischen Versorgungen amputierter Patienten auf. Hier zwischen dem medizinisch und technisch Möglichem, dem vom Patienten Gewünschten und vom Sozialversicherungsträger Finanzierten auszugleichen ist nicht immer einfach. Die unsichere Prognose mancher Patienten kann die eigentlich sinnvolle, aber manchmal teure Versorgung schwierig gestalten.

Eine Herausforderung ist vor allem die Rehabilitation **älterer Patienten**. Diese sind gerade im Bereich der unteren Extremitäten auf rasche belastbare Rekonstruktionen angewiesen, die langfristige Komplikationsstrategie tritt hier in den Hintergrund. Gerade mit diesen Patienten und ihren Angehörigen muss im Vorfeld der Therapie intensiv das potenzielle Ausmaß der Resektion und der damit mögliche onkologische Erfolg in Relation zur Lebensqualität und den zusätzlich vorhandenen Komorbiditäten diskutiert werden.

> **Cave!**
> Eine onkologisch perfekte und unter idealen Umständen wünschenswerte Therapie kann die Rehabilitationsfähigkeit der Patienten erheblich gefährden oder unmöglich machen.

**Medizinische Rehabilitation**
- Information über die Erkrankung und die medizinische Behandlung, inklusive supportiver Therapiestrategien und orthopädietechnischer Möglichkeiten
- Festlegung des individuellen Therapiekonzepts unter Berücksichtigung der sozialen und beruflichen Erfordernisse
- Durchsetzung einer geeigneten Hilfsmittelversorgung
- Diagnostik und Therapie von Folgeproblemen: Bewegungseinschränkungen, Schmerzen, periphere/Polyneuropathie (PNP), Fatigue etc.
- Förderung und Stärkung der körperlichen Funktionen durch Sport- und Bewegungstherapie

## 22.3 Psychosoziale Rehabilitation

### 22.3.1 Psychosoziale Belastungen

> Eine Krebserkrankung und ihre Behandlung ist für den betroffenen Menschen eine existenzielle Lebenskrise und mit einer Reihe von psychosozialen Belastungen verbunden (Holland 1998; Tschuschke 2006).

Die Diagnose eines Weichgewebesarkoms wird in der Regel auch bei relativ guter Prognose als Lebensbedrohung wahrgenommen. Nach dem **Diagnoseschock**, der von vielen Patienten als traumatisierendes Ereignis erlebt wird, führt die onkologische Therapie zum **Verlust** oder der **Einschränkung** von körperlichen, psychischen, kognitiven und sozialen Funktionsbereichen mit entsprechenden Auswirkungen auf die Rollenfunktion, Partnerschaft und Familie sowie die berufliche Situation, die je nach Schweregrad mittel- oder langfristig bestehen bleiben. Häufig ist eine Restitutio ad integrum nicht mehr möglich, sodass sich die Betroffenen an die behandlungsbedingten Funktionseinschränkungen anpassen und damit leben lernen müssen.

**Ängste vor Hilflosigkeit und Abhängigkeit** von Pflege oder Fürsorge anderer Menschen, dem möglichen Wiederauftreten der Erkrankung sowie vor Verlust der beruflichen und sozialen Existenzgrundlage des Lebens stehen im Vordergrund. Bei fortgeschrittener Erkrankung ist die Auseinandersetzung mit dem möglichen **Sterben und Tod** eine große Belastung. Insgesamt stellen die genannten Problemlagen an die Betroffenen hohe Anforderungen an die Verarbeitung und Bewältigung, die in der Rehabilitation durch gezielte Interventionen angegangen werden können.

> Die **Krankheitsverarbeitung** ist im komplexen Zusammenwirken verschiedener Faktoren zu verstehen, wobei die Schwere der Erkrankung, die Art und der Ausprägungsgrad behandlungsbedingter Folgeprobleme, Persönlichkeitsmerkmale, personale Bewältigungsressourcen und die soziale Unterstützung eine besondere Rolle spielen (Koch u. Weis 1998).

> **Cave!**
> Die bewusste Auseinandersetzung mit der Erkrankung und den Folgen der medizinischen Therapie beginnt für die Patienten häufig erst nach Ende der medizinischen Behandlung in der Phase der Rehabilitation. Daher ist gerade die Rehabilitation eine vulnerable Phase in Bezug auf das subjektive Belastungserleben.

Oft äußern sich Ängste und depressive Verstimmungen in körperlichen Symptomen wie Schlafstörungen, Erschöpfung, Müdigkeit und Anspannung. Deshalb spielen Anamnese und psychoonkologisch ausgerichtete Diagnostik eine wichtige Rolle für die psychosoziale Behandlung in der Rehabilitation.

### 22.3.2 Diagnostik psychosozialer Belastungen

Die Aufgabe der psychosozialen Rehabilitation liegt zunächst in der psychoonkologischen Diagnostik der auftretenden psychosozialen Problembereiche.
- Bei einem Großteil der Tumorpatienten sind die Veränderungen in der psychischen Befindlichkeit als Belastungsreaktionen im Sinne der **normalen Krankheitsverarbeitung** zu verstehen
- Je nach Art, Ausprägungsgrad und Dauer der Befindlichkeitsveränderungen sind sie jedoch auch als **psychische Störungen** im Sinne einer psychiatrischen Komorbidität zu diagnostizieren (Härter et al. 2001).
- Eine **differenzialdiagnostische Abklärung** und Abgrenzung zwischen normalen Belastungsreaktionen und psychischen Folgestörungen ist daher für die Planung der geeigneten Behandlungsmaßnahmen von großer Bedeutung.

| **⊡ Tab. 22.1** Prävalenz psychiatrischer Komorbidität bei Tumorpatienten | |
|---|---|
| ICD-Diagnose | Prävalenz |
| Anpassungsstörungen (F43.2) | 2–52% |
| Angststörungen (F40, F41) | 1–49% |
| Depression (F32) | 1–58% |
| posttraumatische Belastungsstörung (F43.1) | 0–32% |

> **❯** Im Vordergrund stehen am häufigsten emotionale Befindlichkeitsstörungen, insbesondere Angststörungen oder depressive Verstimmungen.

Für Patienten mit Weichgewebesarkomen liegen keine spezifischen Prävalenzangaben vor. Wahrscheinlich haben die für Tumorpatienten allgemein diskutierten Prävalenzschätzungen (⊡ Tab. 22.1) auch für diese Gruppe Gültigkeit. Die große Streuung in den Angaben ist durch unterschiedliche diagnostische Vorgehensweisen sowie Unterschiede zwischen Ländern und Kulturkreisen erklärbar. Für Deutschland liegen bisher noch keine repräsentativen Daten zur **Prävalenz psychiatrischer Komorbidität** bei Tumorpatienten vor. Auf Grund der Besonderheiten und spezifischen Belastungssituation bei Patienten mit einem Weichgewebesarkom sind die Prävalenzangaben für diese Gruppe eher im mittleren oder oberen Bereich der Zahlenangaben anzusiedeln.

In der Psychoonkologie stehen eine Reihe von Assessmentinstrumenten für die Erfassung der Komorbidität, des psychosozialen Belastungsgrads sowie des Behandlungsbedarfs zur Verfügung, die auch in der Rehabilitation eingesetzt werden können (Herschbach u. Weis 2008; Mehnert et al. 2006).

### 22.3.3 Psychoonkologische Interventionen

> **❯** Schwerpunkt der psychoonkologischen Intervention bei Patienten mit Weichgewebesarkomen ist die psychologische Einzelberatung und -betreuung.

In der **Einzelbetreuung** geht es um die Klärung der individuellen Probleme im Kontext der Erkrankung und der sozialen Situation, schwerpunktmäßig um Hilfestellung für den Patienten in der Auseinandersetzung mit seiner Erkrankung und den psychosozialen Behandlungsfolgen.

---

**Zentrale Themen der psychoonkologischen Einzelbehandlung**

- Psychische Befindlichkeit: Angst, Depression, Anpassungsprobleme etc.
- Bedeutung der Krebserkrankung für die eigene Lebensgeschichte
- Auseinandersetzung mit Fragen des Lebenssinns, Werten etc.
- Auseinandersetzung mit den eigenen subjektiven Theorien zu Ursachen der Krebserkrankung
- Fragen der persönlichen Neuorientierung, Perspektiven und Quellen der Hoffnung
- Bedeutung der Erkrankung für die Beziehungen zu anderen Menschen
- Stärkung eigener Ressourcen
- Auseinandersetzung mit Sterben und Tod

Speziell mit Blick auf Beeinträchtigungen durch Angst und Depression haben sich die folgenden **Techniken** aus dem Spektrum der **kognitiv-behavioralen Therapie** als hilfreich erwiesen:
- Erlernen von Ablenkungsstrategien
- Aufbau positiver Selbstinstruktionen
- Kognitive Umstrukturierung/Einnehmen alternativer Perspektiven
- Kontrollierte Überprüfung von Befürchtungen an der Realität

---

Eine weitere Zielsetzung psychoonkologischer Behandlung ist es, die häufig unklare **Kommunikation zwischen Patient und Lebenspartner** über die Erkrankung aufzuzeigen. So haben die meisten Patienten Ängste, offen mit ihrem Partner über die Erkrankung und ihre Befürchtungen bezüglich des weiteren Verlaufs oder der Angst vor dem Sterben zu sprechen. Hier kann die Einzeltherapie helfen, die Ängste zu klären und den Weg für ein Paargespräch zu ebnen. Die psychoonkologische Behandlung ist hierbei einem supportiven Psychotherapieansatz verpflichtet (Faller 2007).

Im Falle von Schmerzen können **psychologische Methoden der Schmerzbehandlung** in Ergänzung zur primären medikamentösen Schmerztherapie eingesetzt werden. Zur Behandlung des veränderten Körperbildes empfehlen sich körperorientierte Verfahren wie **Körperwahrnehmungsübungen** und **Entspannungstechniken** wie autogenes Training oder gelenkte Imagination.

In der Rehabilitation haben auch verschiedene Konzepte der **Gruppentherapie** einen hohen Stellenwert. Mit Hilfe von psychoedukativen Elementen und Möglichkeiten des emotionalen Ausdrucks können diese Gruppentherapien helfen, die wechselseitige soziale Unterstützung zu fördern und die krankheitsbedingte Isolation oder Rückzug zu verringern. In Ergänzung können je nach individuellem

Bedarf **künstlerische Therapieverfahren** eingesetzt werden, um die Patienten zu entlasten, die Krankheitsverarbeitung zu fördern und die eigenen Ressourcen zu stärken.

> ❯ Ziele der psychoonkologischen Unterstützungsangebote sind vor allem die Erhaltung oder Wiederherstellung der gesundheitsbezogenen Lebensqualität sowie Förderung der Krankheitsverarbeitung.

Je nach Rahmenbedingungen und Dauer der Rehabilitationsmaßnahme sind nur Teilziele erreichbar. In jedem Fall sollten die Angehörigen mit einbezogen werden (Reuter u. Weis 2007).

## 22.4 Berufliche Rehabilitation

Sofern die Patienten in jüngerem Lebensalter sind und die Erkrankung prognostisch günstig ist, sind in der Rehabilitation auch Fragen der beruflichen Rehabilitation zu klären.

> Die berufliche Rehabilitation ist eine multiprofessionelle Aufgabe, bei der Onkologen, Psychoonkologen und Sozialberater eng zusammenarbeiten mit den Schwerpunkten:
> - Informationen über sozialrechtliche Möglichkeiten der beruflichen Reintegration
> - Lösung potenzieller Probleme am Arbeitsplatz
> - Beratung zum Schwerbehindertenrecht
> - Informationen zur Sozialversicherung: Krankengeld, Berentung etc.
> - Wirtschaftliche Sicherung
>
> Ziel im Hinblick auf die berufliche Rehabilitation ist eine sozialmedizinischen Empfehlung.

Da in medizinischen Rehabilitationseinrichtungen in der Regel keine Belastungserprobungen möglich sind, besteht eine wichtige Aufgabe in der **interdisziplinären Beratung** der Patienten. Wird eine Frühberentung angestrebt, ist eine enge Zusammenarbeit mit den Beratern der Rentenversicherungsträger empfehlenswert. Im Hinblick auf die berufliche Reintegration sollten die verschiedenen Mitarbeiter des Rehabilitationsteams eng mit den Reha-Beratern von Krankenkassen und Rentenversicherungsträger sowie dem Arbeitgeber zusammenarbeiten, damit ein für den Patienten angemessenes Konzept für die stufenweise Wiedereingliederung gefunden werden kann.

> ❯ Häufig benötigen Patienten neben sozialrechtlichen Informationen psychologische Unterstützung und Hilfe für die Bewältigung der Ängste und Befürchtungen sowie Stärkung der Motivation zum beruflichen Wiedereinstieg.

## 22.5 Fazit

Die Rehabilitation von Patienten mit einem Weichgewebesarkom ist eine interdisziplinäre Aufgabe, in der Onkologen, Psychoonkologen, Physiotherapeuten und Sozialarbeiter eng zusammenarbeiten. Die Patienten müssen mit verschiedenen körperlichen Einschränkungen sowie psychosozialen Belastungen umgehen lernen. Die Rehabilitation schließt sich an die Akutbehandlung an und bietet gezielte Unterstützungsmöglichkeiten für die verschiedenen Folgeprobleme der Erkrankung und Behandlung. Eine Rehabilitationsmaßnahme kann sowohl in der kurativen als auch in der palliativen Behandlungssituation sinnvoll sein. Die Rehabilitationsziele sowie die erforderlichen Maßnahmen sind immer im Einzelfall nach individueller Bedarfslage zu ermitteln und patientenorientiert umzusetzen.

## Literatur

Custodio CM (2007) Barriers to rehabilitation of patients with extremity sarcomas. J Surg Oncol 95(5):393–399

Faller H (Hrsg) (2000) Psychotherapie bei somatischen Erkrankungen: Krankheitsmodelle und Therapiepraxis. Thieme, Stuttgart

Härter M, Reuter K, Aschenbrenner A, Schretzmann B, Marschner N, Hasenburg A, Weis J (2001) Psychiatric disorders and associated factors in cancer: results of an interview study with patients in inpatient, rehabilitation and outpatient treatment. Eur J Cancer 37:1385–1393

Herschbach P, Weis J (2009) Screeningverfahren in der Psychoonkologie: Testinstrumente zur Identifikation betreuungsbedürftiger Krebspatienten. Deutsche Krebsgesellschaft (DKG), Berlin

Holland JC (Hrsg) (1998) Psychooncology. Oxford University Press, New York

Koch U, Weis J (Hrsg) (1998) Krankheitsbewältigung bei Krebs und Möglichkeiten der Unterstützung. Der Förderschwerpunkt Rehabilitation von Krebskranken. Schattauer, Stuttgart

Lane JM, Christ GH, Khan SN, Backus SI (2001) Rehabilitation for limb salvage patients: kinesiological parameters and psychological assessment. Cancer 15;92(4 Suppl):1013–1019

Mehnert A, Lehmann C, Cao P, Koch U (2006) Die Erfassung psychosozialer Belastungen und Ressourcen in der Onkologie: Ein Literaturüberblick zu Screeningmethoden und Entwicklungstrends. PPmP 56, 462–479

Parsons JA, Davis AM (2004) Rehabilitation and quality-of-life issues in patients with extremity soft tissue sarcoma. Curr Treat Options Oncol 5(6):477–488

Reuter K, Weis J (2007) Behandlung psychischer Belastungen und Störungen bei Tumorerkrankungen. In: Härter M, Baumeister H, Bengel J (Hrsg) Psychische Störungen bei körperlichen Erkrankungen. Springer: Heidelberg, S 125–137

Tschuschke V (2006) Psychoonkologie: Psychologische Aspekte der Entstehung und Bewältigung von Krebs, 2. Aufl. Schattauer, Stuttgart

Wodajo FM, Bickels J, Wittig J, Malawer M (2003) Complex reconstruction in the management of extremity sarcomas. Curr Opin Oncol 15(4):304–312

# Algorithmen

# Primärdiagnostik

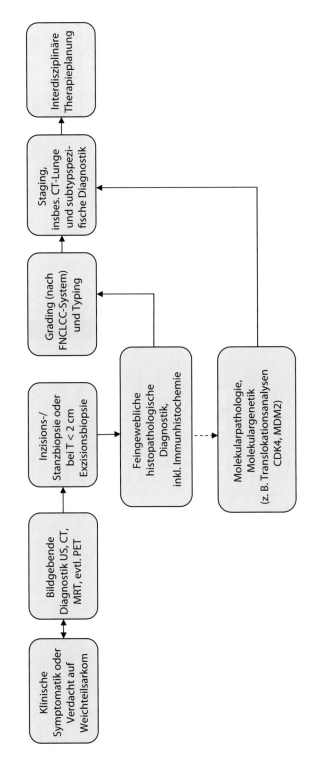

Klinische Symptomatik oder Verdacht auf Weichteilsarkom

Bildgebende Diagnostik US, CT, MRT, evtl. PET

Inzisions-/ Stanzbiopsie oder bei T < 2 cm Exzisionsbiopsie

Grading (nach FNCLCC-System) und Typing

Staging, insbes. CT-Lunge und subtypspezifische Diagnostik

Interdisziplinäre Therapieplanung

Feingewebliche histopathologische Diagnostik, inkl. Immunhistochemie

Molekularpathologie, Molekulargenetik (z. B. Translokationsanalysen CDK4, MDM2)

# Primärtherapie (insbes. Extremitätenbereich)

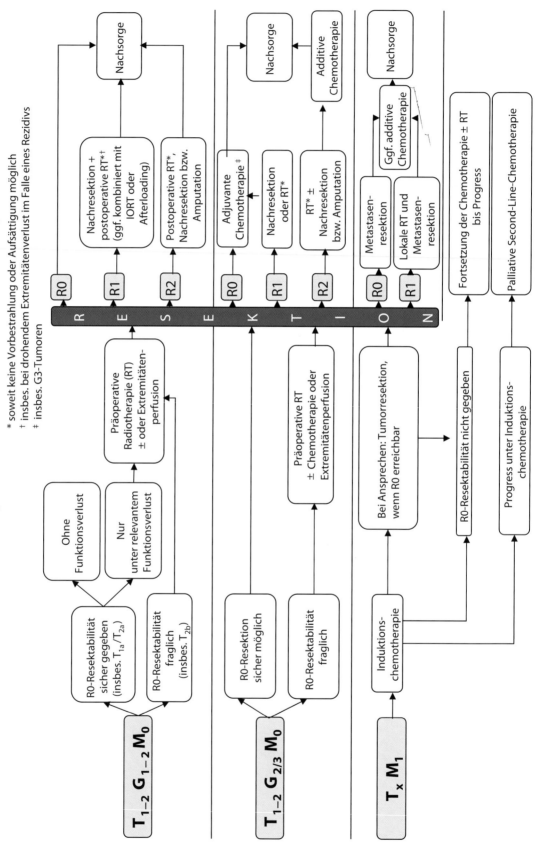

* soweit keine Vorbestrahlung oder Aufsättigung möglich
† insbes. bei drohendem Extremitätenverlust im Falle eines Rezidivs
‡ insbes. G3-Tumoren

**$T_{1-2}$ $G_{1-2}$ $M_0$**

R0-Resektabilität sicher gegeben (insbes. $T_{1a}/T_{2a}$)
R0-Resektabilität fraglich (insbes. $T_{2b}$)

Ohne Funktionsverlust
Nur unter relevantem Funktionsverlust

Präoperative Radiotherapie (RT) ± oder Extremitätenperfusion

**R E S E K T I O N**

R0 → Nachresektion + postoperative RT*† (ggf. kombiniert mit IORT oder Afterloading) → Nachsorge
R1 → Nachsorge
R2 → Postoperative RT*, Nachresektion bzw. Amputation → Nachsorge

**$T_{1-2}$ $G_{2/3}$ $M_0$**

R0-Resektion sicher möglich
R0-Resektabilität fraglich

Präoperative RT ± Chemotherapie oder Extremitätenperfusion

R0 → Adjuvante Chemotherapie ‡ → Nachsorge
R1 → Nachresektion oder RT* → Nachsorge
R2 → RT* ± Nachresektion bzw. Amputation → Additive Chemotherapie

**$T_x$ $M_1$**

Induktionschemotherapie

Bei Ansprechen: Tumorresektion, wenn R0 erreichbar

R0 → Metastasenresektion → Ggf. additive Chemotherapie → Nachsorge
R1 → Lokale RT und Metastasenresektion → Ggf. additive Chemotherapie

R0-Resektabilität nicht gegeben → Fortsetzung der Chemotherapie ± RT bis Progress

Progress unter Induktionschemotherapie → Palliative Second-Line-Chemotherapie

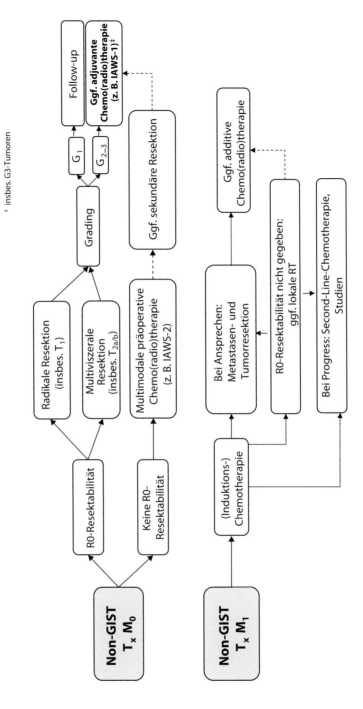

Primärtherapie bei intraabdominalen, retroperitonealen oder thorakalen Non-GIST-Sarkomen

‡ insbes. G3-Tumoren

# Stichwortverzeichnis

## H

Halslymphknotenstatus, B-Mode-Ultraschall 128

Halsweichgewebesarkom, chirurgische Therapie 138

Hämangioendotheliom, epitheloides, Pathologie 16

Hämangiom der Weichteile, DD 5

Hämangioperizytom (HPC) ▶ solitärer fibröser Tumor (SFT)

Hämatom, Vermeidung bzw. Drainage 69

Hand, Rekonstruktion Beugung/Streckung 95

Hand- und Fußregion, Strahlentherapie 181

HDR-Brachytherapie (High Dose Rate) 140, 192

Heidelberger Ionenstrahl Therapiezentrum (HIT) 206

Hemihepatektomie, Lebermetastasen 164

Herz, Weichgewebetumoren 118–120

Herz-Lungen-Maschine 119

Herzechografie 119

Herztumor, Ex-vivo-Resektion 120

HHV8 (Humanes Herpes-Virus Typ 8) 15

High-Dose-Rate-Brachytherapie (HDR-BT) 140, 192

High-Grade-Tumor 66

Histiozytom
- aneurysmatisches fibröses Histiozytom
- angiomatoides fibröses Histiozytom
- myxoides malignes fibröses ▶ Myxofibrosarkom

HIT (Heidelberger Ionenstrahl Therapiezentrum) 206

Hitzeschockprotein (HSP) 267

HME-Ventil (humid and mustor exchanger) 135

Humanes Herpes-Virus Typ 8 (HHV8) 15

Humid-and-Mustor-Exchanger-(HME-)Ventil 135

Hyperthermie
- isolierte Extremitätenperfusion 256, 259
- klinische Ergebnisse 267
- kombiniert mit Chemotherapie 221
- onkologische Definition 266

Hyperthermieeffekt 266

Hypopharyngektomie 133

Hypopharynxtumor, chirurgische Therapie 133

Hypoxiemarker 62

## I

ICD-10, Psychodiagnostik 279

Ifosfamid (IFS) 155, 219, 233
- präoperative Radiochemotherapie 178

image-guided radiation therapy 212

Imatinib
- Ansprechen 103
- GIST 104

- GIST-Metastasen 244
- Resistenz 105, 245

IMT ▶ inflammatorischer myofibroblastischer Tumor

Induktionschemotherapie, Lungenmetastasen 155

inflammatorischer myofibroblastischer Tumor (IMT)
- intrathorakaler 118
- Molekularpathologie 33
- Pathologie 12

intensitätsmodulierte Radiotherapie (IMRT) 204
- retroperitoneale Sarkome 183

intensitätsmoduliertes Raster-Scan-Verfahren 205, 208

International Union against Cancer (UICC) 5

internationales Register von Lungenmetastasen 155

intraoperative Radiotherapie (IORT)
- Indikationsstellung und Dosierung 188
- intraoperative electron radiation therapy ▶ IOERT
- Komplikationen 196
- onkologische Ergebnisse 192
- Prinzip und Technik 189

intraoperativer Ultraschall (IOUS), Lebermetastasen 163

Inzisionsbiopsie 66, 69

IOERT (intraoperative electron radiation therapy)
- Applikator 190
- Dosisquerverteilung 191
- Elektronenbeschleuniger 189
- Zielvolumendefinition 191

Ionenstrahl, invertiertes Dosisprofil 205

Iridium-192, IORT 192

Isoeffektmodell 192

## J

Jejunuminterponat 134

## K

Kaposi-Sarkom, Pathologie 15

Karyotyp, komplexer 33

Karzinosarkom des Weichgewebes 18

Kehlkopf ▶ auch Larynx
- chirurgische Befestigungslösung 137
- Teilresektion, offene 135

Kieferhöhle, undifferenziertes Sarkom 140

Klarzellsarkom
- Chemotherapie 242
- Metastasendiagnostik 48
- Molekularpathologie 26
- Weichgewebe, Pathologie 20

Klinik 4

Kniegelenk, Synovialsarkom 86

Kniegelenkexartikulation 96

Kniestreckung, Rekonstruktion 95

Knochenbeteiligung 78

Kommunikation mit Tumorpatienten 277

Komorbiditäten, psychische 276

kompartimentorientierte/-gerechte Resektion 77

Kompartimentresektion
- Anforderungen 76
- Kopf-Hals-Region 124

kongenitales/infantiles Fibrosarkom, Molekularpathologie 29

Kontrollverlust 276

Konvergenzbestrahlung, stereotaktische 167

Kopf-Hals-Region
- chirurgische Besonderheiten 130
- Definition 124
- lokalisationsabhängige chirurgische Therapie 133, 144
- Partikel- und Strahlentherapie 208
- Strahlentherapie 183
- Weichgeweberekonstruktion 133

Kopf-Hals-Tumoren
- WHO-Klassifikation 126
- Weichgewebesarkom 138

Kortikalisarrosion 84

Krankheitsbewältigung 280, 289

Kryoablation, Lebermetastase 164

Kunsttherapie 283

## L

laparoskopischer Ultraschall (LAPUS), Lebermetastasen 162

Lappenplastik
- freie 93
- gestielte 91

LAPUS (laparoskopischer Ultraschall), Lebermetastasen 162

laryngeal release 137

Laryngektomie, komplette 133, 146

Larynx ▶ auch Kehlkopf

Larynxteilresektion, Chondrosarkom 146

Larynxtumor, chirurgische Therapie 133

laserinduzierte Thermoablation (LITT), Lebermetastase 166

Latissimus-dorsi-Lappen
- freier 93
- gestielter 91, 116

Lebensqualität
- Definition 283
- Selbst- und Fremdbeurteilungsinstrumente 284

Leber, primäres Sarkom 105

Lebermetastase
- Indikation zur Leberteilresektion 161
- intraoperativer Ultraschall (IOUS) 163
- laparoskopischer Ultraschall (LAPUS) 162
- multimodale chirurgische Konzepte 164
- nichtchirurgische Therapieoptionen 165
- Resektionsverfahren 163
- Risikoevaluation 162

Printing and Binding: Stürtz GmbH, Würzburg